Lipödem und Cellulitis

sowie andere Erkrankungen des Fettgewebes

Roman H. K. Strößenreuther

Lipödem und Cellulitis

sowie andere Erkrankungen des Fettgewebes

Roman H. K. Strößenreuther

unter Mitarbeit von
R. G. H. Baumeister, H. Blietz, W. J. Brauer, R. Brenke, F. X. Breu, C. Emde,
O. Gültig, E. Kaiserling, S. Knorz, S. Kubik, J. Kunst, M. Marshall, H. Obendorfer,
A. Reißhauer, E. Relovsky, K. Schichler, W. G. Siems, A. Sonderegger,
H. Thoma, K. U. Tiedjen, B. R. Vesti, G. T. Werner †

Die Deutsche Bibliothek – CIP-Einheitsaufnahme

Strößenreuther, Roman H. K.:
Lipödem und Cellulitis sowie andere Erkrankungen des Fettgewebes / Roman
Strößenreuther. Unter Mitarb. von R. G. H. Baumeister .... - Köln :
Viavital-Verl., 2001
ISBN 3-934371-26-4

Ich widme dieses kleine Büchlein meinen lieben Eltern,
meinem viel zu früh verstorbenen Doktorvater Prof. G. T. Werner,
Frau Dr. med. E. Földi und Herrn Prof. Dr. med. S. Kubik
sowie meinem großen Vorbild und Mentor,
Herrn Prof. Prof. h. c. Dr. med. Michael Földi.

Köln 2001

Postfach 130363
50497 Köln
Satz: Rainer Ebertz
Druck: Wesel, Baden-Baden
ISBN 3-934371-26-4

Inhaltsverzeichnis

Vorwort

Wir sitzen auf Fett, wir stehen auf Fett, wir leben von Fett und die Evolution benötigte Millionen von Jahren, um ein solch hervorragendes Energiespeichersystem wie unser Fettgewebe zu entwickeln – und trotzdem haben wir erstaunlicherweise ein recht gespanntes Verhältnis zu unserem Fettgewebe.....?

Man kann vermuten, dass unsere Vorfahren eine völlig andere Einstellung zum Fettgewebe hatten. Darstellungen im Mittelalter, der Antike oder gar in prähistorischen Zeiten zeigen zumeist »deutlich rundlichere« Menschen als heute und eine gewisse Leibesfülle zeugte von Wohlstand und Gesundheit. Heutzutage assoziiert man mit dem Begriff Fett dagegen zumeist Worte wie »unschön, lästig, träge und faul, dumm etc.«

Wissenschaftliche Erkenntnisse, wonach das Fettgewebe ein hoch spezialisiertes und hoch aktives Gewebe ist, fanden bislang noch keinen so rechten Einzug in unsere Köpfe und Lehrbücher, und die Bereitschaft, offensichtlich krankhafte Veränderungen des Fettgewebes ernst zu nehmen, ist auffallend gering.

So ist auch das Lipödem als eigenständiges und echtes Krankheitsbild sehr umstritten. Immer wieder werden die zugehörigen Symptome in Veröffentlichungen als lediglich kosmetische Störungen ohne speziellen Krankheitswert dargestellt oder als ausschließliche Folge einer allgemeinen Übergewichtigkeit gewertet. Dies gilt auch für die sog. Cellulitis – wobei hier sicher die unsinnige Benennung eine wesentliche »Mitschuld« an der fehlenden Anerkennung als krankhafte Veränderung trifft.

Der Begriff »Lipödem« wurde erstmals von ALLEN und HINES im Jahre 1940 verwendet. Deren hervorragende Beschreibung gilt als klassische Defintion dieses Syndroms:
»We wish to describe a clinical syndrome, lipedema of the legs, which is frequently very distressing. In our experience it affects solely women. The chief complaint is of swelling of the legs and feet .... On questioning, the physican may elicit that enlargement of the limbs has always been generalized and symmetrical. The swelling below the knees is accentuated when patients are on their feet much and in warm weather. Aching distress in the legs is common. ... Occasionaly a patient feels, that her large legs have »ruined her live«. Many are »ashamed« of their legs.«

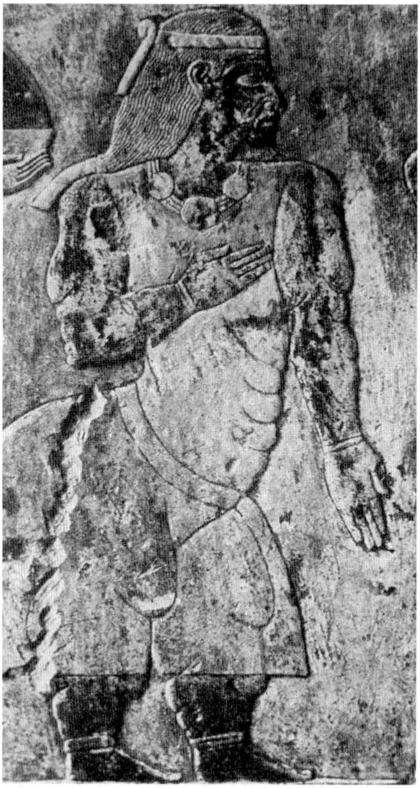

Ägyptisches Relief mit der Königin von Punt; aus dem Tempel von Deir el Bahri (18. Dynastie, ca. 1500 Jahre v. Chr.). Vermutlich handelt es sich hierbei um einen der ersten dokumentierten Fälle eines Lipödemsyndroms.

Es ist unwahrscheinlich, dass es vor diesem Zeitpunkt keine Krankheitsbilder im Sinne eines Lipödems gegeben haben soll. Und tatsächlich finden sich bei gründlicher Sichtung der Literatur auch eine Vielzahl von Krankheitsbeschreibungen, die teilweise vollständig, zumindest aber in den Hauptsymptomen, mit dem Lipödem identisch zu sein scheinen. Im Abschnitt »Weiterführende Differentialdiagnosen« finden Sie hierzu einen umfassenden Überblick.

Das Buch wendet sich an Therapeuten, Ärzte und interessierte Betroffene. Es war dabei aber nicht unser Ziel, ein »lehrbuchartiges und gesichertes Endwissen« bezüglich der Pathophysiologie und Therapie des Lipödemsyndroms zu vermitteln. Vielmehr versuchten wir den aktuellen Stand der Forschung und Diskussion darzulegen und so eine Grundlage für weiterführende Untersuchungen und eine Verbesserung der leider immer noch recht unbefriedigenden Behandlung unserer Patientinnen zu schaffen.

August 2001 *Roman Strößenreuther*

1 Theoretische Grundlagen

1.1 Fettgewebe

R. H. K. Strößenreuther

1.1.1 Histogenese und Entwicklung

Herkunft und Entwicklung der Fettzellen sind bislang noch nicht völlig geklärt und waren bereits im vorletzten Jahrhundert Thema zahlreicher wissenschaftlicher Kontroversen.

Lange Zeit wurden Fettzellen lediglich als passive Fett speichernde Bindegewebszellen betrachtet. Toldt (im Jahre 1870) war einer der ersten, der Adipozyten nicht nur als spezifische Zellen, die sich eindeutig von anderen Bindegewebszellen unterscheiden, wertete, sondern im *»Fettgewebe der Wirbelthiere sogar ein Organ eigener Art und Entwicklung«* sah (63; S. 446). Die Selbstständigkeit des Fettgewebes im Organismus glaubte er *»in evidenter Weise durch das Vorhandensein eines eigenen, wohl charakterisirten Blutgefäßsystems in demselben«* zu erkennen.

Auch nach heutiger Auffassung sind Adipozyten spezifische Zellen eines hoch aktiven und spezialisierten Gewebes, dessen Entwicklung tatsächlich an eine typische Gefäßversorgung gebunden ist (36, 52, 61, 71, 73). Sie entstehen aus noch pluripotenten embryonalen Mesenchymzellen, den sog. Adipoblasten, welche zunächst sehr Fibroblasten ähneln (52). Von diesen unterscheiden sie sich aber u. a. bereits durch die Art der Glykogenspeicherung sowie den Besitz spezifischer Enzyme, wie z. B. der Alpha-Naphtylacetatesterase (46). Adipoblasten wandeln sich dann zu Präadipozyten um, die sich wenigstens noch einmal teilen (41, 46). Auch die Präadipozyten sind biochemisch von anderen Bindegewebszellen differenzierbar (1)[1] (Hinweis: Die Fußnoten befinden sich jeweils am Kapitelende).

Hormonelle Einflüsse (v. a. Wachstumshormon, Glukokortikoide, Insulin, Schilddrüsenhormon) spielen bei der weiteren Differenzierung zum spezifischen Fettgewebe eine entscheidende, jedoch bislang noch nicht völlig geklärte Rolle (41, 61). Insulin (18) und Glukokortikoide (35) bewirken in Zellkulturen eine Konversion von Präadipozyten zu Adipozyten. Glukokortikoide führen auch zu einer Steigerung der Expression fettzellspezifischer Gene; dies erklärt die Beobachtung, dass es beim M. Cushing zur Hypertrophie und Hyperplasie des Fettgewebes kommt. Die dabei beobachtete Stammfettsucht ist vermutlich Folge einer erhöhten Konzentration von Kortisonrezeptoren im intraabdominalen Fettgewebe (77).

Eine wichtige Frage ist, ob Adipozyten auch beim Erwachsenen noch im Sinne einer sekundären Neubildung[2] entstehen können. Untersuchungen an Ratten zeigten beispielsweise, dass sich bis zum Eintritt der Geschlechtsreife neue Adipozyten entwickeln können (9, 46). Da die Methoden zur Bestimmung der Fettzellzahl jedoch angreifbar sind (55), konnte bislang noch nicht endgültig geklärt werden, ob die Fettvermehrung nun eher eine reine Hypertrophie der Einzelzellen darstellt (hypertrophisches Wachstum) oder ob es auch zu einer echten Fettzellvermehrung kommt (hyperplastisches Wachstum). In jedem Falle sollte stets zwischen »echtem« Fettgewebe mit spezifischer Gefäßstruktur und einer Anhäufung einzelner Adipozyten oder Fett speichernden Fibrozyten und Makrophagen unterschieden werden.

Zwar scheint im Rahmen einer zunehmenden Differenzierung der Adipozyten die Fähigkeit zur Zellteilung verloren zu gehen, beim Erreichen einer bestimmten kritischen Fettzellgröße konnte aber beim Menschen auch im Erwachsenenalter noch die Neubildung von Fettzellen aus den Präadipozyten beobachtet werden (36, 71, 77). Die genauen Signale, die zu einer solchen Neubildung von Fettzellen führen, sind bislang noch nicht bekannt.

Smahel (61; S. 455) weist darauf hin, dass zerstörte Fettlappen sich nicht regenerieren können[3]. Aber auch seiner Auffassung nach können sich Vorläufer der Fettlappen, die sog. Primitivorgane (70), unter gewissen Umgebungsbedingungen doch weiter differenzieren. Dazu soll vor allem das Fettgewebe der Subkutis fähig sein (61). Tatsächlich werden ja beim Madelung-Syndrom immer wieder Rezidive nach Liposuktion beobachtet (24).

Auch einfache Bindegewebszellen oder Makrophagen sind in gewissem Ausmaße zur Fettspeicherung fähig und ähneln dann Fettzellen (28, 46) – entspeicherte Adipozyten wiederum gleichen in ihrer Form normalen Bindegewebszellen (46, 70). Dies kann eine Differenzierung der beiden Zellarten erschweren. Die Unterscheidung zwischen echten Fettzellen, die in Fetttträubchen des spezifischen Fettorgans eingeschlossen sind, und den Fett speichernden Bindegewebszellen (63) ist, wie bereits angesprochen wurde, durch die spezifische, vom umgebenden Bindegewebe getrennte Blutversorgung (52, 60, 61) der »Fetttträubchen« möglich (63, 70, 71).

Bei der Transplantation von Fettgewebe ergaben sich auch Hinweise auf eine mögliche Fettzellneubildung aus Endothelzellen und Perizyten (60). Elektronenmikroskopisch finden sich denn auch Gruppen von Fettzellen, die von einer gemeinsamen Basalmembran umschlossen sind (46), was als Bestätigung einer solchen endothelialen Abstammung gewertet wird (75).

Ein günstiges Milieu für eine solche Fettzellneubildung respektive -differenzierung scheinen eine deutlich verlangsamte lokale Blutströmung und eine Insuffizienz des Lymphgefäßsystems zu sein (11; S. 277); ein Zustand also, wie man ihn z. B. auch in der ersten Zeit nach einer Transplantation vorfindet. Dies deckt sich mit den Beobachtungen von Földi und Földi (20, 23, 24), wonach auch bei isolierter Lymphostase eine vermehrte Bildung von Fettgewebe nachweisbar ist. Vermutlich erklärt sich dies dadurch, dass ein hyperplastisches Wachstum des Fettgewebes stets vom Wachstum des mesenchymalen Gefäßapparates abhängig ist (70, 71), und tatsächlich findet sich beim chronischen Lymphödem ja ein dem Granulationsgewebe der Wundheilung ähnliches Bild mit zahlreichen Gefäßneubildungen (21, 22, 24, 25).

In diesem Zusammenhang sei nochmals Toldt (63; S. 451) zitiert:

»Niemals entwickelt sich Fettgewebe unabhängig vom Blutgefäßsystem .... und gleichmäßig mit dem Anwachsen der Zahl der ein Fettgewebsläppchen bildenden Zellen schreitet auch die Entwicklung des Blutgefäßsystems von demselben aus fort. Niemals konnte ich finden, daß isolirt im Bindegewebe aus den spärlichen dort verlaufenden Blutgefäßen sich das Capillarsystem eines Fettläppchens gebildet hätte, ja nicht einmal, daß solche zur Bildung desselben miteinbezogen worden wären.«

In diesem Zusammenhang ist von Interesse, dass bestimmte Regionen des Bindegewebes der Haut nahezu fettfrei sind (60), das heißt, dass nicht alle Körperabschnitte dieselbe Fähigkeit haben, Adipozyten respektive Fettgewebe zu entwickeln. So findet sich beispielsweise selbst bei sehr adipösen Personen dort, wo unter der Haut keine Muskulatur, sondern Knochen, Knorpel oder Bänder liegen – also z. B. über dem Brustbein, der Gegend der Metakarpalköpfchen oder den Schienbeinen – meistens nur ein sehr dünnes subkutanes Fettpolster. Einige Autoren sprechen in diesem Zusammenhang von einer Lipophobie der Gewebe, im Gegensatz zu einer Lipophilie bei vermehrtem lokalen Fettansatz (6, 34).

Fazit: Das Ausmaß der Fettgewebszunahme, sei es generell wie bei der Adipositas oder auch zonal wie beim Lipödem, hängt einerseits von der Anzahl der in der Jugend gebildeten Lipoblasten und deren Hypertrophie ab; andererseits scheint aber eine zusätzliche echte Fettzellneubildung wohl auch noch beim Erwachsenen unter speziellen Bedingungen möglich zu sein. Für alle Fettzellen – egal, ob neu entstandenen oder bereits vorangelegt – gilt aber gleichermaßen, dass eine einmal angelegte Fettzelle durch Diät, Sport oder andere Maßnahmen nicht mehr eliminierbar ist.

1.1.2 Klassifikation, Aufgaben und Struktur

Bei normalgewichtigen erwachsenen Frauen entspricht das Fettgewebe etwa 15–25 % des Körpergewichtes, bei normalgewichtigen Männern 10–20 % (46, 73). Dieses Verhältnis gilt auch für die Menge des Unterhautfettgewebes (10). Fettgewebe kommt dabei in zwei Formen vor: Als sogenanntes univakuoläres weißes und als multivakuoläres braunes[4] Fettgewebe. Die zwei Formen unterscheiden sich hinsichtlich ihrer Zellstruktur, Farbe, Gefäßversorgung und Funktion teilweise recht deutlich voneinander.

Beim weißen Fettgewebe unterscheidet man, je nach Hauptfunktion, zwischen Speicher- und Baufettgewebe (41). Die im Fettgewebe gespeicherten Neutralfette sind dabei ein außerordentlich gutes und ökonomisches Energiereservoir: Ein normalgewichtiger Mensch könnte bei ausreichender Flüssigkeitszufuhr bis zu 40 Tage ohne Nahrungszufuhr auskommen (57). Dieselbe Energiemenge in Form eines Kohlehydratspeichers würde zur Verdoppelung des Körpergewichts führen (57).

Als schlechter Wärmeleiter dient vor allem das Unterhautfettgewebe auch der thermischen Isolierung. Baufettgewebe – wie z. B. das Corpus adiposum infrapatellare oder das Corpus adiposum orbitae – bleibt auch bei sehr starker Abmagerung lange unangetastet, entzieht sich also sozusagen dem allgemeinen Stoffwechsel; erst bei stärkster Auszehrung wird es abgebaut und dann ebenfalls der »Kalorienbildung« zugeführt (36, 46).

Im weißen Fettgewebe finden sich relativ große und blasige Zellen mit einem Durchmesser um die 100 µm (damit bereits in der Lupenvergrößerung erkennbar); dieser kann aber, je nach Speicherzustand, zwischen 10 und 160–200 µm variieren (41, 46), was einen bis zu 8000fachen Volumenunterschied bedeutet! Im histologischen Bild zeigen isolierte Lipozyten eine runde sog. Siegelringform mit einem prall gefüllten Leib und einem abgeplatteten, durch das gespeicherte Fett an den Rand gedrängten Zellkern. Im Verband sind die Fettzellen sehr eng aneinander gepackt und haben deshalb eine eher polyedrische Form (41).

Jede dieser Fettzellen wird von einer durch retikuläre Fasern verstärkten basalmembranähnlichen Glykoproteinschicht umsponnen und mit ihren Nachbarzellen durch

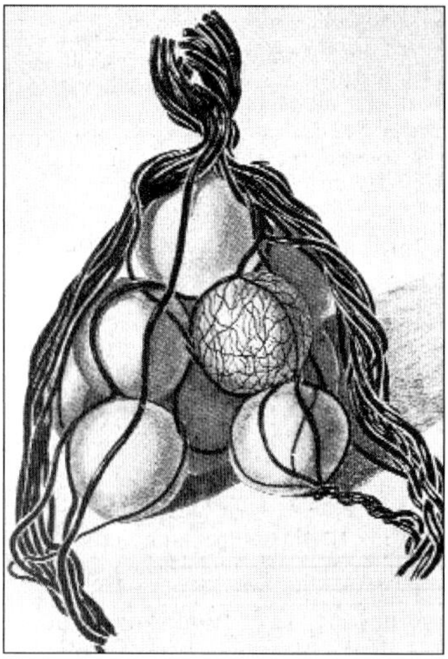

Abb. 1.1.1: Fettzellen im histologischen Bild (nach einer Abb. aus 41): Siegelringform mit vom gespeicherten Fett an den Rand gedrängtem Zellkern, polyedrische Form, kleiner interstitieller Raum mit zugehörigen Blutgefäßen.

ein feines Netz kollagener (retikulärer) Fasern verbunden. Eine solche Gruppe von Fettzellen wird durch eine Bindegewebskapsel zusammengehalten; so entstehen kleine »maulbeerähnliche« (72) Fettläppchen oder -träubchen, auch Fettorgane genannt (70).

Die Blutversorgung eines Fettläppchens erfolgt über eine zentral gelegene Arterie, die sich schnell in relativ dünne (4–5 µm) und auffallend geradlinig verlaufende Kapillaren aufteilt, welche das Blut zu einem mehr an der Oberfläche des Fettläppchens gelegenen Venennetz leiten (60). Bei einer Gefäßfüllung mit Farbstoffen erinnert die

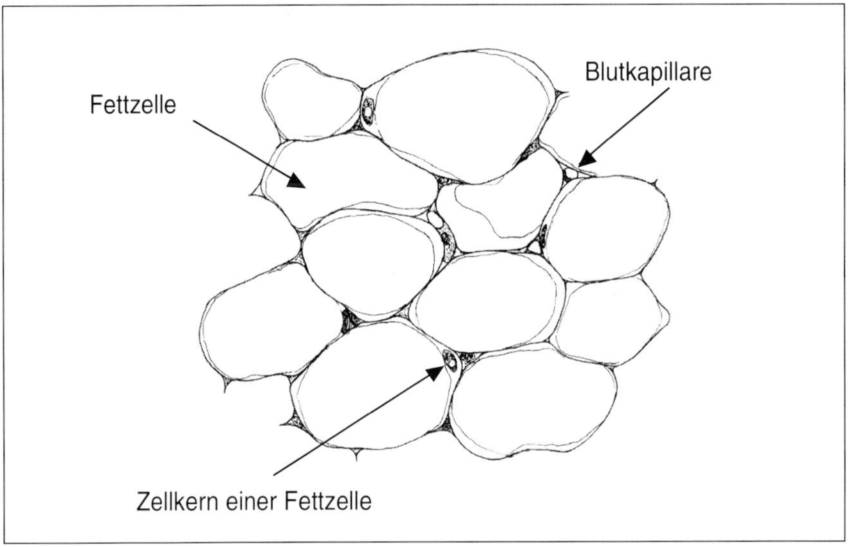

Abb. 1.1.2: Fettzellen mit den sie umgebenden und verbindenden kollagenen Fasern.

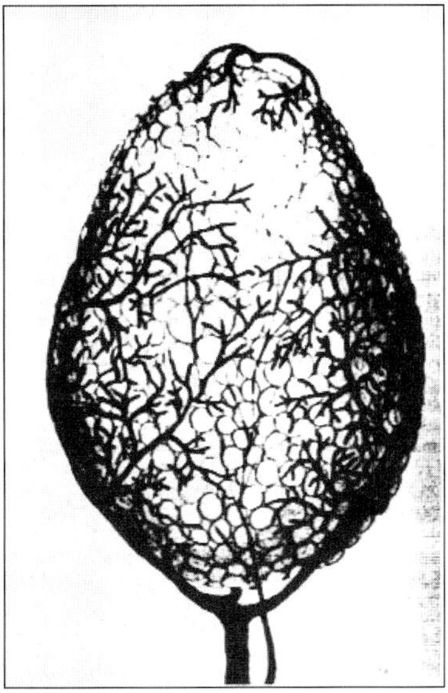

Abb. 1.1.3: Gefäßdarstellung eines Fettläppchens mit seiner typischen Blutversorgung; die zentral in die Läppchen einmündenden Arterien teilen sich schnell in Kapillaren auf, die Venen verlaufen an der Läppchenoberfläche (nach einer Abb. aus 61).

Struktur des Gefäßsystems an das Gerüst einer Weinrebe, an deren Fortsätzen die Fettzellen wie Trauben sitzen.

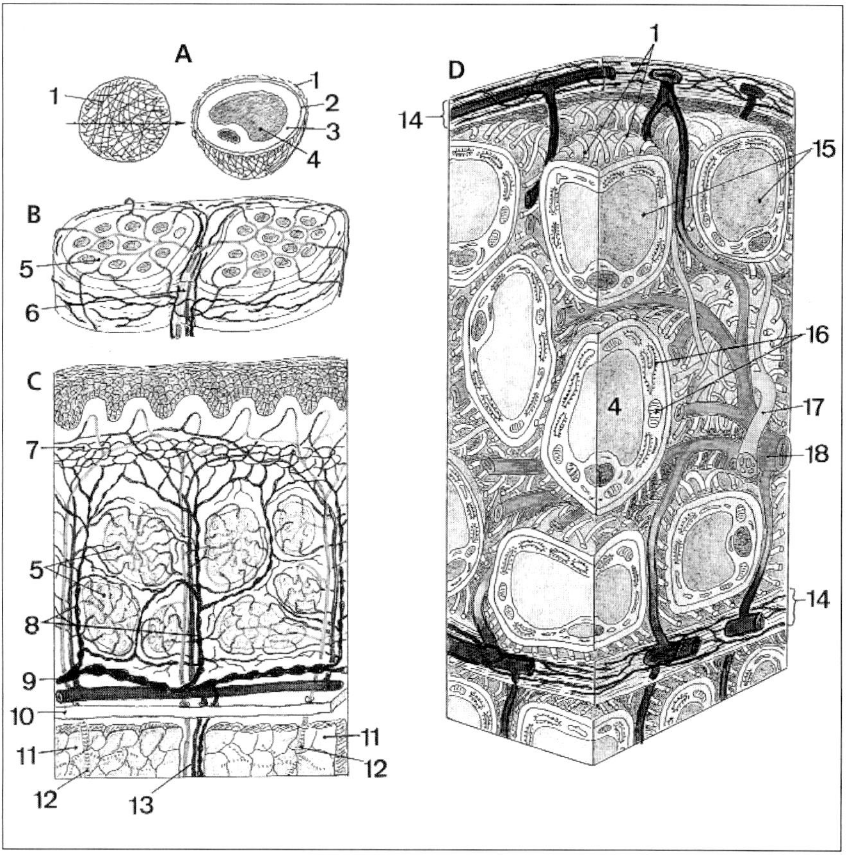

Abb. 1.1.4: Schematische Darstellung der Strukturelemente des weißen Fettgewebes (mit freundlicher Genehmigung von S. Kubik).
A Isolierte Fettzelle **B** Fettläppchen **C** Die Blut- und Lymphgefäße im Unterhautfettgewebe
D Schematische Darstellung eines Fettläppchens (nach Kristic)
1 Retikuläre Mikrofibrillen **2** Basallamina **3** Fettzelle mit typischer Siegelringform **4** Fettvakuole
5 Fettläppchen mit Blutgefäßen und perilobulären Lymphgefäßen **6** Interlobularseptum
7 Lymphkapillarschicht **8** Präkollektoren **9** Kollektor **10** Faszie **11** Muskel **12** Muskelarterie
13 Perforansgefäße **14** Bindegwebskapsel des Fettläppchens mit Venen und Lymphgefäßen
15 Fettzellen **16** Zellorganellen **17** Postganglionäre Sympathicusfasern **18** Fettläppchenarterie

Levi beschreibt die Anatomie ein wenig malerischer: Er spricht von der Fettzelle als einem Fesselballon, der von einem Netz agyrophiler Fasern umsponnen wird (zitiert in 41).

Zwischen den Zellen befindet sich ein sehr kleiner interstitieller Raum, in dem sich neben Blutkapillaren auch freie Nervenfasern nachweisen lassen (36, 49, 60). Lymphkapillaren finden sich dort nicht (12, 40, 60); funktionell betrachtet, entspricht dieser Raum also dem sog. prälymphatischen Kanalsystem anderer Gewebe (24, 60).

Größere Mengen von Fettgewebe – wie beispielsweise in der Subkutis – werden dann durch faseriges Bindegewebe zusammengefasst (40, 41, 46) und durch Septen unterteilt. Dazwischen findet sich lockeres Bindegewebe, das reichlich Nerven (vor allem postganglionäre sympathische Nervenfasern (60), jedoch auch sensorische (47) Anteile) und die zugehörigen Blut- und Lymphgefäße enthält (40, 46). Stärkere Kollagenzüge führen zu einer weiteren Septierung und dienen zugleich als Leitstruktur für gemeinsam ein- und austretende übergeordnete Nerven und Gefäße (46, 63).

Das subkutane Fettgewebspolster, in seiner Gesamtheit als Panniculus adiposus bezeichnet, ist unser größter Fettspeicher; dort befinden sich etwa 80 % des Fettes (77).

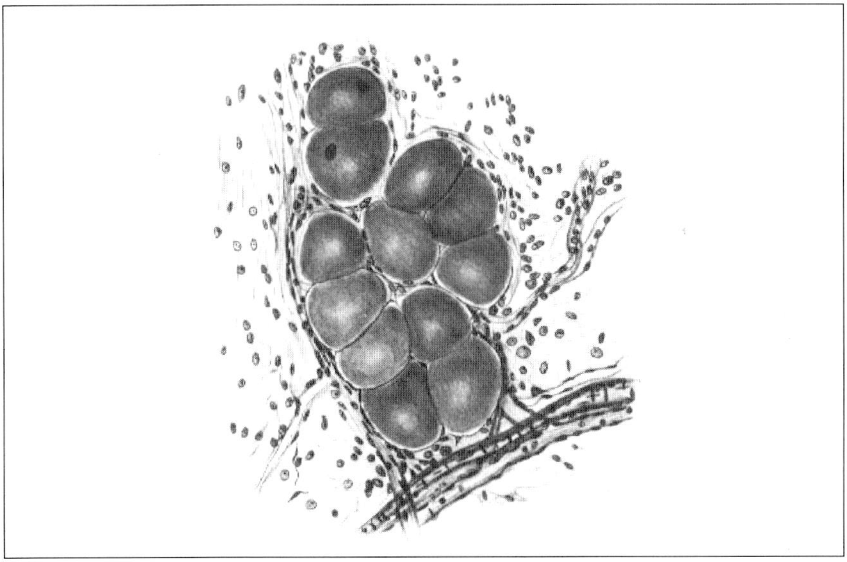

Abb. 1.1.5: Anschnitt eines Fettläppchens mit den umgebenden Strukturen (Abb. aus 41).

Die dicken Lagen des Subkutangewebes, wie z. B. am Oberschenkel, sind meist durch zwei sog. Pseudofaszien in drei Schichten unterteilt (10, 54). Die Pseudofaszien entstehen durch die Verschmelzung von Interlobularsepten. Die dabei entstandenen Schichten besitzen eine voneinander getrennte eigene Gefäßversorgung (54, 55).

Bei Neugeborenen und Kindern bildet das Unterhautfettgewebe noch eine gleichmäßige Schicht, aber bereits zum Abschluss der Pubertät zeigen sich typische, geschlechtsspezifische Verteilungsmuster, die als sekundäres Geschlechtsmerkmal gelten (31, 34, 58). Männer neigen zur androiden Fettablagerung (Bauchfettsucht mit sog.

Apfelform des Körpers), Frauen zur gynoiden (Gesäß- und Oberschenkelfettzunahme mit sog. Birnenform des Körpers, auch Typus coxalis genannt)[5].

Die erwachsene Frau hat an den Beinen eine durchschnittlich doppelt so breite Fettschicht wie der erwachsene Mann (58). Die Unterscheidung der beiden Formen kann über das »Taille-zu-Hüfte-Verhältnis« erfolgen: Der Quotient aus Taillen- und Hüft-

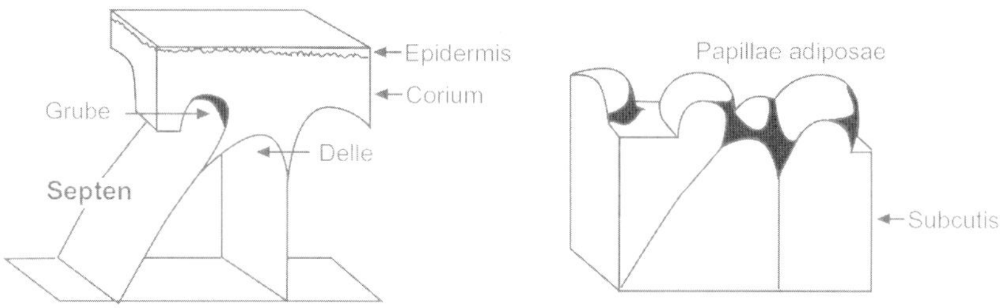

Abb. 1.1.6a: Haut und Unterhaut in schematischer Darstellung: links die formgebenden bindegewebigen Strukturen; rechts das Subkutangewebe und die Papillae adiposae (nach einer Abb. aus 56).

umfang liegt normalerweise bei Frauen unter 0,8 und bei Männern zwischen 0,8 und 1,0 (65).

Während die Ausmaße der oberflächlichen Fettschichten bei jedem Individuum am ganzen Körper oft erstaunlich einheitlich sind, weist die tiefe, den Muskelfaszien aufliegende Schicht vor allem in der Gluteal- und äußeren Oberschenkelregion starke Unterschiede auf (50).

Vor allem das tiefe Fettkompartiment ist also für die individuelle, aber auch geschlechtsspezifische äußere Form der erwähnten Regionen verantwortlich (50, 67, 68). Tatsächlich entsprechen diese Orte ja auch denen der oben erwähnten typischen gynoiden Fettverteilung (5, 6, 50). Die Aufteilung in tiefe und oberflächliche Fettkompartimente ist ab Mitte des Oberschenkels und weiter nach distal hin immer schwächer ausgeprägt (50).

Außerdem finden sich bei der Frau in der Gluteal- und Oberschenkelregion deutlich größere Fettzellen als an anderen Stellen des Körpers, während die Fettzellgröße beim Mann geringe regionäre Schwankungen zeigt (50).

Wegen des von Natur aus reicheren Fettansatzes der Frau spricht Skerlj von der *»physiologischen Fettleibigkeit des Weibes«*. Diese geschlechtsspezifische Verteilung des Subkutangewebes verstärkt sich im Alter noch zusätzlich durch die meist zu beobachtende Verlagerung des Polsters von kranial nach kaudal (10, 42, 43, 44) und die Zunahme der Fettzellgröße (55).

Auch die bindegewebige Strukturierung der oberflächlichen Schicht des Fettgewebes, nicht jedoch der tiefen Schichten (10), unterscheidet sich bei den Geschlechtern. In der Oberschenkelregion der Frau unterteilen bogenförmig verlaufende, nahezu senkrecht in das Korium einstrahlende kollagene Faserbündel die Subkutis in typische *»große stehende Fettzellkammern«* (10, 54). Diese Kammern haben eine durchschnittliche Größe von 0,5 x 1,5 cm und werden als Papillae adiposae bezeichnet (54).

Das Fettgewebe in den Kammern und Papillen kann zwar bei mechanischen Einwirkungen seine Form verändern, nicht jedoch sein Volumen. So bestimmen diese Strukturen im Bereich des Korium-Subkutis-Überganges das Erscheinungsbild der Hautoberfläche. Beim Zusammenschieben der Oberschenkel- oder Gesäßhaut, dem sog. Kneif- oder pinch-Test, kommt es bei der Frau zur Vorwölbung der Fettkammersyste-

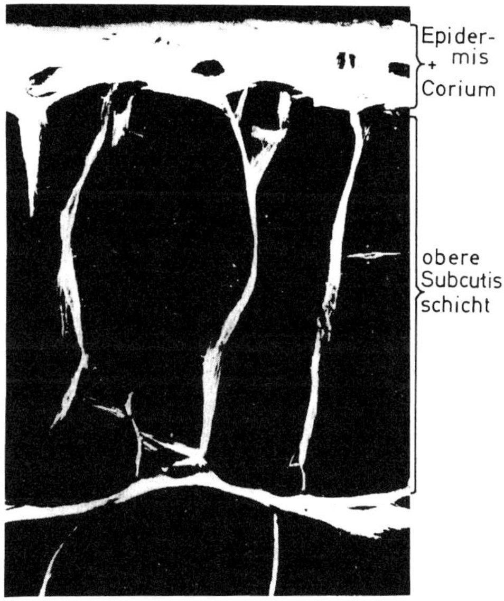

Abb. 1.1.6b: Haut und Unterhautfettgewebe vom Oberschenkel einer 67-jährigen Frau mit den typischen großen, stehenden Fettzellkammern (Schema nach einer Abb. aus 10)

me, welche dann die dünne darüber liegende Kutis verformen und das typische Bild einer sog. Orangenhaut entstehen lassen.

Wie Müller und Nürnberger (55) betonen, hat dieser von ihnen als Status protrusus cutis bezeichnete Befund keinen Krankheitswert und ist bereits bei jungen Mädchen nachweisbar. Selbstverständlich muss man aber zwischen dem physiologischen Orangenhautphänomen und den wesentlich massiveren, eindeutig pathologischen Veränderungen der Haut bei fortgeschrittener »Zellulite« unterscheiden (15, 16, 60).

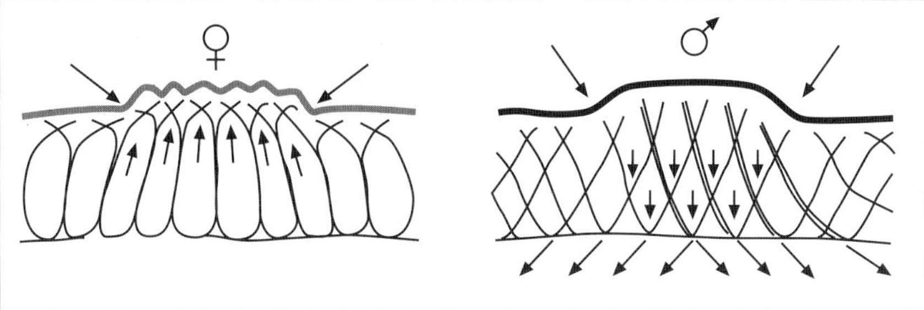

Abb. 1.1.7: Die typische Struktur des weiblichen (links) bzw. männlichen (rechts) Unterhautfettgewebes am Oberschenkel erklärt, warum es bei der Durchführung des sog. pinch-Tests nur bei der Frau zur Entstehung des Orangenhautphänomens kommt (nach einer Abb. aus 56).

Beim Mann ist die Subkutanschicht dünner und die Lederhaut dicker als bei der Frau; die Verhältnisse sind also umgekehrt. Auch unterscheidet sich der Verlauf der Bindegewebsfasern im Subkutangewebe.

Die Subkutis wird vor allem durch tangential verlaufende und scherengitterartig verkreuzte ins Korium einstrahlende Faserzüge besser zusammengehalten, deshalb entstehen keine großen Fettkammern wie bei der Frau, sondern nur kleine polygonale Fettzellareale (10). Derselbe Kneiftest, an einem männlichen Oberschenkel durchgeführt, bewirkt aus diesen Gründen lediglich eine Fältelung und Furchung der Epidermis (54, 55) (s. Abb. 1.1.7).

Längerdauernde Veränderungen des Hormonhaushaltes im Sinne eines Androgendefizites – wie z. B. das Klinefelter-Syndrom, hochdosierte Östrogeneinnahme, die Altersinvolution der Hoden oder eine Spätkastration – führen zu strukturellen Umwandlungen des Unterhautfettgewebes. In solchen Fällen erzeugt der Kneiftest auch beim Mann einen Status protrusus cutis (55).

Nürnberger und Müller (54, 55) wiesen nach, dass sich die Struktur der Oberschenkelhaut menschlicher Feten erst ab etwa dem achten Monat zu differenzieren beginnt. Die auftretenden geschlechtsspezifischen Unterschiede erklären sie, in Übereinstimmung mit den Überlegungen von Sklerlj und Bauer (6), durch die Inaktivität der Ovarien während der Fetalzeit, während die Hoden bereits ab der 12. Fetalwoche Hormone produzieren. Der Einfluss der Androgene scheint also für die Entwicklung und den Erhalt der geschlechtsspezifischen Binnenstruktur von Haut und Unterhaut entscheidend zu sein.

Das beim Säugling noch in großer Menge vorkommende braune Fettgewebe hat kleinere Adipozyten (ca. 30 µm) und besitzt wesentlich mehr Mitochondrien (3, 48). Das Bindegewebe um die Adipozyten des braunen Fettgewebes enthält noch mehr Kapillaren als das des weißen. Auffällig ist zudem eine besonders hohe Dichte sympathischer

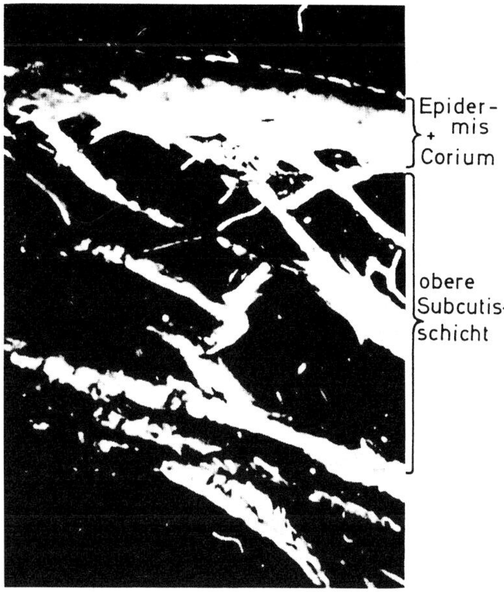

Abb. 1.1.8: Haut und Unterhautfettgewebe vom Oberschenkel eines 63jährigen Mannes mit den typischen kleinen, polygonalen Fettzellkammern und den sich scherengitterartig überkreuzenden Bindegewebssepten in der oberen Subkutisschicht (Schema nach einer Abb. aus 10).

Nervenfasern, die offenbar nicht mit den gefäßversorgenden Nerven identisch sind (46). Anders als im weißen Fettgewebe finden sich hier vermutlich auch echte synaptische Verbindungen mit den Adipozyten (45).

Eine durch den Sympathikus vermittelte Noradrenalinausschüttung führt zu gesteigerter Lipolyse in den Mitochondrien und damit letztlich zur Wärmeproduktion (64). Nach bisheriger Vorstellung ist braunes Fettgewebe beim Erwachsenen aber nur noch an wenigen Orten, z. B. im Mediastinum und um die Aorta, nachweisbar (41, 46).

Wie neuere biochemische Untersuchungen gezeigt haben, persistieren aber im scheinbar weißen Fettgewebe des Erwachsenen, auch im Subkutangewebe, eine große Anzahl biochemisch differenzierbarer brauner Adipozyten, die bisher auf Grund des rein makro- und mikroskopischen Befundes fälschlich als weiße klassifiziert wurden (39, 45). Braunes Fettgewebe scheint beim Erwachsenen noch bis zu zwei Prozent des Körpergewichtes auszumachen (45). Demnach verliert das braune Fettgewebe beim Erwachsenen nur sein typisches Aussehen, behält aber seine »inneren Werte«. Tatsächlich fanden sich bei verstorbenen kachektischen Patienten viele plurivakuoläre, bräunlich gefärbte Fettzellen. Braunes Fettgewebe ist nach Denervation morphologisch nicht mehr von weißem unterscheidbar (60).

1.1.3 Der Fettstoffwechsel und seine funktionellen Beziehungen zum Gefäß- und Nervensystem

Die Menge des Speicherfettgewebes steht in enger Beziehung zum Ernährungszustand. Ist die Energiezufuhr mit der Nahrung größer als der Verbrauch, wird der Überschuss in Form von Triglyceriden in den Adipozyten gespeichert. Bei Nahrungsmangel werden aus diesem Speicher Fettsäuren und Glycerin freigesetzt und stehen somit zur Deckung des Energiebedarfes zur Verfügung.

Aber selbst bei gleich bleibendem Körpergewicht sind die Fettspeicher nicht als Endlager zu verstehen, sondern unterliegen vielmehr einem ständigen intensiven Umbau[6].

Entsprechend dem hohen Stoffwechselumsatz ist Fettgewebe sehr gut vaskularisiert (30). Man rechnet im weißen Fettgewebe mit etwa einer Blutkapillare pro Adipozyt (46). Berücksichtigt man das geringe Zytoplasmavolumen der Adipozyten, so ist der Quotient aus Blut- und Zytoplasmavolumen deutlich höher als in quer gestreifter Muskulatur (30, 46). Fettgewebe kann also keinesfalls als passives Gewebe bezeichnet werden. Allerdings scheinen im Normalzustand nicht alle Anteile des Fettgewebes dieselbe hohe Stoffwechselaktivität zu besitzen (26).

Nach Dole (17) gibt es stets Subkompartimente des Fettgewebes, die metabolisch besonders aktiv sind, wobei deren Aktivitätsgrad von der Zunahme der regionalen Durchblutung abhängig ist. Es wurde auch in Erwägung gezogen, ob nicht alle Fettzellen im Körper prinzipiell identisch sind und Unterschiede in der Stoffwechselaktivität nur durch die jeweilige Blutversorgung und/oder lymphatische Drainage bedingt sind (26, 60).

Eine mögliche Bestätigung dieser Überlegungen sind die Beobachtungen nach Transplantation von Bauchfettgewebe an andere Körperregionen, wie z. B. die Hand, im Rahmen notwendiger plastisch-chirurgischer Eingriffe (5, 31, 53). Das transplantierte Gewebe besitzt weiterhin seine spezifische Gefäßversorgung und verhält sich dann tatsächlich wie Bauchfettgewebe, nimmt also z. B. bei einer generalisierten Gewichtsveränderung ebenfalls entsprechend ab oder zu.

Einige Autoren (59, 60) betonen, dass sich Adipozyten stets in direkter Nachbarschaft von Kapillaren mit besonders hoher Permeabilität gegenüber Plasmaproteinen und niedrigem hydrostatischen Druck befinden. Der Kapillarfiltrationskoeffizient des Fettgewebes ist etwa doppelt so hoch wie der des ruhenden Skelettmuskels (59). Vermutlich sind diese Bedingungen für die schnelle Aufnahme der Lipolyseprodukte, also Glycerin und freie Fettsäuren[7], in die Blutbahn notwendig (59).

Im Zusammenspiel mit den zahlreichen im Fettgewebe vorhandenen vasomotorisch aktiven Arterien (13, 60) und der dichten sympathischen Innervation ist so nicht nur die genaue Kontrolle des Fettstoffwechsels, sondern auch ein kontrollierter Zu- und Abtransport von Fett möglich (60).

Bei Nahrungsmangel werden Lipozyten entspeichert und abgebautes Fett durch eine seröse Flüssigkeit ersetzt (46). Die dafür notwendige Lipase findet sich sowohl an der Oberfläche von Adipozyten wie auch auf den Kapillarendothelzellen in der Nachbarschaft der Fettzellen (60, 64). Die Lipolyse unterliegt dabei etlichen hormonellen und pharmakologischen Einflüssen, die hier nur teilweise angesprochen werden können (Details in 27, 64 und 77).

Eine Aktivierung oder Steigerung der Lipolyse erfolgt v. a. nach Bindung von Katecholaminen an β-Rezeptoren der Fettzellmembran[8]. Dies führt zur Aktivierung der Adenylatcyclase und zur vermehrten Bildung von 3,5-c-AMP, welches eine Proteinkinase aktiviert, die wiederum eine hormonsensitive Triglyceridlipase phosphoryliert und damit aktiviert (27, 62). Katecholamine erreichen die Rezeptoren des Fettgewebes auf dem Blutweg (v. a. Adrenalin aus dem Nebennierenmark) sowie über die bereits erwähnten zahlreichen Sympathikusfasern (Noradrenalin) (76). Noradrenalin scheint einen größeren Effekt auf die Lipolyse im Subkutangewebe als Adrenalin zu besitzen (51, 62).

Eine entscheidende Rolle bei der Kontrolle der Körperfettmasse spielen vermutlich auch die erst vor einigen Jahren entdeckten β-3-Rezeptoren. Über sie wird nicht nur die Fettmobilisation und -lagerung in den Speichern reguliert, sondern auch die Fettassimilationsrate während der Verdauung (39). Bei Tieren mit Adipositas und Typ-II-Diabetes zeigte sich bei Gabe selektiver β-3-Rezeptor-Agonisten eine signifikante Gewichtsabnahme und Verbesserung der Glukosehomöostase (39).

Ein gewisser sympathischer Grundtonus scheint generell für die Erhaltung eines Gleichgewichts des An- und Abbaus von Fettgewebe notwendig zu sein (74). Alle Zustände mit gesteigerter Sympathikusaktivität und/oder vermehrter Sekretion des Nebennierenmarks – wie z. B. körperliche Aktivität, Reizung sympathischer Nervenfasern im Experiment (28, 37, 47, 59, 64), Sympathikusaktivierung beim Wechsel vom Liegen zum Stand sowie auch psychische Faktoren – steigern den Fettabbau (74).

Die Sympathikusfasern des weißen Fettgewebes enthalten nach neueren Untersuchungen auch sensorische Anteile, deren Informationen vermutlich ebenfalls eine wichtige Rolle bei der Regulation des Fettstoffwechsels spielen (19, 51). Unklar ist noch, ob diese Fasern nun von Adipozyten, Blutgefäßen oder dem interstitiellen Raum entspringen. Sollten die beiden letzteren Punkte zutreffen und die entsprechenden sensorischen Fasern auch sensibel für metabolische Veränderungen sein, gibt es womöglich spezielle Regelkreise, die als feed-back-System schnelle Anpassungsreaktionen zur Regulation der regionalen und/oder der gesamten Fettmasse ermöglichen (19). So führen beispielsweise eine lokale Hypoxie oder ein Anstieg des Laktats[9] zu einer Verminderung der Fettfreisetzung (29, 60).

Mittels antiadrenerger Substanzen kann der Fettabbau blockiert werden (51, 60, 64, 74). Auch bei gelähmten Patienten (respektive Versuchstieren) oder isolierter Denervation von Fettgewebe beobachtet man eine vermehrte Fettablagerung und einen gestörten Abbau (7, 31, 32, 36, 49, 74). Dieses vermehrte Fett wird im Hungerzustand

Tab. 1.1.1: Zusammenfassung einiger wesentlicher metabolischer Unterschiede der Fettzellen der abdominal-viszeralen und gluteal-femoralen Region (in Anlehnung an 51 u. 64).

Funktionelle Unterschiede zwischen abdominal-vizeralen und gluteal-femoralen Fettzellen		
	abdominal-vizeral	gluteal-femoral
Katecholaminempfindlichkeit	hoch	gering
Geschwindigkeit der Fettsäurefreisetzung	hoch	niedrig
Anzahl der β-2- und β-3-Rezeptoren	hoch	gering
Zahl der alpha-2-Rezeptoren	niedrig	hoch
Stimulierung der Glukoseaufnahme	niedrig	hoch
Antilipolyse	niedrig	hoch

erst dann abgebaut, wenn die übrigen Fettspeicher bereits weitestgehend entleert sind; bei »Wiederauffütterung« werden primär die denervierten Areale aufgefüllt (31, 36). Der Abbau von Fettgewebe wird also durch ein intaktes vegetatives Nervensystem begünstigt respektive erleichtert (7, 74).

Sicherlich spielt aber auch die mit Muskelaktivität einhergehende Hyperämie eine Rolle. Eine vermehrte Fettspeicherung ist vor allem über inaktiver Muskulatur zu finden und umgekehrt, im Sinne eines komplementären Verhaltens, bildet sich über durchtrainierten Abschnitten fast kein Fett (2, 67).

Beim Vorhandensein entsprechender Rezeptoren wirken auch Geschlechtshormone – vor allem Östrogen – fördernd auf den Fettaufbau; also eine weitere Erklärung der geschlechtsspezifischen Fettverteilung im Organismus; ein Zusammenhang, auf den Bauer schon 1922 hingewiesen hatte (4). Der Stellenwert der Androgene wurde bereits besprochen.

Insulin beeinflusst ebenfalls den Fettstoffwechsel (27, 60, 77): Es stimuliert einerseits den Fettaufbau (Lipogenese) und das Wachstum des Fettgewebes (74), andererseits hemmt Insulin die Lipolyse. Glukagon fungiert dabei als Gegenspieler (27, 60). Bei Männern findet sich auch eine positive Korrelation zwischen Plasmainsulinspiegel und Größe der Fettzellen (8); bei Frauen konnte ein solcher Zusammenhang bisher aber noch nicht nachgewiesen werden.

Vague und Fenasse (67) definierten eine »adipo-muskuläres Ratio«, basierend auf Messungen der Dicke des Subkutangewebes. Generell ist dieses bei Frauen vor allem an der unteren Körperhälfte wesentlich größer (63/100) als bei Männern (19/100); für die beiden Autoren eine weitere Begründung des gynoiden Habitus[10]. Nach ihrer Auffassung bewirkt Testosteron eine Abnahme dieses Verhältnisses von Muskel- zu Fettgewebe.

Auch regionale Unterschiede der Katecholaminrezeptoren beeinflussen die Fettverteilung. So finden sich am Abdomen Adipozyten mit wesentlich katecholaminsensibleren β-Rezeptoren als am Oberschenkel und der Gesäßregion (51).

Der Besatz mit alpha-2-Rezeptoren, welche die Lipolyse hemmen und somit funktionell betrachtet Antagonisten der β-Rezeptoren sind (64), zeigt ebenfalls regionale Unterschiede. Speziell am Oberschenkel gibt es z. B. wesentlich mehr alpha-2-Rezeptoren als am Abdomen (51). Folglich reagieren die Fettzellen der Oberschenkel- und Glutealregion auf katecholaminerge Stimulation mit einer geringeren lipolytischen Aktivität als die des abdominellen Fettgewebes.

Wie bereits angesprochen, spielt auch das Ausmaß der regionalen Durchblutung eine wesentliche Rolle für die Regulation des lokalen Fettstoffwechsels. Toldt (63) beschreibt nach isolierter Durchtrennung der *»Gefäßnerven einer Extremität«* eine deutliche Zunahme der Durchblutung im Vergleich zur nicht operierten Gegenseite. Wurde dem Versuchskaninchen die Nahrung für vier Tage entzogen, zeigte sich bei der Obduktion, *»daß an Präparaten, welche von genau entsprechenden Stellen beider Seiten entnommen waren, die Fettgewebszellen des (operierten) Beines meistens kein Fett mehr enthielten, während die des nicht operierten noch reich mit solchem erfüllt waren«* (63; S. 463–464).

Fazit: Interaktionen zwischen Nervensystem, verschiedenen Hormonen sowie der zugehörigen Mikrozirkulation regulieren also den Fettstoffwechsel; jedoch sind noch längst nicht alle Zusammenhänge aufgeklärt und vor allem fehlt letztlich noch ein zusammenhängendes Funktionskonzept für die vielen inzwischen gewonnenen Einzelergebnisse.

Beschleunigter Blutfluss und hohe vasomotorische Aktivität begünstigen den Fettabbau (11, 14, 60, 66, 67), verlangsamter Blutfluss dagegen die Fettspeicherung und dies gilt anscheinend auch für einen verlangsamten Lymphabfluss respektive eine Lymphostase (11, 24, 34, 60, 68).

---

[1]Zwischen der 14. und der 24. Schwangerschaftswoche findet sich beim menschlichen Fetus erstmals Fettgewebe. In der späteren Fetalperiode (6, 40), der frühen postnatalen Wachstumsphase und zu einem geringeren Anteil auch noch bis zur Pubertät, differenzieren Vorläuferzellen zu Lipoblasten. Zum Geburtszeitpunkt hat der Mensch einen Fettanteil von 12 % des Körpergewichtes, am Ende des ersten Lebensjahres sind es 2 % (69) – gut erkennbar als sog. Babyspeck. Ab der Pubertät haben Frauen im Vergleich zu Männern dann eine ca. 25 % größere Fettmasse.

[2]Für eine Neubildung spricht möglicherweise der Ersatz des roten Knochenmarks durch gelbes Fettmark im Schaft der Röhrenknochen (40). Andererseits ist die Umwandlung des Knochenmarks bekanntermaßen reversibel, d. h. bei Bedarf wandelt sich das gelbe Fettmark wieder in Blut bildendes Gewebe zurück. In diesem Zusammenhang sei erwähnt, dass sich auch im Unterhautfettgewebe von Embryonen zahlreiche Vorläufer der Blutzellen als Hinweis auf eine dort stattfindende Hämatopoese finden. Das Fettgewebe ist somit also Bestandteil des retikulo-endothelialen Systems (26, 60, 70, 71, 73).

[3]Diese Tatsache ist die Grundlage operativer Maßnahmen der Fettentfernung.

[4]Die Bezeichnung »braunes« Fettgewebe entspricht dem makroskopischen Eindruck.

[5]Bezüglich kardiovaskulärer Sekundärerkrankungen scheint die androide Form der Fettablagerung deutlich ungünstiger zu sein (es ist also für den Mann gesünder, »einer Birne zu ähneln«).

[6]Mit Hilfe radioaktiver Isotope konnte nachgewiesen werden, dass selbst im Ernährungsgleichgewicht die Triglyceride der Adipozyten innerhalb von 2–3 Wochen vollständig ausgetauscht werden (40; S. 33).

[7]Das zentrale Enzym der Lipogenese ist die Lipoproteinlipase (LPL). Die LPL wird u. a. aktiviert durch Insulin, Kortison, Adenosin, Nahrungsaufnahme (v. a. kohlenhydratreiche Kost). Eine Hemmung der LPL-Aktivität bewirken dagegen Katecholamine, TNF-alpha, Interleukin 6, Nahrungsrestriktion und körperliches Training. Bei Adipösen ist die LPL-Aktivität erhöht und korreliert auch mit der Fettzellgröße. Die LPL-Aktivität zeigt regionale und Altersunterschiede: intraabdominales Fett hat eine höhere Aktivität als subkutanes und bei prämenopausealen Frauen ist die Aktivität im femoralen Depotfett höher als postmenopausal. In der Zeit der Schwangerschaft ist die LPL-Aktivität deutlich höher als nach der Geburt; so kann während der Schwangerschaft im femoralen Depot Fett gespeichert werden, welches in der Stillzeit benötigt wird (77).

[8]Die Bindung an alpha-2-Rezeptoren bewirkt dagegen eine Hemmung der Lipolyse (77).

[9]Interessanterweise führt ein Anstieg des Laktats im Angiobiotop des Fettgewebes nicht zu einer vermehrten Durchblutung – im Gegensatz zu anderen Geweben (29).

[10]Vague (66) wies auch darauf hin, dass die gynoide Form der Fettverteilung häufiger zu Wasserretention und Veneninsuffzienz führt.

Referenzen

(1) Ailhaud G., Grimaldi P., Négrel R.: Cellular and molecular aspects of adipose tissue development. Annu Rev Nutr 12 (1992) 207-233
(2) Bahner F.: Fettsucht und Magersucht. In: »Handbuch der Inneren Medizin«
von Bergman G., Frey W., Schwiegk H. (Hrsg.), Springer-Verlag, Berlin-Göttingen-Heidelberg, 1955, 4. Aufl. 7. Band, 1. Teil 1026-1154
(3) Bargmann W., von Hehn G., Lindner E.: Über die Zellen des braunen Fettgewebes und ihre Innervation. Z. Zellforsch. 85 (1968) 601-613
(4) Bauer A.: Die Wirkung der Manuellen Lymphdrainage auf die Mikrozirkulation der Haut bei hemiparetischen Patienten mit Ödemen. Ludwig-Maximilians-Universität, München, Dissertation, 1992
(5) Bauer J.: Aufgaben und Methoden der Konstitutionsforschung.
Wiener Klin. Wochenschr. 11 (1919) 273-276
(6) Bauer J.: Über Fettansatz. Klin. Wochenschr. 40 (1922) 1977-1983
(7) Beznák A.B.L, Hasch Z.: Effect of sympathectomy on fatty deposit in connective tissue. Q. J. Exp. Physiol. 27 (1937) 1-15
(8) Björntorp P.: Adipose tissue fat cell size and number in relation to metabolism in randomly selected middle-aged men and women. Metabolism 20 (1971) 927-935
(9) Björntorp P.: The fat cell: A clinical view. In: »Recent advances in obesity research II«, Bray G.A. (Ed.). IST Newman Publishing, London, 1978, 153-168
(10) Busch S.: Vergleichende Untersuchungen der bindegewebigen Binnenstrukturen des Oberschenkels von Männern und Frauen. Universität, Mainz, Med. Diss., 1976
(11) Clark E.R., Clark E.L.: Microscopic studies of new formation of fat in living adult rabbits. Am. J. Anat. 67 (1940) 255-281
(12) Curri S.B.: »Ödem, Lymphödem und perivaskuläre Grundsubstanz«, Haug-Verlag, Heidelberg, 1988

(13) Curri S.B.: Anatomie microvasculaire de la peau et de ses annexes. Phlébologie (France) 43 (1990) 407-430
(14) Curri, S.B., Fernandez G.: Venous stasis and panniculopathy: a semilogic study. Angiologia 42 (1990) 127-132
(15) Curri S.B., Merlen J.F., Sarteel A.M.: Cellulitis, a conjunctive microvascular disease. Phlebol. 32 (1979) 279-282
(16) Curri S.B., Merlen J.F.: Anatomico-pathological causes of cellulite.
J. Mal. Vasc. 9, Suppl A (1984) 53-54
(17) Dole P.V.: Energy storage. In: »Handbook of physiology – Section 5: Adipose Tissue«, Renold A.E., Cahil jr. G.F. (Eds.), American Physiological Society, Washington DC, 1965, 13-18.
(18) Entenmann G., Hauner H.: Die Fettzellentwicklung beim Menschen. Teil 1: Die Fettgewebszellularität und Charakterisierung von Fettgewebsvorläufern. Adipositas 3 (1992) 18-20.
(19) Fishman R.B., Dark J.: Sensory innervation of white adipose tissue.
Am. J. Physiol. 22 (1987) R942-R944
(20) Földi E., Földi M., Tischendorf F.: Adipositas, Lipödem und Lymphostase. Med. Welt 34 (7) (1983) 198-200
(21) Földi M.: Das Ödem als intersiziplinäres Problem. Phlebol. u. Proktol. 15 (1986) 145-148
(22) Földi M.: Einige Probleme der Physiologie und Pathophysiologie der Austauschprozesse zwischen Blutkapillaren, Interstitium und initialen Lymphgefäßen. Cardiologisch-Angiologisches Bulletin 26 (1989) 48-53
(23) Földi M.: Lymphödem, Lipödem, chronische venöse Insuffizienz und Kombinationsformen. Phlebol. u. Proktol. 19 (1990) 6-16
(24) Földi M., Kubik S.: »Lehrbuch der Lymphologie«, G. Fischer, Stuttgart-Jena-New York, 4. Aufl., 1999
(25) Földi M., Strößenreuther R.H.K.: »Grundlagen der manuellen Lymphdrainage«, G. Fischer, Stuttgart-Jena-Ulm, 1996
(26) Földi M., Tischendorf F.: »Lipödem und »Zellulitis«« Erdmann-Brenger, München, 1983
(27) Forth W., Henschler D., Rummel W., Starke K.: »Allgemeine und spezielle Pharmakologie und Toxikologie«, Spektrum Akad., Heidelberg-Berlin-Oxford, 1996, 7. Aufl.
(28) Fredholm B., Rosell S.: Effects of adrenergic blocking agents on lipid mobilization from canine subcutaneous adipose tissue after sympathetic nerve stimulation. J. Pharmacol. Exp. Ther. 159 (1968) 1-7
(29) Fredholm B.B.: The effect of lactate in canine subcutaneous tissue in situ. Acta Physiol. Scand. 81 (1971) 110-123
(30) Gersh I., Still M.A.: Blood vessels in fat tissue. Relation to problems of gas exchange. J. Exp. Med. 81 (1945) 219-232
(31) Glatzel H.: Fettsucht und Magersucht. In: »Handbuch der Inneren Medizin. 3. Aufl., 6. Band/1. Teil«, v. Bergmann G., Staehelin R., Salle V., Springer, Berlin, 1941, 477-632
(32) Goering D.: Über den Einfluß des Nervensystems auf das Fettgewebe. Z. Anat., 2. Abt. Z. f. Konstitlehre 8 (1922) 312-335
(33) Gregl A.: Das Lipödem. Z. Lymphol. XI (1987) 41-43
(34) Günther H.: Die Lipomatosis und ihre klinischen Formen. In: Arbeiten aus der medizinischen Klinik Leipzig, Heft 5, G. Fischer, Jena, 1920
(35) Hauner H. et al.: Promotig effect of glucocorticoids on the differentiation of human adipocytes percusor cells in a chemical definded medium. J Clin Invest 84 (1989) 1663-1670
(36) Hausberger F.X.: Über die Innervation der Fettorgane. Zeitschrift f. mikr.-anat. Forschung 36 (1934) 231-266
(37) Havel R.J.: Autonomic nervous system and adipose tissue. In: »Handbook of physiology – Section 5: Adipose Tissue«. Renold A.E., Cahil jr. G.F. (Eds.), American Physiological Society, Washington DC, 1965, 575-577
(38) Kölliker A.: Zur Entwicklung des Fettgewebes. Anat. Anz. 1 (1886) 206-208

(39) Krief S., Lönnqvist F., Raimbault F., Baude B., van Spronsen A., Arner P., Strosberg A.D, Ricquier D., Emorine L.J.: Tissue distribution of beta 3-adrenergic receptor in mRNA in man. J. Clin. Inves. 91 (1993) 344 ff.
(40) Kubik S.: Fettgewebe. In: »Lymphologie«. Földi M., Kubik S. (Hrsg.), Gustav Fischer, Stuttgart-Jena-New York, 1998, 4. Aufl., 29-35
(41) Kugler P., Drenckhahn D.: Fettgewebe. In: »Benninghoff, Anatomie«, Drenckhan D., Zenker W. (Hrsg.), Urban&Schwarzenberg, München-Wien-Baltimore, 1994, 15. Aufl., 141-145
(42) Lauter H., Terhedebrügge S.: Über Fettansatz und Fettverteilung beim normalgewichtigen Menschen. Arch. klin. Med. 182 (1937) 181-192
(43) Lauter H., Terhedebrügge S.: Über Fettansatz und Fettschwund bei der Magerkeit (Magersucht) und Abmagerung. Arch. klin. Med. 182 (1937) 109-213
(44) Lauter H., Terhedebrügge S.: Über Fettansatz und Fettverteilung bei Fettsüchtigen. Arch. klin. Med.183(1938) 91-108
(45) Lean M.E.J.: Brown adipose tissue and obesity. In: »Obesity: Basic concepts and clinical aspects. Vol. 11« Belifore F., Jeanrenaud B., Papalia D. (Eds.) Karger, Basel, 1992, 37- 49
(46) Leonhardt H.: Histologie, Zytologie und Mikroanatomie des Menschen. Georg Thieme, Stuttgart-New York, 1990, 8. Auflage, 131-133
(47) Linde B., Hjemdahl P.: Effect of tilting on adipose tissue vascular resistance and sympathetic activity in humans. Am. J. Physiol. 242 (1982) H161-H167
(48) Lindner J., Eckstein D.: Forme fruste einer Lipodystrophia progressiva oder multiple flächenhafte symmetrische Lipomatose? Z. ges. inn. Med. 37 (1982) 130-133
(49) Mansfeld G., Müller F.: Der Einfluss des Nervensystems auf die Mobilisierung von Fett. Ein Beitrag zur Physiologie der Fettwanderung. Pflugers Arch. 152 (1913) 61-67
(50) Markman B., Barton F.E.: Anatomy of the subcutaneous tissue of the trunk and lower extremity. Plast. Reconstr. Surg. 80 (1987) 248-254
(51) Mauriege P., Galitzky J., Berlan M., LaFontan M.: Heterogenous distribution of beta and alpha-2 adrenozeptor binding sites in human fat cells from various fat deposits: functional consequences. Euro. J. Clin. Invest. 17 (1987) 156-165
(52) Nnodim J.O.: Development of the adipose tissues. Anat. Rec. 219 (1987) 331-337
(53) Noorden von, K.: Die Fettsucht. In: »Specielle Pathologie und Therapie. 7. Band/4. Theil« Nothnagel H. (Hrsh.), A. Hölder, Wien, 1900
(54) Nürnberger F.: Sitzungsbericht: Neue Untersuchungsergebnisse bei der sog. Zellulitis. Geburtshilfe u. Frauenheilkunde 37 (1977) 343-346
(55) Nürnberger F., Müller G.: Subkutis und Haut im Alter. Z. f. Gerontologie 7 (1974) 410-421
(56) Nürnberger F., Müller G.: So-called cellulite: an invented disease. J. Dermatol. Surg. Oncol. 4 (1978) 221-229
(57) Renold A.E., Cahil jr. G.F.: Preface. In: »Handbook of physiology – Section 5: Adipose Tissue« Renold A.E., Cahil jr. G.F. (Eds.), American Physiological Society, Washington DC, 1965, 1-4
(58) Reynolds E.L., Grote P.: Sex differences in the distribution of tissue components in the human leg from birth to maturity. Anat. Rec. 102 (1948) 45-53
(59) Rosell S., Belfrage E.: Blood circulation in adipose tissue. Physiol. Rev. 59 (1979) 1078-1104
(60) Ryan T.J., Curri S.P.: »Clinics in dermatology 7« J.B.-Lippincott, Philadelphia, 1989 (ISSN 0738-081X)
(61) Smahel J.: Adipose tissue in plastic surgery. Ann. Plast. Surg. 16 (1986) 444-453
(62) Smith U.: Adrenergic control of human adipose tissue lipolysis. Eur. J. Clin. In. 10 (1980) 343-344
(63) Toldt C.: Beiträge zur Histologie und Physiologie des Fettgewebes. Sitzgsber. d. kaiserl. Akad. Wiss. Wien LXII (1870) 445-467(64) Trayhurn P., Ashwell M.: Control of white and brown adipose tissues by the autonomic nervous system. Proc. Nutr. Soc. 46 (1987) 135-142
(65) Ulmer H.V.: Ernährung. In: »Physiologie des Menschen«, Schmidt R.F., Thews, G. (Hrsg.), Springer-Verlag, Berlin-Heidelberg-New York, 1995, 26. Aufl., 792-805

(66) Vague J.: La différenciation sexuelle facteur déterminant des formes de l'obésité. Presse Méd 55 (1947) 339-340
(67) Vague J., Fenasse R.: Energy storage. In: »Handbook of physiology – Section 5: Adipose Tissue« Renold A.E., Cahil jr. G.F. (Eds.), American Physiological Society, Washington DC, 1965, 25-36
(68) Vague J., Rubin P.H., Jubelin J., Vague Ph.: Die verschiedenen Formen der Fettsucht. Triangel 13 (1974) 41-50
(69) Wabitsch M.: Untersuchungen über die Entwicklung des Fettgewebes im Kindesalter. Adipositas 5 (1995) 12-18
(70) Wassermann F.: Die Fettorgane des Menschen. Entwicklung, Bau und systematische Stellung des sogenannten Fettgewebes. Zeitschrift f. Zellforsch. 3 (1926) 235-328
(71) Wassermann F.: The development of adipose tissue. In: »Handbook of physiology – Section 5: Adipose Tissue«, Renold A.E., Cahil jr. G.F. (Eds.), American Physiological Society, Washington DC, 1965, 87-100
(72) Weiß A.: Ueber Adiposis dolorosa (Maladie de Dercum). Wiener Klin. Wochenschr. 17 (1903) 496-500
(73) Wells G. Adipose tissue – a neglected subject. J.A.M.A. 114 (1940) 2177-2183
(74) Wertheimer H.E.: Introduction – a perspective. In: »Handbook of physiology – Section 5: Adipose Tissue«, Renold A.E., Cahil jr. G.F. (Eds.), American Physiological Society, Washington DC S, 1965, 5-11
(75) Williamson J.R., Lacy P.E.: Structural aspects of adipose tissue: A summary attempting to synthesize the information contained in the preceding chapters. In: »Handbook of physiology – Section 5: Adipose Tissue«, Renold A.E., Cahil jr., G.F. (Eds.), American Physiological Society, Washington DC, 1965, 201-210
(76) Wirsén C.: Distribution of adrenergic nerve fibers in brown and white adipose tissue. In: »Handbook of physiology – Section 5: Adipose Tissue«, Renold A.E., Cahil jr. G.F. (Eds.), American Physiological Society, Washington DC, 1965, 197-198
(77) Wirth A.: »Adipositas«, Springer, Berlin-Heidelberg-New York, 2000, 130-131

1.2 Spezielle Aspekte der Durchblutungsregulation im Bereich der Mikrozirkulation

R. H. K. Strößenreuther

1.2.1 Grundlagen

Eigenbewegungen der Gefäße der Endstrombahn sind ein elementares Charakteristikum der Mikroangiodynamik und ermöglichen die Regulation des Blutflusses durch das Gefäßbett. Den größten Einfluss besitzen die präkapillären Widerstandsgefäße. Unterschieden werden dabei eine tonische Eng- respektive Weitstellung der Arteriolen von rhythmischen Schwankungen des Durchmessers. Letztere haben eine Frequenz von 1–10 Pulsationen pro Minute und werden als Vasomotion bezeichnet (10, 36).

Verschiedenste Faktoren beeinflussen den aktuellen Gefäßdurchmesser:

- Druckdifferenzen zwischen Intravasalraum und Interstitium und in diesem Zusammenhang auch die elastischen Eigenschaften des umliegenden Bindegewebes sowie der Gefäßwand (1, 11, 13, 19).
- Myogene Faktoren: Ein Anstieg des transmuralen Druckes führt reflektorisch zur Abnahme der lichten Gefäßweite (4). Die Aktivierung der glatten Muskelzellen ist

abhängig von der intrazellulären Konzentration des freien, ionisierten Kalziums, der extrazellulären Kalziumkonzentration sowie dem Influx des Kalziums über rezeptorgesteuerte, dehnungs- oder ladungsabhängige Kanäle (36).

- Neurogene Faktoren (vor allem bei den größeren Widerstandsgefäßen): Autonome Nerven konnten im Bereich der Endstrombahn von Haut und Unterhaut in Form eines Plexus nervorum perivascularis nachgewiesen werden (41). Elektrische Stimulation dieser gefäßversorgenden Nerven führt zur Vasokonstriktion (17, 25); der neurogene Einfluss scheint vor allem für den jeweiligen Grundtonus der Gefäßmuskulatur verantwortlich zu sein (25, 27).
- Humorale Faktoren: Angiotensin, Katecholamine, Geschlechtshormone, die lokale Stoffwechselsituation (pH, O_2- und CO_2-Konzentration etc.) (9, 25, 28, 46).
- Die Umgebungstemperatur (10, 29, 30).

Die Gefäße der Mikrozirkulation beeinflussen durch Änderungen ihrer lichten Weite den peripheren Widerstand und damit auch den Flüssigkeitsaustausch und die Lymphbildung im Bereich der Endstrombahn. Nach der klassischen Lehrmeinung, der sogenannten Starling-Hypothese (14, 21, 45), erfolgt nämlich im Bereich des arteriellen Schenkels der Blutkapillaren eine Druckultrafiltration aus der Blutbahn in das Interstitium (sog. Bruttoultrafiltrat), da hier der effektive ultrafiltrierende Druck[11] höher als der effektive resorbierende Druck[12] ist.

Im venösen Schenkel der Blutkapillaren dagegen ist der effektive resorbierende Druck höher als der effektive ultrafiltrierende Druck, weshalb dort der Großteil (90 %) der im Kapillargebiet abfiltrierten Flüssigkeit wieder in die Blutbahn reabsorbiert wird. Die im Interstitium verbleibende Flüssigkeitsmenge wird als Nettoultrafiltrat oder lymphpflichtige Wasserlast bezeichnet und beträgt im Ruhezustand etwa 10 % des Bruttoultrafiltrates.

Wann verändert sich nun die lymphpflichtige Wasserlast? Einen Überblick über die Zusammenhänge diese Frage betreffend gibt die sog. Landis-Pappenheimer-Formel (15, 16, 32, 37), wobei wir uns jedoch auf die Besprechung der für die Pathophysiologie des Lipödems relevanten Faktoren beschränken.

$$F = k \times [(BKD - ID) - \sigma \times (KOD_P - KOD_I)]$$

F	=	Menge des Nettoultrafiltrates	k	=	Kapillarfiltrationskoeffizient
BKD	=	Blutkapillardruck	ID	=	Interstitieller Druck
σ	=	Kolloidosmotischer Reflexionskoeffizient für Plasmaproteine in der Blutkapillarwand			
KOD_P	=	Kolloidosmotischer Druck im Blutplasma			
KOD_I	=	Kolloidosmotischer Druck im Interstitium			

Das Nettoultrafiltrat, d. h. die lymphpflichtige Wasserlast, erhöht sich demnach (unter anderem) bei

- einem Anstieg des Blutkapillardruckes (z. B. bei venöser Hypertension und/oder Vasodilatation der präkapillären Arteriolen);
- und/oder einem Anstieg des kolloidosmotischen Druckes der interstitiellen Flüssigkeit (z. B. bei erhöhter Kapillarwandpermeabilität oder Lymphostase);
- und/oder einem Absinken des interstitiellen Druckes (eine eher theoretische Überlegung; von praktischer Bedeutung ist aber die Zunahme der Gewebscompliance – z. B. nach erfolgreicher Entödematisierung, beim Lipödem oder bei Entzündungen – sodass dann einem Anstieg der lymphpflichtigen Wasserlast ein geringerer Widerstand entgegensetzt wird);
- und/oder einem Anstieg des Kapillarfiltrationskoeffizienten (z. B. bei verminderter reflektorischer Vasokonstriktion der Arteriolen bei Orthostase oder erhöhter Kapillarwandpermeabilität).

Ein Anstieg des Nettoultrafiltrates löst automatisch sog. passive ödemprotektive Mechanismen aus. So bewirkt die vermehrte interstitielle Flüssigkeit einen Anstieg des Gewebedruckes (5, 12, 16, 31, 32, 50); damit kommt es zum Abfall des effektiven ultrafiltrierenden Druckes (16, 26, 50, 51). Waterfield (47; S. 130) spricht in diesem Zusammenhang vom *»counteract of the physiological œdema of the erect posture«*.

Gleichzeitig führt der vermehrte Flüssigkeitseinstrom ins Interstitium natürlich auch zur Abnahme der interstitiellen Eiweißkonzentration und damit des kolloidosmotischen Druckes der interstitiellen Flüssigkeit (26, 47). Durch den Verlust an intravasaler Flüssigkeit steigt der kolloidosmotische Druck des Blutplasmas, was ebenfalls die Reabsorption im venösen Kapillarschenkel begünstigt (26, 32, 50, 51). Zusammenfassend betrachtet, nimmt also der effektive resorbierende Druck zu.

Ohne die noch zu besprechende Sicherheitsventilfunktion des Lymphgefäßsystems (s. Abschnitt 1.1.3) entstünde aber auch beim Gesunden während längerer Orthostase ein Ödem der lageabhängigen Körperpartien (15).

1.2.2 Veno-arterieller Reflex (VAR)

Syn.: lageabhängige Vasokonstriktion, postural microvascular response, postural vasoconstriction, Vasokonstriktorenreflex, vasoconstrictor response, venivasomotor response

Ein weiterer wichtiger Regelmechanismus der Mikrozirkulation ist der sog. veno-arterielle Reflex (VAR) (8, 22, 24, 28, 35, 39, 43, 44). Bei einem Anstieg des transmuralen Druckes auf 25 mmHg (oder höher) kommt es in den kleineren Venen über die dabei entstehende Zunahme der Wandspannung zur Erregung entsprechender Rezeptoren (18, 20, 24, 39, 48). Dies löst über einen lokalen sympathischen Axonreflex die Vasokonstriktion zugehöriger Arteriolen und präkapillärer Sphinkteren in Haut und Unterhautfettgewebe aus (9, 28, 34, 43, 44).

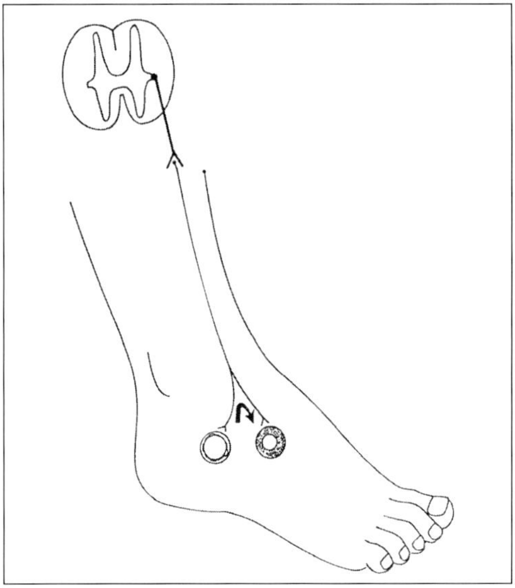

Abb. 1.1.9: Schemazeichnung zum Ablauf des VAR: Die Dehnung der Venenwand bei Orthostase führt über einen lokalen sympathischen Axonreflex zur Vasokonstriktion der Arteriolen (Schema nach einer Abb. aus 8).

Folgen dieser Erhöhung des peripheren Widerstandes sind (2, 3, 6, 7, 15, 16, 17, 20, 22, 23, 24, 33, 35, 38, 39, 40)

- eine Abnahme der Hautdurchblutung;
- eine Abnahme der perfundierten Kapillaroberfläche (und somit auch des Kapillarfiltrationskoeffizienten);
- eine Begrenzung der Zunahme des venös-kapillären Druckes und des venösen Poolings.

Folglich führt ein gestörter VAR bei Orthostase zur Erhöhung des effektiven Ultrafiltrationsdruckes und damit zu einer verstärkten Ödemneigung (22, 39, 49) sowie einer hypertensiven Belastung der Blutkapillaren und postkapillären Venolen (39, 49).

Um die Effizienz des VAR bei orthostatischer Belastung zu bewerten respektive zu quantifizieren, kann man z. B. mit Hilfe eines Laser-Doppler-Flowmeters die Hautdurchblutung erfassen und berechnet dann das Verhältnis der Hautdurchblutung in Ruhe und im Stehen (42)[13].

Relativer Blutfluss in Prozent des Ausgangswertes =
(mittlerer Fluss beim Stehen : mittlerer Fluss beim Liegen) x 100.

[11]Blutkapillardruck minus Gewebedruck.

[12]Kolloidosmotischer Druck der Plasmaproteine im Blut minus kolloidosmotischer Druck der Plasmaproteine in der interstitiellen Gewebsflüssigkeit.

[13]Beim Vergleich der Ergebnisse verschiedener Autoren gilt es zu beachten, ob der relative Fluss bezogen auf den Ausgangswert oder aber die Flussabnahme (ebenfalls in Prozent) angegeben wird.

Referenzen

(1) Ahston H.: The effect of increased tissue pressure on blood flow. Clin. Orthop. 113 (1975) 15-26
(2) Allen A.J., Wright D.H., McCollum C.N., Tooke J.E.: Impaired postural vasoconstriction: a contributory cause of oedema in patients with chronic venous insufficiency. Phlebol. 3 (1988) 163-168
(3) Barendsen G.J., Van den Berg J.: Venous pressure-volume relation and calf blood flow determined by changes in posture. Cardiovasc. Res. 10 (1976) 206-213
(4) Bayliss W.M.: On the local reaction of the arterial wall to changes of internal pressure. J. Physiol. (London) 28 (1902) 220-231
(5) Beer G.: Role of tissue fluid in blood flow regulation. Circ. Res. 28-29, Suppl. 1 (1971) 154-158
(6) Belcaro G, Nicolaides A., Volteas N., Leon M.: Skin flow, the venoarterial response and capillary filtration in diabetics. A 3-year follow-up. Angiology 6 (1992) 490-495
(7) Caspary L.A., Creutzig A., Alexander K.: Orthostatic vasoconstrictor response in patients with occlusive arterial disease assessed by laser Doppler flux and transcutaneous oximetry. Angiology 47 (1996) 165-173
(8) Cesarone M.R., Laurora G., De Sanctis M.T., Belcaro G.: Capillary filtration and ankle edema in patients with venous hypertension: effects of daflon. Angiology 1 (1993) 57-61
(9) Cobbold A., Folkow B., Kiellmer I., Mellander S.: Nervous and local chemical control of precapillary sphincters in skeletal muscle as measured by changes in filtration coefficient. Acta Physiol. Scand. 57 (1963) 180-192
(10) Cooke J.P., Shepherd J.T., Vanhoutte P.M.: The effect of warming on adrenergic neurotransmission in canine cutaneous vein. Circ. Res. 54 (1984) 547-553
(11) Curri S.B.: Regional differences in the relationship between vessels and tissues: importance of glycosamino-glycans. Bioch. Exp. Biol. 13 (1977) 245-260
(12) Day S.B., Lerner B., Hinshaw L.B., Walder A.: Prevailing interstitial pressures in the lower limbs. Irish. J. Med. Sci. 6 (1960) 148-151
(13) Felix W.: »Venentonus« und Venenvolumen – eine theoretische Betrachtung. Phlebol. 21 (1992) 164-169
(14) Földi M.: Das Ödem als interdisziplinäres Problem. Phlebol. u. Proktol. 15 (1986) 145-148
(15) Földi, M.: Einige Probleme der Physiologie und Pathophysiologie der Austauschprozesse zwischen Blutkapillaren, Interstitium und initialen Lymphgefäßen. Cardiologisch-Angiologisches Bulletin 26 (1989) 48-53
(16) Földi M., Kubik S.: »Lehrbuch der Lymphologie«. G. Fischer, Stuttgart-Jena-New York, 4. Aufl., 1999
(17) Folkow B., Mellander S.: Aspects of the nervous control of the precapillary sphincters with regard to the capillary exchange. Acta Physiol. Scand. 50, Suppl. 175 (1960) 52-54
(18) Gaskell P., Burton A.C.: Local postural vasomotor reflexes arising from the limb veins. Circ. Res. 1 (1953) 27-39
(19) Greenfiled A.D.M., Patterson G.C.: Reactions of the blood vessels of the human forearm to increases in transmural pressure. J. Physiol. (London) 125 (1954) 508-524
(20) Haddy F.J., Gilbert R.P.: The relation of a venous-arteriolar reflex to transmural pressure and resistance in small and large systemic vessels. Circ. Res. 4 (1956) 25-32
(21) Hahn M., Klyscz T., Jünger M.: Direkte Bestimmung des Blutdrucks in Hautkapillaren am Menschen. Phlebol. 25(1996) 165-172
(22) Hassan A.A.K., Tooke J.E.: The relationship between foot swelling rate and postural vasoconstriction in man. J. Physiol. 76P (1987) 387
(23) Henriksen O.: Circulatory studies: Local sympathetic veno-arteriolar axon »reflex«. In: »The Sympathoadrenal System – Alfred Benzon Symposium 33« Christensen N.J., Henriksen, O, Lassen N.A. (Eds). Munksgaard, Copenhagen, 1986, 67-80
(24) Heyman F., Strid K.G.: Pressure induced local venous constrictor responses in human fingers. Acta Physiol. Scand. 151 (1994) 301-308

(25) Hirst G.D.S., Edwards F.R., Sieverberg G.D.: Neural and metabolic control of arteriolar diameter. Jap. J. Pharmacol. 58 (Suppl II) (1992) 174-178
(26) Jacobson S., Kjellmer I.: Relation between lymph flow and accumulation of capillary filtrate in exercising muscle. Acta. Physiol. Scand. 59, Suppl. 213 (1963) 66
(27) Jänig W.: Functions of the sympathetic innervation of the skin. In: »Central regulation of autonomic functions«. Loewy A., Spyer K.M. (Eds.), University Press, Oxford, 1990, 334-348
(28) Jänig W., Göder R., Häbler H.J., Michelis M.: Physiologie der Innervation der Gefäßwand mit besonderer Berücksichtigung der Venen. Phlebol. 22 (1993) 188-203
(29) Jänig W., Koltzenburg M., Lisney S.J.W.: Small diameter myelinated afferents produce vasodilatation but not plasma extravasation in rat skin. J. Physiol. 415 (1989) 477-486
(30) Jänig W., McLachlan E.M.: Characteristics of function-specific pathways in the nervous system. T.I.N.S. 15 (1992) 475-481
(31) Landerer A.: Die Gewebsspannung in ihrem Einfluss auf die örtliche Blut- und Lymphbewegung. Verlag F.C.W. Vogel, Leipzig, 1884
(32) Landis E.M., Gibbon J.H. Jr.: The effects of temperature and of tissue pressure on the movement of fluid through the human capillary wall. J. Clin. Invest. 12 (1933) 105-138
(33) Lewick J.R., Michel C.C.: The effects of position and skin temperature on the capillary pressures in the fingers and toes. J. Physiol. (Lond.) 274 (1978) 97-109
(34) Linde B., Hjemdahl P.: Effect of tilting on adipose tissue vascular resistance and sympathetic activity in humans. Am. J. Physiol. 242 (1982) H161-H167
(35) Mellander S., Öberg B., Odelram H.: Vascular adjustments to increased transmural pressure in cat and man with special reference to shifts in capillary fluid transfer. Acta Physiol. Scand. 61 (1964) 34-48
(36) Meßmer K., Hammersen F.: Vasomotion und quantitative Kapillaroskopie.
S. Karger, Basel-München-Paris-London, 1983 (ISBN 3-8055-3838-3)
(37) Pappenheimer J.R.:; Passage of molecules through capillary walls. Physiol. Rev. 33 (1953) 387-423
(38) Pistorius M.A., Planchon B.: Évaluation des réflexes vasomoteurs posturaux des membres inférieurs chez le sujet sain. J. Mal. Vasc. 19 (1994) 126-131
(39) Pryce D.W., Friedmann D.S.: Hemodynamics of leg ulceration assessed by laser Doppler flowmetry. J. Am. Acad. Deramtol. 29 (1993) 708-714
(40) Rayman G., Hassan, A., Tooke J.E.: Blood flow in the skin on the foot related to posture in diabetes mellitus. Br. Med. J. 292 (1986) 87-90.
(41) Schramm U.: Innervation der Gefäßwand aus morphologischer Sicht mit besonderer Berücksichtigung der venösen Niederdruckbahn. Phlebol. 22 (1993) 204-208
(42) Shami S.K., Scurr J.H., Smith P.D.: The veno-arteriolar reflex in chronic venous insufficiency. Vasa 22 (1993) 227-231
(43) Skagen K.: Sympathetic reflex control of blood flow in human subcutaneous tissue during orthostatic maneuvres. Dan. Med. Bull. 30 (1983) 229-241
(44) Skagen K., Petersen P., Kastrup J., Nœrgaard T.: The regulation of subcutaneous blood flow in patients with Dercum's disease. Acta Derm. Vernereol. (Sweden) 66 (1986) 337-339
(45) Starling E.H.: On the absorption of fluids from the connective tissue spaces. J. Physiol. 19 (1896) 312-326
(46) Turner A.H., Newton M.I., Haynes F.W.: The circulatory reaction to gravity in healthy young women. Amer. J. Physiol. 94 (1930) 507-520
(47) Waterfield R.L.: The effect of posture on the volume of the leg. J. Physiol. 72 (1931) 121-131
(48) Yamada S., Burton A.C.: Effect of reduced tissue pressure on blood flow of the fingers; the veni-vasomotor reflex. J. Appl. Physiol. 6 (1954) 501-505
(49) Yosipovitch G., Schneidermann J., van Dyk D.J., Chetrit A., Milo G., Boner G.: Impairment of the postural venoarteriolar response in young type 1 diabetic patients. A study by laser doppler flowmetry. Angiology 47(1996) 687-691

(50) Youmans J.B., Akeroyd J.H., Frank H.: Changes in the blood and circulation with changes in posture. The effect of exercise and vasodilatation. J. Clin. Invest. 14 (1935) 739-753
(51) Youmann J.B., Wells H.S.: The effect of posture (standing) on the serum protein concentration and colloid osmotic pressure of blood from the foot in relation to the formation of edema. J. Clin. Invest. 13. (1934) 447-459

1.3 Grundlagen der Anatomie, Physiologie und Pathophysiologie des Lymphgefäßsystems

R. H. K. Strößenreuther

Das Lymphgefäßsystem arbeitet als ein dem venösen Gefäßsystem parallel geschaltetes Drainagesystem, von dem es sich jedoch durch einige Besonderheiten unterscheidet (5, 15, 20):

- Es ist nur ein »Halbkreislauf« und beginnt in der Peripherie »blind« mit den sogenannten initialen Lymphgefäßen (Lymphkapillaren).
- Es gibt keine zentrale Pumpe, die dem Herz im Blutkreislauf entsprechen würde. Die den Lymphkapillaren nachgeschalteten Gefäßabschnitte transportieren die Lymphe in erster Linie durch eigene aktive Pumpbewegungen (s. u.). Aber auch die den venösen Rückstrom unterstützenden Faktoren – wie Arterienpulsation (18, 30), aktive (18, 25) oder passive (16) Muskel- und Gelenkbewegungen sowie Atmungsbewegungen (18, 20) – unterstützen den lymphatischen Rückstrom.
- Im Verlauf der etwas größeren Lymphgefäße sind immer wieder Lymphknoten zwischengeschaltet.

Das im Interstitium gelegene amorphe prälymphatische Kanalsystem (2, 3, 6, 10, 11, 19, 28) leitet abzutransportierende Stoffe zu den initialen Lymphgefäßen. In der Haut und den Schleimhäuten liegen diese Lymphkapillaren gemeinsam mit den Blutkapillaren im lockeren Bindegewebe und bilden ein engmaschiges Netz mit zum Teil blind endenden fingerförmigen Ausstülpungen (25).

Die Lymphkapillaren sind Resorptionsgefäße und können dank eines speziellen Wandaufbaus die lymphpflichtigen Lasten (13) aufnehmen – also das Nettoultrafiltrat, Eiweiße, Fette sowie verschiedene zelluläre, respektive großmolekulare Bestandteile. Dies gelingt auch dann noch, wenn der Anstieg des Gewebedruckes bereits die Mikrozirkulation der terminalen Blutgefäße behindert (6). Im Gegenteil scheinen sogar relativ hohe Gewebedrücke notwendig, um eine optimale Lymphbildung zu ermöglichen (26). Periodische Veränderungen des Gewebedrucks bei Muskelaktivität (8), einer manuellen Lymphdrainage oder der Vasomotion der Arteriolen führen zu einer Steigerung der Lymphbildung (14, 15, 30).

Den Lymphkapillaren nachgeschaltet sind Präkollektoren, die funktionell und anatomisch betrachtet eine Mittelstellung zwischen Kapillaren und Kollektoren einnehmen: Sie transportieren einerseits Lymphe zu den Kollektoren (man findet in manchen

Wandanteilen auch schon vereinzelte glatte Muskelzellen und Klappen), andererseits besitzen sie auch Abschnitte mit kapillärem Charakter, die ebenfalls zur Reabsorption fähig sind (19, 21).

Die Kollektoren sind die eigentlichen Transportgefäße der Lymphe. Sie haben einen Durchmesser zwischen 100 und 800 Mikrometer, weisen den gleichen dreischichtigen Wandaufbau wie andere größere Gefäße auf und besitzen Klappen (1, 5, 15, 20, 25, 29, 31).

Oberflächliche Kollektoren liegen im Subkutangewebe und drainieren Haut und Subkutis; ihre Drainagegebiete entsprechen in etwa denen der parallel verlaufenden Hautvenen. Innerhalb der Faszien gelegene, meist etwas großkalibrigere Kollektoren der Extremitäten und des Rumpfes, drainieren die zugehörigen Muskeln, Knochen, Gelenke und Bänder (20, 32). Sie verlaufen parallel zu den tiefen Arterien und Venen innerhalb einer gemeinsamen Gefäßscheide (20). Oberflächliche und tiefe Kollektoren stehen, wie auch die Venen, über Perforansgefäße miteinander in Verbindung. Anders als bei den Venen ist der Flüssigkeitsstrom aber meist von der Tiefe an die Oberfläche gerichtet (20). Die großen Lymphgefäße, die aus der Vereinigung solcher Kollektoren entstehen und schließlich in der Cisterna chyli oder in die sogenannten Venenwinkel einmünden, nennt man Lymphstämme (Trunci lymphatici) (5, 20, 27).

Die vorwiegend paarig angeordneten, rein passiv funktionierenden Klappen der Kollektoren garantieren einen zentralwärts gerichteten Lymphstrom. Den zur aktiven Kontraktion fähigen Abschnitt zwischen zwei Klappen nennt man nach Mislin ein

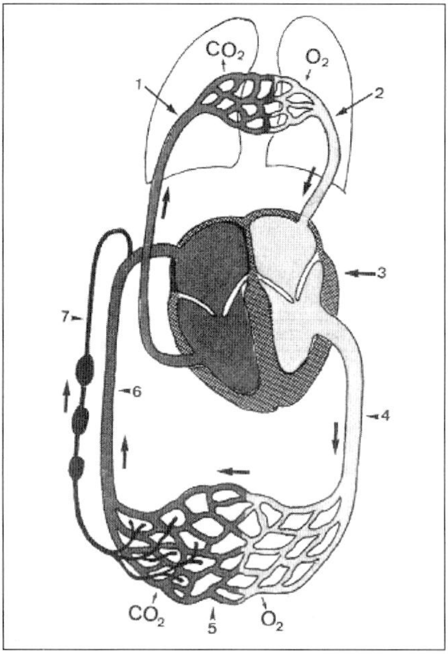

Abb. 1.1.10: Blut- und Lymphgefäßsystem (mit freundlicher Genehmigung von S. Kubik).

1 Lungenarterie **2** Lungenvenen
3 Herz **4** Aorta und Arterien
5 Kapillaren **6** Venen
7 Lymphgefäße und Lymphknoten

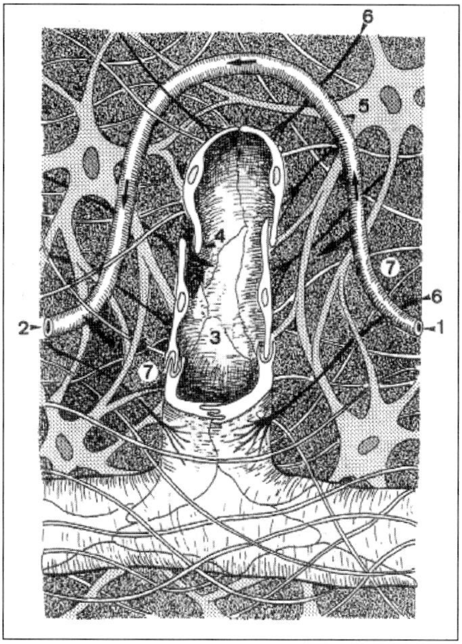

Abb. 1.1.11: Lymphkapillare (mit freundlicher Genehmigung von S. Kubik).

1 Arterieller Blutkapillarschenkel
2 Venöser Kapillarschenkel
3 Lymphkapillare (initiales Lymphgefäß)
4 Offene Interzellularfuge (sog. schwingender Zipfel)
5 Fibrozyt
6 Ankerfilamente
7 Interzellularraum

Lymphangion (23). In peristaltikähnlichen Kontraktionswellen wird Lymphe von einem solchen Klappensegment zum nächsten weitergepumpt (sog. Lymphangiomotorik). In der Diastole des Lymphangions erfolgt seine Wiederauffüllung; der Mechanismus entspricht also dem einer Druck- und Saugpumpe (17). Die Pulsationsfrequenz der Lymphangione in Ruhe beträgt etwa 6/Minute, die Pulsamplituden betragen 3–5 mmHg (24).

Das Lymphangion arbeitet dabei wie das Herz nach dem Frank-Starling-Gesetz. So wie das Herzzeitvolumen ansteigt, wenn körperliche Betätigung zu einem erhöhten venösen Einfluss in den rechten Vorhof und dadurch zur Dehnung der Vorhofwand führt, hat ein Anstieg des intralymphvaskulären Druckes, herbeigeführt bei erhöhter Lymphbildung durch die Dehnung der Lymphangionwand, einen Anstieg der Pulsationsfrequenz und dadurch des Lymphzeitvolumens zur Folge (14, 15). Der Anstieg der lymphpflichtigen Lasten bei Orthostase führt z. B. zu einer Steigerung der Lymphangiopulsationsfrequenz bis zu 20/Minute, sodass sich im Unterschenkelbereich das Lymphzeitvolumen der extrafazialen Kollektoren um ca. 40 % erhöht (14, 24).

Das Lymphzeitvolumen passt sich also jeweils einer steigenden Arbeitslast an (4, 8, 33, 34). Man nennt diesen Mechanismus die Sicherheitsventilfunktion des Lymphgefäßsystems (11, 14).

Verantwortlich hierfür sind einerseits lokale myogene Reaktionen, andererseits aber auch humorale und nervale Faktoren (14). In den Lymphkollektoren konnten sympathische, parasympathische und auch sensorische Nervenfasern nachgewiesen werden;

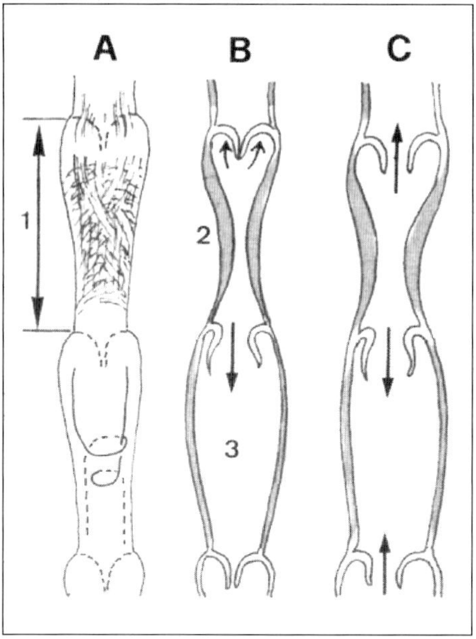

Abb. 1.1.12: Bau und Funktion eines Kollektors (mit freundlicher Genehmigung von S. Kubik).

A Anordnung der Muskulatur
B Normale Funktion **C** Dilatiertes Lymphgefäß mit Klappeninsuffizienz und Reflux
1 Klappensegment (Lymphangion) **2** Kontrahiertes Segment während der Systole (Entleerungsphase) **3** Erschlafftes Segment während der Diastole (Füllungsphase)

letztere spielen wohl bei der Kontrolle des intralymphvaskulären Druckes eine Rolle (14).

Ähnlich wie beim Frank-Starling-Mechanismus des Herzens ist selbstverständlich eine solche Anpassung der Arbeitsleistung nur bis zu einem bestimmten maximalen Wert möglich, der sog. lymphatischen Transportkapazität (11). Ein zu starker Anstieg der lymphpflichtigen Lasten bedingt schließlich ein Absinken der lymphatischen Transportkapazität (9, 14, 22).

In Kenntnis dieser Zusammenhänge ist es nun einfach, den Begriff Insuffizienz des Lymphgefäßsystems zu definieren:

Ein insuffizientes Lymphgefäßsystem ist nicht in der Lage, die lymphpflichtigen Lasten abzutransportieren und bei Bedarf seine Sicherheitsventilfunktion auszuüben (11, 14).

Im Falle einer Insuffizienz ist also die Transportkapazität kleiner als die anfallenden lymphpflichtigen Lasten. Jede Insuffizienz des Lymphgefäßsystems führt zu einem Ödem – und umgekehrt: Jedes Ödem setzt auch eine Insuffizienz des Lymphgefäßsystems voraus (11, 14).

Es ist aber nicht nur die Lymphmenge, welche die Sammelgefäße in der Zeiteinheit befördern kann, sondern auch die Lymphbildung aus dem Nettoultrafiltrat limitiert. Sie hängt sowohl vom Fassungsvermögen des prälymphatischen bindegewebigen Kanalsystems wie auch von der Leistungsfähigkeit der initialen Lymphgefäße ab (14).

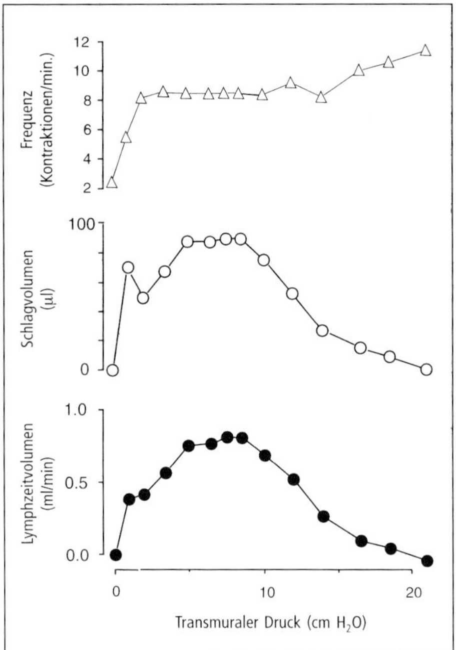

Abb. 1.1.13: Kontraktionsfrequenz, Schlagvolumen und Lymphzeitvolumen eines Kollektors in Abhängigkeit vom transmuralen Druck (nach einer Abb. aus 22).

Eine Insuffizienz ist jedoch nicht unbedingt gleichbedeutend mit einer Lymphangiopathie. Auch ein anatomisch intaktes Lymphgefäßsystem kann insuffizient werden, wenn die erhöhte lymphpflichtige Last (LL) die normale Transportkapazität (TK) überschreitet, die funktionellen Reserven des Lymphgefäßsystems also ausgeschöpft sind (9, 14, 22). In diesem Falle spricht man, in Analogie zu den Insuffizienzformen des Herzens, von einer dynamischen oder auch Hochvolumeninsuffizienz (14).

**Hochvolumeninsuffizienz:
gesunde Lymphgefäße und stark erhöhte lymphpflichtige Last (LL > TK)**

Eine länger dauernde Belastung des Lymphgefäßsystems führt zur Hypertrophie der Lymphgefäße. Dadurch erhöht sich die Transportkapazität und ein Ödem wird zunächst verhindert. Andererseits hält aber kein Organ eine Höchstbelastung zeitlich unbegrenzt aus, ohne dabei Schaden zu nehmen.

Genauso wie das Herz, z. B. bei einem unbehandelten arteriellen Hochdruck, nach einer gewissen Zeit eine Schädigung erfährt[14], kommt es auch bei der eine Dauerüberlastung der Lymphgefäße verursachenden Lymphohypertension infolge der Erweiterung der Klappenringe zu einer Klappeninsuffizienz und später zu einer Durchtränkung der Lymphgefäßwand mit Lymphe und sogar zum Austritt von Lymphe in die perilymphatischen Gewebe. Die Spätfolgen sind eine Lymphangiosklerose und eine perilymphvaskuläre Fibrose (15).

Die ursprüngliche dynamische Hochvolumeninsuffizienz ist dann in eine Sicherheitsventilinsuffizienz übergegangen. Von einer solchen spricht man, wenn einerseits die lymphpflichtige Last deutlich erhöht ist und andererseits das nunmehr miterkrankte Lymphgefäßsystem außerstande ist, die normale lymphpflichtige Last abzutransportieren. Beispiele hierfür sind das Ödem der akuten Entzündung sowie das phlebolymphostatische Ödem. Die massive Ödematisierung dieser Insuffizienzform führt dann sogar zum Absterben von Zellen im Staugebiet (12, 14).

Sicherheitsventilinsuffizienz:
stark erhöhte lymphpflichtige Last und reduzierte Transportkapazität
(LL > TK)

Die dritte mögliche Insuffizienzform des Lymphgefäßsystems ist die Niedrigvolumeninsuffizienz (mechanische Insuffizienz). In diesem Falle reicht die Transportkapazität nicht einmal für den Abtransport der lymphpflichtigen Lasten in Ruhe aus und deshalb entsteht ein Lymphödem. Klassisches Beispiel hierfür ist das sekundäre Armlymphödem als Folge einer Entfernung und/oder Bestrahlung der Achselhöhlenlymphknoten im Rahmen einer Brustkrebstherapie (14).

Niedrigvolumeninsuffizienz:
normale lymphpflichtige Last und kranke Lymphgefäße (LL > TK)

Eine Folge sowohl der Niedrigvolumen- als auch der ausgeprägten Sicherheitsventilinsuffizienz ist ein eiweißreiches Ödem mit sekundären fibrotischen Veränderungen oder/und einer Verfettung des Gewebes. Die gestaute Region verhärtet bei längerem Bestehen des Ödems mehr und mehr, sodass in fortgeschrittenen Stadien oft keine Delle mehr ins ödematöse Gewebe gedrückt werden kann.

[14]Dellachà (7) unterteilt die Veränderungen überlasteter Lymphkollektoren in drei Stadien:
Im Stadium 1 kommt es zur kompensatorischen Hyperplasie und Hypertrophie der glatten Muskelzellen (beim Herzen fänden sich dann im Herzecho Compliance-Störungen und eine Zunahme der Wanddicke), ein Stadium 2 mit zunehmender Wandfibrose und Abnahme der Muskelzellzahl (dies entspräche beim Herzen einer ausgeprägten Compliance-Störung mit zusätzlicher Reduktion der Pumpfunktion und einer Zunahme der Herzgröße) sowie ein Stadium 3 mit ausgeprägter Fibrose und einem zunehmenden Schwund der Muskulatur (terminale Herzinsuffizienz).

Referenzen

(1) Allen E.V., Ghormley R.K.: Lymphedema of the extremities: Etiology, Classification and treatment; report of 300 cases. Ann. Intern. Med. 9 (1935) 516-539

(2) Arnold J.: Über die Beziehungen der Blut- und Lymphgefäße zu den Saftkanälen. Virchows Arch. 62 (1875) 157-194

(3) Arnold J.: Zur Kenntnis der Saftbahnen des Bindegewebes. Virchows Arch. 68 (1876) 465-506

(4) Asher L., Gies W.J.: Ueber den Einfluss von Protoplasmagiften auf die Lymphbildung. Zeitschr. f. Biol. 22 (1900) 180-216

(5) Bartels P.: Das Lymphgefässsystem. In: »Handbuch der Anatomie des Menschen«, von Bardeleben K. (Hrsg.), G. Fischer, Jena, 3. Band, 4. Abtlg., 1909

(6) Castenholz A., Zöltzer H.: Funktionsmorphologische Mechanismen des Lymphtransportes. Lymphol. 9 (1985) 14-20

(7) Dellachà A. et al.: Unexpected histopathological findings in peripheral lymphedema. In: Progress in lymphology: XVII, Int. Congress of Lymphology«, Jamal S, Manokaran G., Kumaraswami V., Witte M.H., Witte C.L. (Eds.), Lymphology 33 (Suppl.), 2000 (ISSN00247766)

(8) Emminghaus H.: Ueber die Abhängigkeit der Lymphabsonderung vom Blutstrom. Ber. d. Kgl. Sächs. Ges. d. Wiss. Math. phys. Klasse (1873) 396-448

(9) Ferguson M.K., Williams U.: Measurement of flow characteristics during individual contractions in bovine mesenteric lymphatic vessels. Lymphology 33 (2000), 36-42

(10) Foà P.: Ueber die Beziehung der Blut- und Lymphgefässe zum Saftkanalsystem. Virchows Arch. 65 (1875) 284-300.

(11) Földi E., Földi M.: Die anatomischen Grundlagen der Lymphödembehandlung. Schweiz. Rundschau Med. (Praxis) 72 (1983) 1459-1464

(12) Földi M.: Das Ödem als interdisziplinäres Problem. Phlebol. u. Proktol. 15 (1986) 145-148

(13) Földi M.: Einige Probleme der Physiologie und Pathophysiologie der Austauschprozesse zwischen Blutkapillaren, Interstitium und initialen Lymphgefäßen. Cardiologisch-Angiologisches Bulletin 26 (1989) 48-53

(14) Földi M., Kubik S.: »Lehrbuch der Lymphologie«. G. Fischer, Stuttgart-Jena-New York, 4. Aufl., 1999

(15) Földi M., Strößenreuther R.H.K.: »Grundlagen der manuellen Lymphdrainage«. G. Fischer, Stuttgart-Jena-Ulm, 1996

(16) Genserich D.: Die Aufnahme der Lymphe durch die Sehnen und Fascien der Sceletmuskeln. Arb. an d. physiol. Anst. zu Leipzig Bd. 5, (1871) 142-183

(17) Heller A.: Ueber selbstständige rhythmische Contractionen der Lymphgefässe bei Säugethieren. Centralblatt für die medicinischen Wissenschaften 35 (1869) 545-548

(18) Kubik S.: Die hydrodynamischen und mechanischen Faktoren der Lymphzirkulation. Acta Morph. Acad. Scient. Hungaricae II, Fasc. 2 (1952) 95-107

(19) Kubik S.: Die anatomischen Grundlagen zur Lymphödemtherapie. Phlebol. u. Proktol. 15 (1986) 149-153

(20) Kubik S.: Anatomie des Lymphgefäßsystems.In: »Lymphologie«. Földi M., Kubik S. (Hrsg.), Gustav Fischer, Stuttgart-Jena-New York, 1996, 3. Aufl., 2-201

(21) Kubik S.: Fettgewebe. In: »Lymphologie«. Földi M., Kubik S. (Hrsg.), Gustav Fischer, Stuttgart-Jena-New York, 1998, 4. Aufl., 29-35

(22) McHale N.G.: The lymphatic circulation. Irish Med. Sci. 161 (1992) 483-486

(23) Mislin H.: Die Motorik der Lymphgefäße und die Regulation der Lymphherzen. In: »Handbuch der allgemeinen Pathologie – Lymphgefäss-System, 3. Band, 6. Teil«. Altmann H.W.; Büchner F., Cottier H., Grundmann E., Holle G., Letterer E., Masshoff W., Meesen H., Roulet F., Seifert G., Diebert G. (Hrsg.), Springer, Berlin-Heidelberg, 1972, 219-237

(24) Olszewski W.L., Tripathi F.M., Jain S.: Lymph pressure and flow disturbances in obstructive lymphedema. Vortrag gehalten am 20.9.1999 während des »XVII International Congress of Lymphology« in Chennai (Indien)

(25) Pfleger L.: Histologie und Histopathologie cutaner Lymphgefäße der unteren Extremitäten. Arch. klin. exp. Derm. 221 (1964) 1-22

(26) Platschek H., Lubach S., Deutsch S., Nissen S.: Mögliche Beziehungen der elastischen Fasern zu den Lymphgefäßen der menschlichen Haut. In: »Lymphologica – Jahresband 1990« Medicon-Verlag, München, 1990, 94-95

(27) Rouvière H., Valette G.: Physiologie du système lymphatique. Masson et Cie, Paris, 1937

(28) Ryan T.J.: Biochemical consequences of mechanical forces generated by distension and distortion. J. Am. Acad. Dermatol. 21 (1989) 115-130

(29) Sappey Ph.C.: Traité d'anatomie descriptive: Des vaisseaux lymphatiques. In: »Myologie-Angiologie, 2e éd., t. II« Delahaye & Lecrosnier, Paris, 1868, 731-842

(30) Schmid-Schoenbein G.W.: Lymphatics require two valve systems. In: Progress in lymphology: XVII, Int. Congress of Lymphology«, Jamal S, Manokaran G., Kumaraswami V., Witte M.H., Witte C.L. (Eds.), Lymphology 33 (Suppl.), 2000 (ISSN00247766)

(31) Tiedjen K.V., Knorz S.: Different Methods of diagnostic imaging in lymphedema, lipedema and venous disorders: Indirect lymphography, xeroradiography, CT and isotope lymphography. In: »Progress in lymphology: XIII, Int. Congress of Lymphology« Cluzan R.V., Pecking A.P., Lokiec F.M. (Eds.), Elsevier Science Publishers B.V., Amsterdam, 1992, 521-524

(32) Tillmanns H.: Die Lymphgefässe der Gelenke. Arch. f. mikr. Anat. 12 (1876) 649-664

(33) Witte C.L., Witte M.H.: Lymphatics in pathophysiology of edema. In: »Experimental Biology of the Lymphatic Circulation« Johnston (Ed.), Elsevier Science Publishers B.V., 1985, 166-187

(34) Youmans J.B., Akeroyd J.H., Frank H.: Changes in the blood and circulation with changes in posture. The effect of exercise and vasodilatation. J. Clin. Invest. 14 (1935) 739-753

2 Das Lipödem

R. H. K. Strößenreuther

Synonyme: »das dicke Bein der gesunden Frau«, Fettbein, Fettödem, Lipidose, Lipödem-Syndrom, Lipomatosis dolorosa der Beine, Reithosenfettsucht, Säulenbein, schmerzhaftes Lipödemsyndrom, schmerzhaftes Säulenbein, stove-pie-leg, Sülzbein, zonale Adipositas

Das Lipödem ist eine Frauenkrankheit bislang unbekannter Ätiologie. Männer sind nur in Ausnahmefällen betroffen (1, 2, 7, 8, 9, 13, 30); meist finden sich dann massive hormonelle Funktionsstörungen (7, 23, 27).

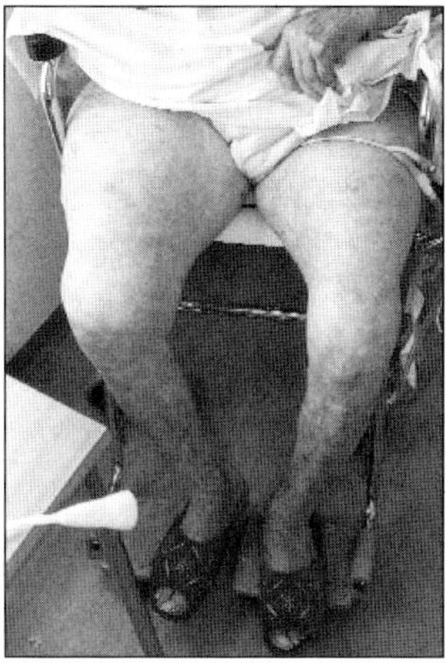

Abb. 2.1: Patient, 68 Jahre, mit ausgeprägter alkoholtoxischer Leberzirrhose und lipödemtypischen Veränderungen an beiden Oberschenkeln.

Der Begriff Lipödem wurde von Allen und Hines (1, 29) gewählt, um eine stets beiderseitige, schmerzhafte, symmetrische, reithosenartige Schwellung der Beine zu be-

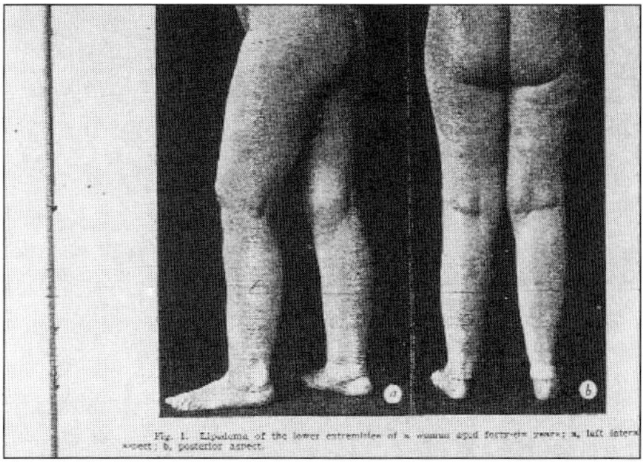

Abb. 2.2: Originalabbildung einer Patientin mit einem Lipödem aus der Veröffentlichung von Allen und Hines (1): Lipedema of the lower extremities of a woman aged forty-six years.

schreiben, die von den Beckenkämmen bis hinunter zu den Malleolen reicht und bei längerer Orthostase mit einem zusätzlichen Ödem der Unterschenkel einhergeht.

Die Fußrücken bleiben dabei typischerweise frei; das sog. Stemmer-Zeichen[1] ist negativ (1, 3, 9, 10, 17, 29, 21, 24, 26, 30). Gelegentlich finden sich ähnliche Veränderungen auch an den Armen, die dann in Handgelenkshöhe oder im Ellenbogenbereich enden (7, 10, 22).

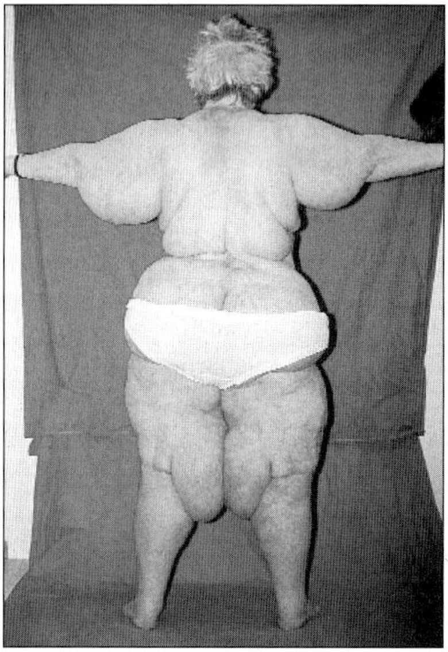

Abb. 2.3: Ausgeprägtes Lipödem-Syndrom bei einer 57-jährigen Patientin mit entsprechenden Veränderungen an Armen und Beinen.

Ursache der Schwellung ist eine vermehrte Fettablagerung. Diese ist durch Diät nicht (wesentlich) beeinflussbar (1, 9, 10, 20, 30).

2.1 Klinische Befunde

R. H. K. Strößenreuther

Der Diagnosesicherung, aber auch Unterscheidung von konstitutionellen Figurvarianten, dienen bei der klinischen Untersuchung die im folgenden aufgeführten Aspekte.

- Meist fällt sofort der Unterschied zwischen schlankem Oberkörper und sehr starken Beinen ins Auge; selbst beim Vorliegen einer zusätzlichen allgemeinen Adipositas[2] empfindet man die Beine und die Hüftregion als zu stark ausgeprägt.
- Die Schwellung der Beine ist weitestgehend symmetrisch und reicht oft säulenartig (»egyptian column«; 4) von den Beckenkämmen bis zu den Malleolen, über denen oft ein großer zirkulärer supramalleolärer Fettkragen liegt (5, 7, 9, 10, 12, 21). Fußrücken und Zehen sind jedoch typischerweise nicht verändert (1, 7, 8, 9, 12, 17, 26, 30). Die Kontur der Beine kann gelegentlich auch mehr trichterförmig sein

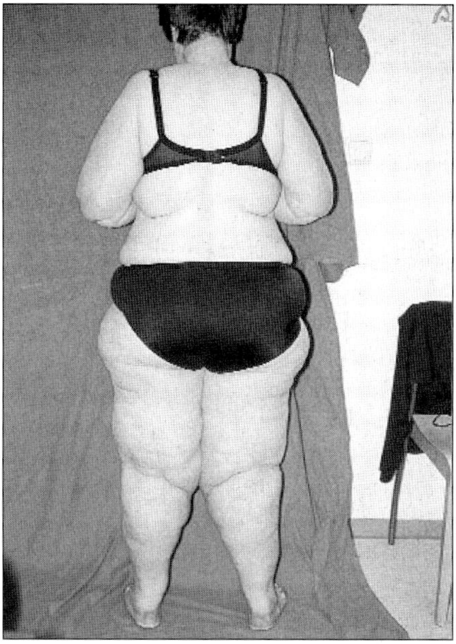

Abb. 2.1.1: 42-jährige Patientin mit typischen Lipödemveränderungen an beiden Beinen.

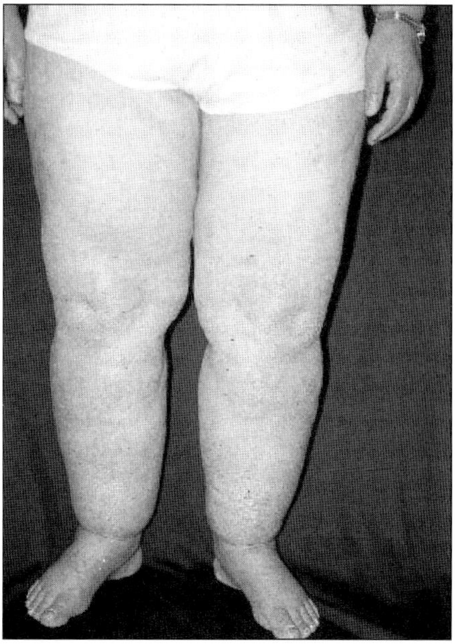

Abb. 2.1.2: 73-jährige Patientin mit Lipödem und einem sog. supramalleolärem Fettkragen.

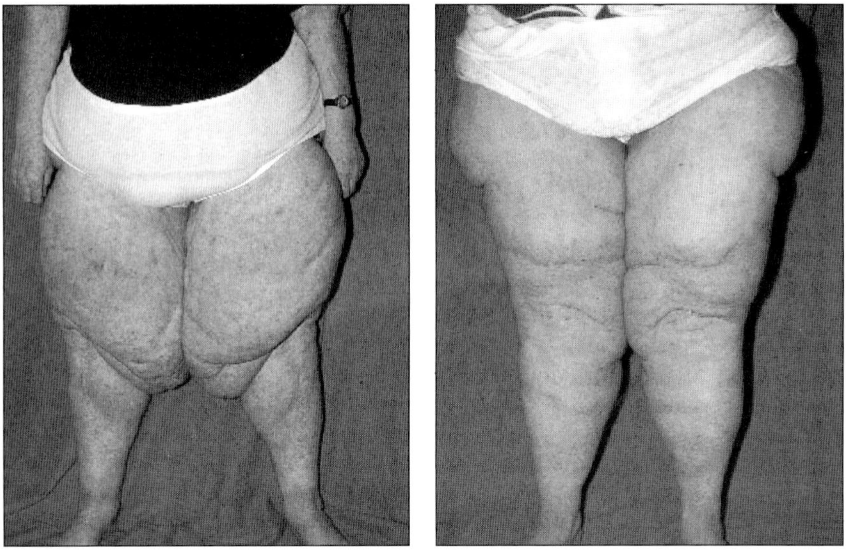

Abb. 2.1.3: Links eine 66-jährige Patientin mit Beginn der lipödematösen Veränderungen erst ab der Knieregion, rechts eine 52-jährige Patientin mit »trichterförmigem« Verlauf der Beinkonturen.

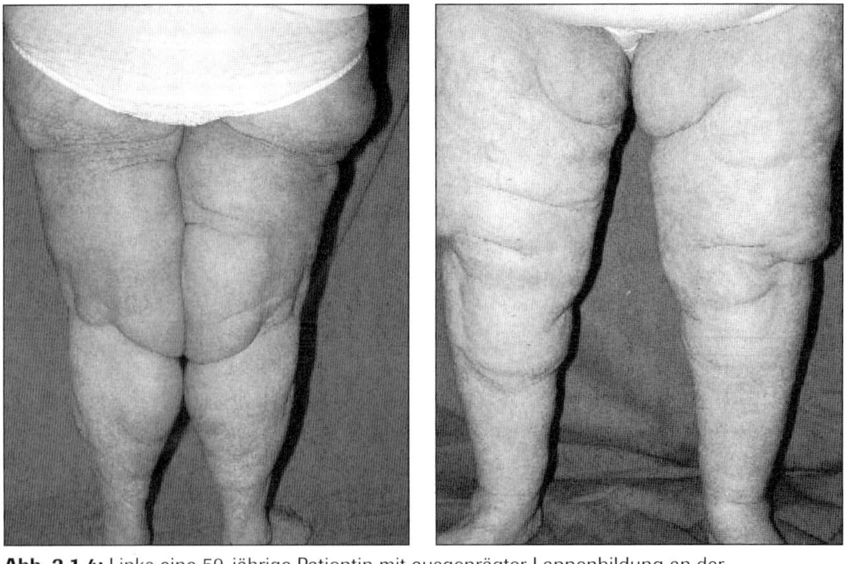

Abb. 2.1.4: Links eine 59-jährige Patientin mit ausgeprägter Lappenbildung an der Knieinnenseite, rechts eine 77-jährige Patientin mit Lappenbildung v. a. an der Innenseite der Oberschenkel.

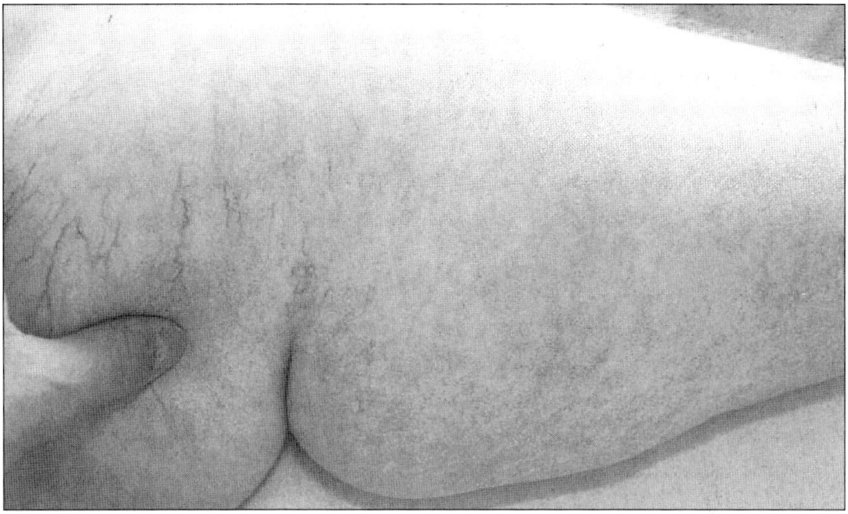

Abb. 2.1.5: Lipomartige Veränderung an der Knieinnenseite, pralles Tastgefühl, auffällige Gefäßzeichnung.

(siehe z. B. Abb. 2.1.3 rechts), mit einer Umfangabnahme bereits am Knie oder am distalen Unterschenkel (15).

- Nicht selten finden sich zusätzlich besonders deutlich ausgeprägte Fettwülste medial am Knie sowie medial subinguinal; diese können große überhängende Lappen bilden (1, 5, 6, 7, 9, 10).

Diese Lappen oder Wülste sind oft stark druckempfindlich (s. u.) und behindern das Gehen. In diesem Bereich entstehen insbesondere im Sommer oft Mazerationen und/oder Pilzinfektionen. Vor allem die Veränderungen an der Knieinnenseite sind manchmal von sehr praller Konsistenz und ähneln im Tastbefund einem Lipom; meist findet sich dann eine auffallende Gefäßzeichnung (s. Abb. 2.1.5).

- Nicht selten erzählen die Patientinnen, dass der starke Leidensdruck sie bereits zu etlichen Abmagerungskuren getrieben habe – was allerdings dann *»nur oben herum und an den falschen Stellen von Erfolg gekrönt war«*. Eine im Laufe der Zeit sich zusätzlich entwickelnde generalisierte Adipositas führt dann zu Gehbehinderung, sekundären arthrotischen Veränderungen vor allem der Kniegelenke meist einhergehend mit starker sog. X-Beinstellung) sowie zu Fußdeformitäten (3, 4, 5, 7, 9, 10, 12) sowie einer zusätzlichen Phlebopathie.

Insbesondere im Alter kann so ein echter Teufelskreis entstehen, den mir eine ehemalige Patientin wie folgt beschrieben hat:

»Wenn man dann älter und eh ein wenig dicker wird, dann reibt es zwischen den Beinen – im Sommer juckt es und wird wund. Na, und im Alter ist man ja sowieso fauler geworden – und wenn es dann weh tut, dann will man sich gleich gar nicht mehr bewegen. Dann wird man noch dicker, das Kreuz tut einem zunehmend weh, die Gelenke gehen kaputt – und die Leut' reden einen so oft dumm an, dass man gleich gar nimmer raus will – und so dreht man sich im Kreis und es wird schlimmer und schlimmer!«

- Die Patientinnen klagen über zusätzliche leicht eindellbare Ödeme in der Knöchelregion und am Schienbein (1, 11, 12, 21, 23, 28). Diese »echten« Schwellungen entwickeln sich bei Orthostase, vor allem in der zweiten Tageshälfte und/oder hohen Außentemperaturen, gehen mit einem unangenehmen Spannungs- und Schweregefühl einher und bilden sich erst über Nacht oder nach längerer Hochlagerung wieder zurück (1, 11, 12, 15, 28). Das Stemmer-Zeichen bleibt dabei aber typischerweise negativ (11, 12).

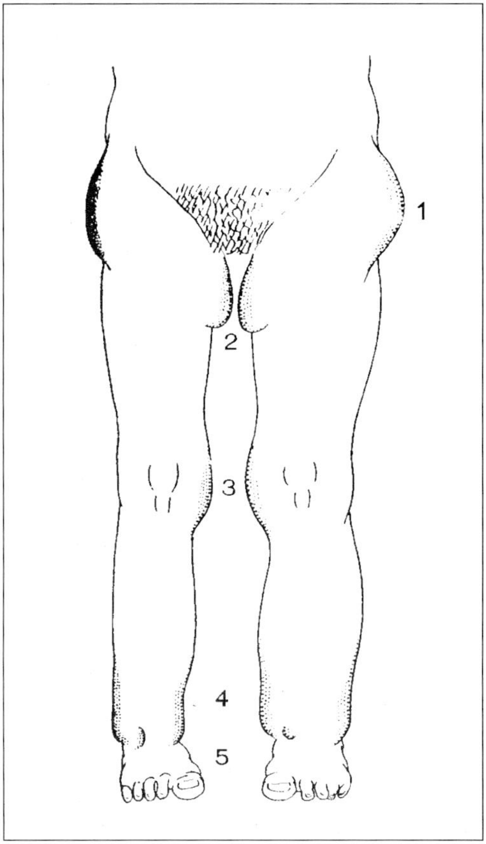

Abb. 2.1.6: Zusammenfassung der typischen Verteilungsmuster der vermehrten Fettablagerungen beim Lipödem (nach Brunner): 1 = Hüftkissen; 2 = subinguinale mediale Schenkelwülste; 3 = Fettkörper medial am Kniegelenk; 4 = Fettmuff in der Gamaschenzone mit kragenförmigem malleolarem Abschluss; 5 = umschriebene prä- oder retromalleolare Lipome (Abb. aus 5).

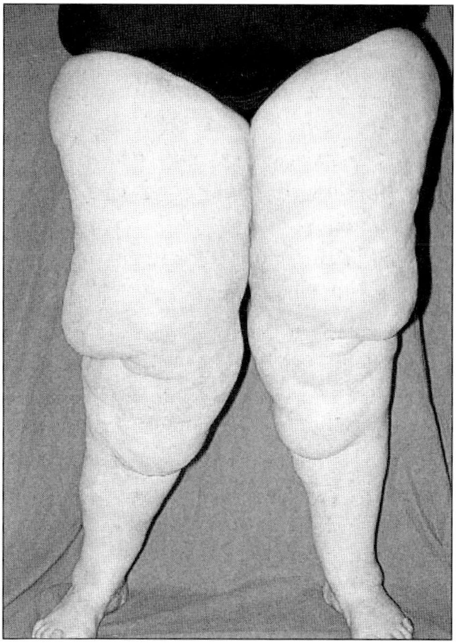

Abb. 2.1.7: Patientin mit Lipödem und ausgeprägtem Genu valgum, schmerzhafte Gonarthrose beidseits.

- Die Haut der Beine ist manchmal auffallend kühl (3, 4, 20).
- Das lipödematöse Gewebe ist oft außerordentlich drucksensibel (1, 3, 8, 12, 16, 29). Bereits ein leichtes Kneifen oder das Tragen von Kompressionsstrümpfen kann heftige Schmerzen verursachen. Gelegentlich treten auch Spontanschmerzen auf. Die mediale Knieregion ist dabei, wie bereits erwähnt, meist besonders empfindlich (3, 23). Die Schmerzen werden als *»brennend und doch dumpf, diffus, mit Spannung einhergehend«* beschrieben und verstärken sich im Laufe des Tages und nach längerem Stehen (5, 29).
- In einem Teil der Fälle findet sich als zusätzliche Erkrankung ein zyklisch-idiopathisches Ödemsyndrom (7, 9, 11, 12, 30). Parallel zur prämenstruellen Gewichtszunahme stellt sich dann meist eine Zunahme der Druckempfindlichkeit ein.
- Schon geringfügige Traumen – wie z. B. nach Anstoßen an der Tischkante – führen oft zu ausgedehnter Hämatombildung (1, 7, 12, 16, 29). Typische Aussagen der Patientinnen sind *»ich weiß am Abend immer gar nicht, wo ich all die blauen Flecken eingesammelt habe«* oder *»in der Sauna veräppeln mich meine Freundinnen immer und fragen, ob ich Ärger mit meinem Mann gehabt hätte«*. Die Laborwerte der Blutgerinnung sind jedoch im Referenzbereich.
- Viele Patientinnen berichten von ähnlichen Fällen in der Familie (12, 16, 30). Allen und Hines (29) fanden bei 119 Patientinnen in etwa 20 % eine positive Familienanamnese, Young (30) dagegen beobachtete sehr häufig (keine Zahlenangaben) ei-

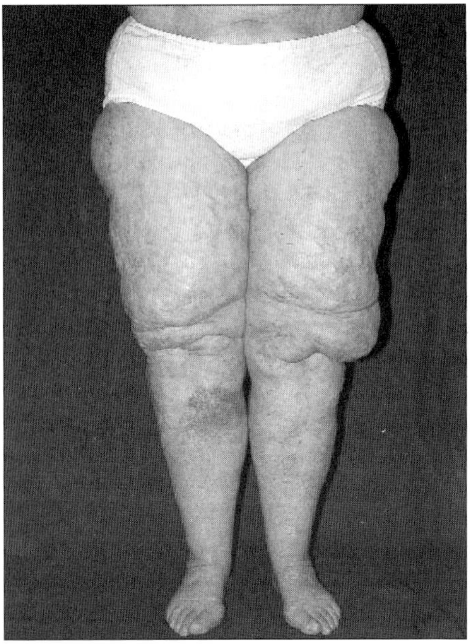

Abb. 2.1.8: 54-jährige Patientin mit proximal betontem Lipödem, Seitenastvarikosis an beiden Oberschenkeln. Hämatom am rechten Unterschenkel nach einem leichten Stoß an der Massagebank.

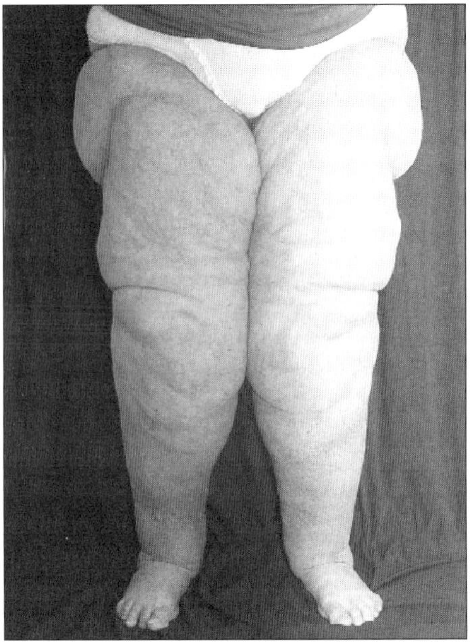

Abb. 2.1.9: 56-jährige Patientin mit Lipödem, postthrombotischem Syndrom rechts, Gonarthrose sowie Senk-Knick-Spreiz-Fuß beidseits.

ne familiäre Häufung. Bei unseren eigenen Patientinnen berichteten von insgesamt 113 Frauen 64 % über eine familiäre Neigung zum Lipödem[3]. Hinweise auf einen bestimmten Erbgang oder rassische Präferenzen sind nicht bekannt (29).

- Die Mehrzahl der Betroffenen spricht von einem schleichenden Beginn der Symptome, oft im Zusammenhang mit der Pubertät (7, 8, 9, 15, 19), manchmal auch im Zusammenhang mit einer Schwangerschaft; nicht immer jedoch lässt sich ein besonderer Zeitpunkt des Beginns ausmachen (1, 9, 12, 14, 29). Exakte epidemiologische Studien zum Lipödem existieren bislang nicht.
- Es verwundert nicht, wenn die Betroffenen auch unter starken seelischen Störungen leiden, auf die bereits Allen und Hines hingewiesen haben: *»Patients with lipedema are ordinarily very sensitive about the appearence of their legs; they wear long skirts, avoid appearence in swimming suits and stand behind chairs at parties. ... They are likely to be »mirror peepers«, searching repeatedly in mirrors for evidence that the appearence of their legs is not actually as bad as it seems to be«* (29; S. 1245). *»Evidence of neurosis is likely to be found. Occasionally, a patient feels that her large legs have »ruined her live«. Many are »ashamed« of their legs«* (1; S. 185).
- Die Patientinnen leiden oft auch unter der fehlenden Akzeptanz ihrer Beschwerden seitens der Ärzteschaft: *»Man hat mir nur immer gesagt, ich sei halt dick und soll einfach nicht mehr so viel essen!«*

[1] *»Eine verdickte Hautlängsfalte beim Kneifen der Zehen ist ein klinisches Zeichen zur Frühdiagnose des Lymphödems, und grenzt dieses von anderen Ödemformen ab.«* (24; S. 262).

[2]Greer (14) beobachtete in seinem Patientinnengut 50 % schlanke Patientinnen mit grazilem Oberkörper und 50 % mit allgemeiner Adipositas.

[3]Einschränkend muss man aber darauf hinweisen, dass wir keine Untersuchungen zur Objektivierung dieser Angaben gemacht haben.

Referenzen

(1) Allen E.V., Hines E.A.: Lipedema of the legs. Proc. Staff. Mayo Clin. 15 (1940) 184-187

(2) Bauer J.: Über Fettansatz. Klin. Wochenschr. 40 (1922) 1977-1983

(3) Bilancini S., Lucchi M., Tucci S.: El lipedema: criterios clinicos y diagnosticos. Angiologia (Spain) 42 (1990) 133-137

(4) Bilancini S., Lucchi M., Tucci S., Eleuteri P.: Functional lymphatic alterations, in patients suffering from lipedema. Angiology 46 (1995) 333-339

(5) Brunner U.: Vaskuläre Erkrankungen bei Lipödem der Beine. Spezielle Symptome, allgemeine therapeutische Konsequenzen, gefäßchirurgische Gesichtspunkte. Schweiz. Med. Wochenschr. 112 (1982) 1130-1137

(6) Eisman J.M., Swezey R.L.: Juxta-articular adiposis dolorosa: What is it? Report of 2 cases. Ann. Rheum. Diss. 38 (1979) 479-482

(7) Földi E.: Das Lipödem des Mannes und das Launnois-Bensaudé-Syndrom. In: »Lymphologica, Jahresband 1996«, Tiedjen K.U., Heimann K.D. (Hrsg.). Kagerer Kommunikation, Bonn, 1997, 167-169

(8) Földi E., Földi M.: Die Therapiemöglichkeiten des Lipödems, dessen mit verschiedenen Erkrankungen kombinierten Formen sowie der »benignen symmetrischen Lipodermatose« (Madelung-Krankheit). Swiss. Med. 6 (1984) 19-24
(9) Földi E., Földi M., Tischendorf F.: Adipositas, Lipödem und Lymphostase. Med. Welt 34 (7) (1983) 198-200
(10) Földi M.: Lymphödem, Lipödem, chronische venöse Insuffizienz und Kombinationsformen. Therapiewoche 38 (1988) 3295-3305
(11) Földi M.: Lymphödem, Lipödem, chronische venöse Insuffizienz und Kombinationsformen. Phlebol. u. Proktol. 19 (1990) 6-16
(12) Földi M., Kubik S.: »Lehrbuch der Lymphologie«, G. Fischer, Stuttgart-Jena-New York, 4. Aufl., 1999
(13) Földi M., Tischendorf F.: »Lipödem und »Zellulitis««, Erdmann-Brenger, München, 1983
(14) Greer K.E.: Lipedema of the legs. Cutis 14 (1974) 98-100
(15) Gregl A.: Das Lipödem. Z. Lymphol. XI (1987) 41-43
(16) Herpertz U.: Das Lipödem – Lipedema. Z. Lymphol. 19 (1995) 1-11
(17) Juchems R.: Zur Differentialdiagnose des Lymphödems. Münch. med. Wschr. 106 (1964) 665-669
(18) Nürnberger F., Müller G.: Subkutis und Haut im Alter. Z. f. Gerontologie 7 (1974) 410-421
(19) Rank B.K., Wong C.S.C.: Lipoedema. Austr. N. Z. J. Surg. 35 (1966) 165-169
(20) Reinharez D.: Lipœdème et cellulite. Soins 402(1983) 25-28
(21) Rudkin G.H., Miler T.A.: Lipedema: a clinical entity distinct from lymphedema. Plast. Reconstr. Surg. 94 (1994) 841-847 und 848-849
(22) Schmitz R.: Lipödem – das dicke Bein der gesunden Frau. Z. Lymphol. 5 (1981) 26-29
(23) Stallworth J.M., Hennigar G.R., Jonsson jr. H.T., Rodriguez O.: The chronically swollen painfull extremity: A detailed study for possible etiological factors. J.A.M.A. 228 (1974) 1656-1659
(24) Stemmer R.: Ein klinisches Zeichen zur Früh- und Differentialdiagnose des Lymphödems. Vasa 5 (1976) 261-226
(25) Strößenreuther R.H.K.: Die Behandlung des Lipödems. In: »Lehrbuch der Lymphologie«, Földi M., Kubik S. (Hrsg.), G. Fischer, Stuttgart-Jena-New York, 1999, 4. Auflage, 600-602
(26) Vollmar J.: Massenzunahme der Beine beim sogenannten Säulen- bzw. Fettbein, beim umschriebenen Riesenwuchs und Tumoren. In: »Das dicke Bein«, Brunner U., Kappert A., May R., Witzleb E. (Hrsg.), Hans-Huber, Bern-Stuttgart-Wien, 1970,183-191
(27) Weissleder H., Schuchhardt Ch.: Das Lipödem. In: »Erkrankungen des Lymphgefäßsystems«, Viavital Verlag, Köln, 2000, 247-263
(28) Wienert V., Leeman S.: Das Lipödem. Hautarzt 42 (1991) 484-486
(29) World L.E., Hines jr. E.A., Allen E.V.: Lipedema of the legs: A syndrome characterized by fat legs and edema. Ann. Intern. Med. 34 (1949) 1243-1250
(30) Young J.R.: The swollen leg. Am. Fam. Physican 15 (1977) 163-173

2.2 Klinische Stadien und Krankheitsverlauf

R. H. K. Strößenreuther

Im ersten Stadium des Lipödems wirkt die Haut noch glatt und gleichmäßig; nur beim Zusammenschieben der Haut (sog. pinch-Test) findet sich eine grobe orangenhautähnliche Struktur. Bei der Palpation finden sich eine deutlich verdickte Subkutis mit teilweise bereits veränderten Strukturen im Fettgewebe (v .a. an der Innenseite der Oberschenkel und medial im Kniebereich), die an »kleine Styroporkügelchen in einem Plastiksäckchen« oder »Schrotkugeln im Gewebe« erinnern.

Die progrediente Liposklerose führt zum **zweiten Stadium,** welches durch zunehmend größer werdende walnuss- bis apfelgroße Knoten und Erhebungen gekennzeichnet ist (1). Die Hautoberfläche wirkt auch ohne ein Zusammenschieben sehr »unruhig«.

Im **dritten Stadium** (s. Abb. 2.2.4) wird die Gewebestruktur noch grobknotiger und derber; es entstehen zunehmend großlappige, deformierende Fettlappen. Wie bereits erwähnt, zeigen sich diese Veränderungen v. a. in Regionen besonders starker Fettablagerung, z. B. medial an Oberschenkel und Knie oder supramalleolär.

Insbesondere dann, wenn sich auch noch eine allgemeine Übergewichtigkeit als Folge der zunehmend eingeschränkten Beweglichkeit entwickelt, beobachtet man sehr oft die Entwicklung einer zusätzlichen Lymphostase. Man spricht dann von einem Lipo-Lymphödem.

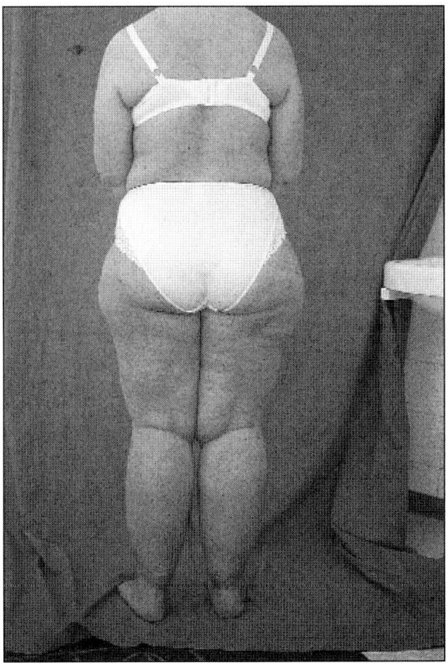

Abb. 2.2.1: 32-jährige Patientin mit einem Lipödem im Stadium 1.

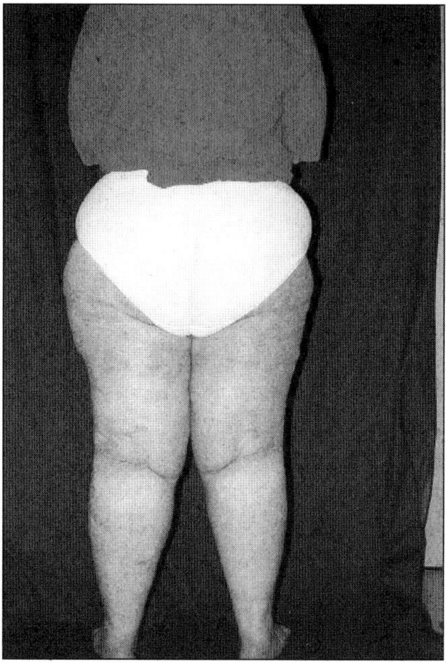

Abb. 2.2.2: 36-jährige Patientin mit einem Lipödem im Stadium (1-) 2.

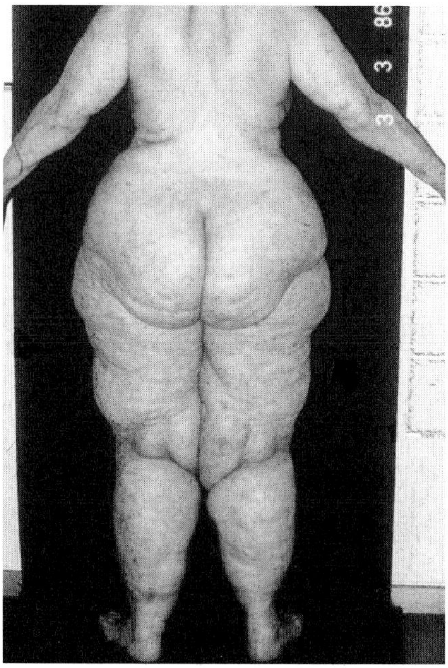

Abb. 2.2.3: Stadium (II-) III des Lipödems (mit freundlicher Genehmigung von Prof. Dr. med. M. Földi, Földi-Klinik, Hinterzarten).

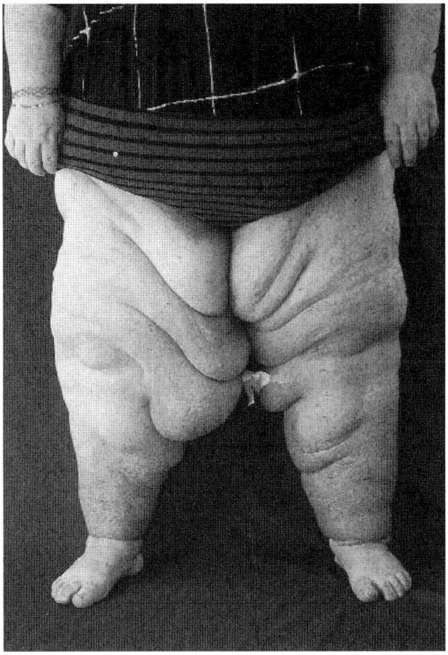

Abb. 2.2.4: 50-jährige Patientin mit einem Lipödem im Stadium III: Mischform mit allgemeinem Übergewicht, deutlicher Asymmetrie der Beine und zusätzlicher Vorfußschwellung.

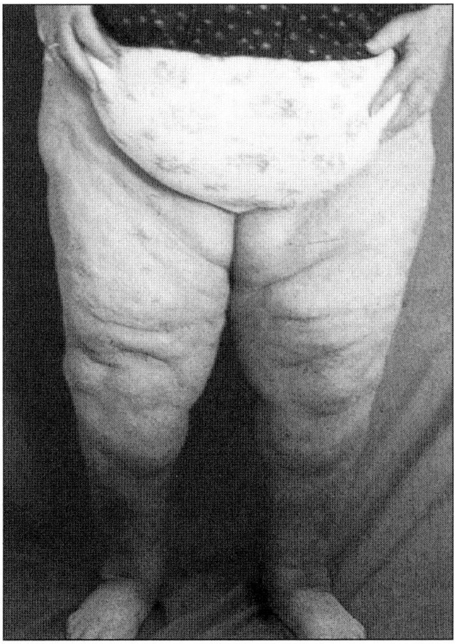

Abb. 2.2.5: 73-jährige Patientin mit einem Lipödem im Stadium II: Mischform mit allgemeinem Übergewicht und einem beiderseitigen postthrombotischen Syndrom (Stauungsekzem, Induration der Haut an beiden Unterschenkeln, rechts rezidivierend Ulcus cruris venosum, Vorfußödeme, positives Stemmer-Zeichen).

Nicht selten beobachtet man auch eine zusätzliche venöse Erkrankung; man nennt diese Kombinationsform dann ein Lipo-Phleb-Ödem.

Erwähnen muss man auch eine gelegentlich benutzte Einteilung des Lipödems nach unterschiedlichen »Erscheinungsformen« (2). Als Typ 1 des Lipödems wird dabei eine ausschließliche Fettgewebsvermehrung im Gesäßbereich bezeichnet, beim Typ 2 reichen die Veränderungen bis zum Knie und beim Typ 3 bis zu den Malleolen. Beim Typ 5 sind ausschließlich die Unterschenkel betroffen und beim Typ 4 die Arme. Zudem unterscheidet diese Einteilung noch einen Subtyp A *»ohne Beschwerden«* und einen Subtyp B *»mit Beschwerden«*. Diese Einteilung erscheint recht unnötig und hat sich tatsächlich auch im klinischen Alltag nicht durchsetzen können. Letztlich nur Verwirrung stiftend ist v. a. auch die weitere Unterscheidung zwischen Lipödemen *»mit und ohne Beschwerden«*, insbesondere dann, wenn wie in der angegebenen Literaturstelle (3) nicht exakt definiert wird, was »Beschwerden« sind.

Referenzen

(1) Földi E., Földi M.: Die Therapiemöglichkeiten des Lipödems, dessen mit verschiedenen Erkrankungen kombinierten Formen sowie der »benignen symmetrischen Lipodermatose« (Madelung-Krankheit). Swiss. Med. 6 (1984) 19-24

(2) Schrader K.: Das Lipödem – und was Sie darüber wissen sollten. Eine Informationsbroschüre veröffentlicht von der Firma Julius Zorn GmbH, Juliusplatz, 86551 Aichach.

(3) Schuchhardt C., Herpertz U.: Lymphologische Terminologie. LymphForsch 1 (2000) 31-33

3 Spezielle Verfahren bei der Diagnostik des Lipödems

R. H. K. Strößenreuther

Wie bereits erwähnt, erlauben im Regelfall bereits Anamnese und klinische Befunderhebung die Diagnose eines Lipödems[1]. Apparative Maßnahmen sind teuer und deshalb nur in Zweifelsfällen gerechtfertigt. Mögliche Indikationen ergeben sich aber nicht nur im Rahmen wissenschaftlicher Arbeiten, sondern auch zur Abklärung von Mischformen.

In solchen Fällen könnte primär die indirekte Lymphangiographie durchgeführt werden und, falls sich dabei neben den typischen Symptomen des Lipödems auch Hinweise auf eine Lymphostase ergeben, ggf. zusätzlich eine Lymphszintigraphie. Da die Durchführung der Lymphszintigraphie leider noch nicht nach einem einheitlichen Standard erfolgt, werden Details der Methode ausführlich besprochen.

Mit der technischen Weiterentwicklung wird sicher auch die nichtinvasive Sonographie bei der Diagnostik des Lipödems eine immer größere Rolle spielen. Fluoreszenz-Mikrolymphographie und Laser-Doppler-flowmetrie werden – auch auf Grund der geringen allgemeinen Verfügbarkeit der dazu notwendigen Technik – meist nur bei wissenschaftlichen Fragestellungen eingesetzt. Im Prinzip gilt diese Aussage auch für die Kernspin- und Computertomographie, die inzwischen zwar allgemein verfügbar sind, deren Einsatz aber doch eigentlich unnötige Kosten verursacht und beim CT auch mit einer Strahlenbelastung verbunden ist.

Die von Reißhauer durchgeführten Untersuchungen zur Objektivierung der Schmerzhaftigkeit der Subkutis beim Lipödem bestätigen die klinischen Befunde; die Methode könnte v .a. auch für die Beurteilung des Therapieerfolges eine Rolle spielen.

Die von Brenke und Siems dargestellten laborchemischen Ergebnisse stellen keine Routineuntersuchung dar, sind aber von Interesse. Über die Bedeutung der vorgestellten Befunde und Überlegungen besteht noch kein allgemeiner Konsens, sie werden derzeit noch diskutiert[2]. Unzweifelhaft scheint es aber zu sein, dass es bei Lymph- und Lipolymphödemen zu einer verstärkten Belastung des Organismus mit Metaboliten freier Radikale kommt. Für das »reine« Lipödem spezifische Laborveränderungen wurden bislang noch nicht beschrieben und auch die gelegentlich geäußerte Vermutung, dass beim Lipödem überdurchschnittlich oft Schilddrüsenfunktionsstörungen vorliegen, konnte nicht bstätigt werden.

[1] *»Was ist das Schwerste von Allem? Was dir das Leichteste dünket; Mit den Augen zu sehen, Was vor den Augen dir liegt.«* (GOETHE; Xenien)

[2] Földi M.: Spielt eine radikuläre Aggression in der Pathophysiologie und Therapie des Lymphödems eine Rolle? In: »Lymphologica, Jahresband 1998«, Kaiserling E., Kröber M.S., Ruck P. (Hrsg.). Kagerer Kommunikation, Bonn (1998) 107-111; Werner G.T.: Phys Med Rehab Kuror 11 (2001) 71-76; Werner G.T.: Levels of Selenium in The Skin of Patients With Chronic Lymphedema. Lymphology 3 (1999), 71-76

3.1 Das Lipödem in der indirekten Lymphographie

K.U. Tiedjen, S. Knorz

Wäre die klinische Abgrenzung der Lipödeme von Lymphödemen und anderen Ödemformen einfach, würde sich jede weitergehende apparative Diagnostik erübrigen. Dabei erschwert jedoch gerade die identische Lokalisation der Hauptmerkmale von Lymphödemen und Lipödemen die klinische Diagnostik. Desgleichen gibt es offensichtlich Kombinationsformen von Lipödemen und Lymphödemen, sogenannte Lipo-Lymphödeme. Des Weiteren scheint sich mit zunehmenden Alter eine lymphostatische Komponente dem Lipödem als Komplikation hinzuzugesellen. Eigene isotopenlymphographische Untersuchungen und deren Ergebnisse weisen in diese Richtung.

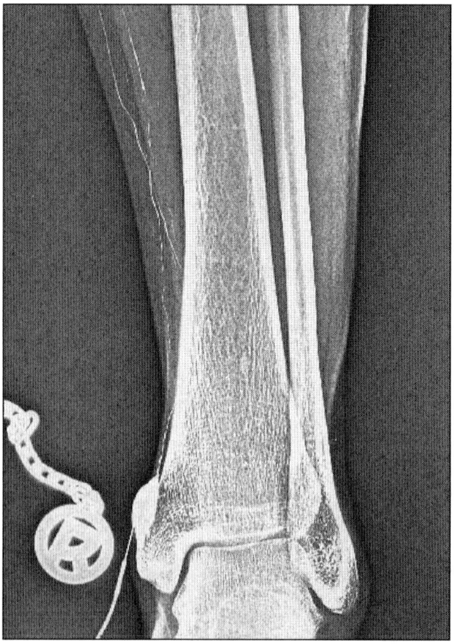

Abb. 3.1.1: Indirekte Lymphographie am gesunden Bein: Geschlossenes Injektionsdepot, unmittelbare Auffüllung gestreckt verlaufender Lymphkollektoren.

Unter diesem Aspekt ergibt sich die Frage nach typischen morphologischen Veränderungen des Lymphgefäßsystems bei Lipödemen.

Röntgenologische Untersuchungen zu diesem Fragenkomplex können in einer Gewebeanalyse von Haut- und Unterhautfettgewebe bestehen im Sinne von mammographieähnlichen Weichteilaufnahmen. Hierzu ist insbesondere die Xeroradiographie als Verfahren geeignet. Veränderungen an den Lymphgefäßen selbst sind mit der Röntgen-Lymphographie möglich. Hier ist die sogenannte direkte Lymphographie mit Präparation eines Lymphkollektors und maschineller Injektion von ölhaltigem Kontrastmittel

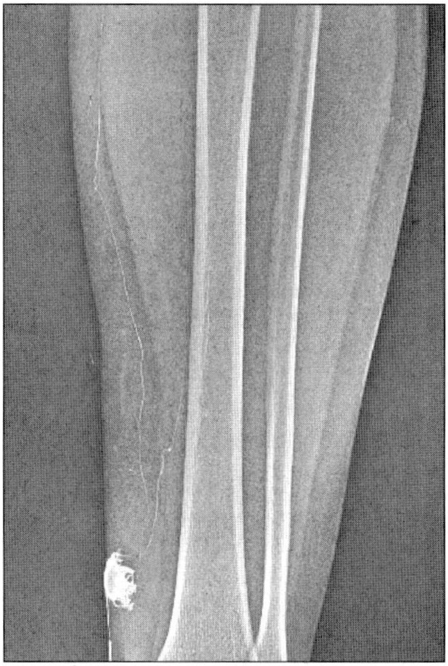

Abb. 3.1.2: Indirekte Lymphographie beim Lipödem: Flammenförmiges Injektionsdepot, zarte Lymphkollektoren, etwas geschlängelt verlaufend.

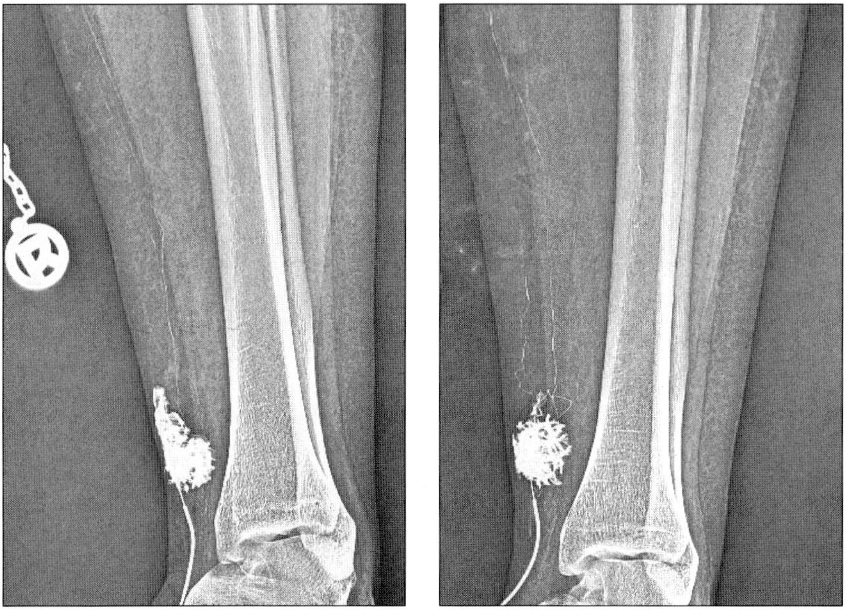

Abb. 3.1.3 (a u. b.): Indirekte Lymphographie beim Lipödem: Extreme Flammenform der Injektionsdepots, zarte Lymphkollektoren, zum Teil gewunden verlaufend. Im proximalen Unterschenkel erkennbare Varizen und diskrete Netzstrukturen.

in einen solchen Lymphkollektor heute obsolet. Dieses Verfahren kann zu einer weitergehenden Schädigung der Lymphgefäße, zu einer Fibrosierung von Lymphknoten und auch zur pulmonalen Embolisation des öligen Kontrastmittels führen. Bevorzugt wird deshalb heute die schonendere indirekte Lymphographie. Basierend auf der intrakutanen Injektion eines wasserlöslichen, jodhaltigen Kontrastmittels ergeben dann ange-

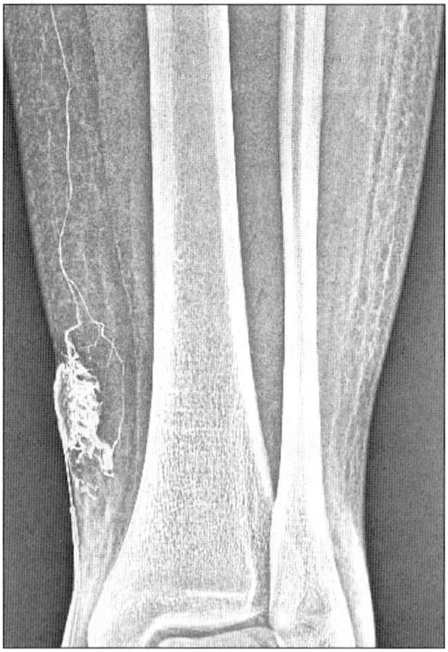

Abb. 3.1.4: Indirekte Lymphographie bei einem Lipo-Lymphödem: In Xeroradiographietechnik erkennbare Verdickung der Cutis und typische subkutane Honigwaben-Strukturen als Ausdruck eines Lymphödems. Injektionsdepot und Kollektorverlauf entsprechen einem Lipödem.

fertigte Röntgenweichteilaufnahmen Darstellungen der Injektionsdepots und auch abführender Lymphgefäße.

An den unteren Extremitäten hat sich als Injektionsort insbesondere die Haut über dem Innenknöchel oder im distalen Vorfußbereich in Höhe der 2. Zehnwurzel als geeignet erwiesen.

Als Kontrastmittel wird heute Iotrolan (Isovist®) bevorzugt eingesetzt, da dieses Kontrastmittel für die intrakutane Applikation zugelassen ist. Die Injektion erfolgt über eine sehr dünne Injektionsnadel, besser einen Lymphographie-Katheter (30 Gauge). Unter kontinuierlicher manueller oder besser maschineller Injektion mit einem Fluss von etwa 0,3 ml pro Min. soll sich an der Injektionsstelle eine gläsern durchscheinende Quaddel entwickeln, das Injektionsdepot. Wir bevorzugen zunächst eine Durchleuchtung mit digitaler Darstellung bis sich ein optimales Bild ergibt. Neben der routinemäßig angefertigten Bildverstärkerradiographie fertigen wir dann eine Xeroradiographie zur bestmöglichen Dokumentation an. Die Xeroradiographie besticht als Röntgenverfahren durch ihre brillante Weichteildarstellung, da hier geringste Dichteunterschiede durch den sogenannten Kanteneffekt betont werden, sodass sich hier auch Feinstrukturen von Lymphgefäßen erkennen lassen, die mit den üblichen Röntgenmethoden nicht fassbar sind.

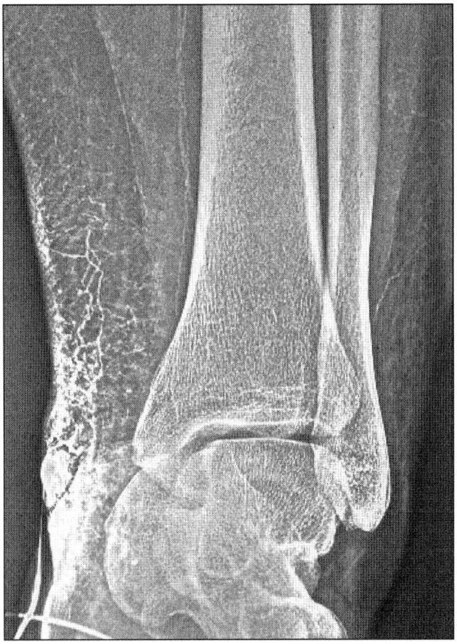

Abb. 3.1.5: Indirekte Lymphographie beim Lymphödem: Verdickte Cutis, honigwabenartige, subkutane Gewebestrukturen. Kontrastmitteleingang in zahllose ektatische Lymphkollektoren, Präkollektoren und dilatierte Kollektoren mit Auffüllung des Rete lymphocapillare der Haut.

Im Normalfall kommt es zur Darstellung eines kompakten, scharf abgrenzbaren Injektionsdepots, das wir als »geschlossen« bezeichnen. Aus diesem Depot entwickeln sich ein oder mehrere Lymphkollektoren, die auf eine Distanz von etwa 20 bis 40 cm zu verfolgen sind (Abb. 3.1.1). Dabei erlaubt die Xeroradiographie simultan eine Analyse der Gewebestrukturen, hier einer unauffälligen, schmalen Cutis und nicht verbreiterten, transparenten Subcutis, die allein aus einer schmalen Fettschicht besteht.

Bei Lipödemen ist die Verbreiterung der subkutanen Fettschicht, dem klinischen Bild entsprechend, auch im Röntgenbild hervorstechend. Bestehen keine weitergehenden Gewebeverdichtungen, so erscheint die Subcutis auch hier homogen transparent, da Fettgewebe nur wenig Strahlung absorbiert. Wird nunmehr das Kontrastmittel intrakutan injiziert, ergibt sich eine eigenartige flammenförmige Darstellung des Injektionsdepots. Auch hier entwickeln sich unmittelbar aus dem Depot einzelne Lymphkollektoren, die häufig in der verbreiterten Subcutis girlandenartig oder geschlängelt verlaufen (Abb. 3.1.2). Bei dem Lipödem der jungen Frau finden sich selten Kombinationen mit Lymphödemen oder venösen Erkrankungen. Bei älteren Frauen finden sich solche Kombinationen zunehmend. Typisch für die Lipödeme ist ihre Symmetrie. So ist in Abb. 3.1.3 ein Lipödem mit ausgeprägt flammenförmigem Injektionsdepot im Bereich beider Unterschenkel dargestellt, wobei sich hier im proximalen Unterschenkel neben nativ abgrenzbaren Varizen auch diskrete retikuläre Strukturverdichtungen der Subcutis zeigen.

In Abb. 3.1.4 zeigt die Xeroradiographie des Unterhautfettgewebes bereits typische Merkmale eines Lymphödems mit einer Verdickung der Cutis und honigwabenartiger Gewebeverdichtung der Subcutis. Das Injektionsdepot entspricht dem typischen Flammenbild, sodass letzteres als Charakteristikum der Lipödeme diese Komponente betont, die Gewebestruktur selbst hier jedoch bereits einem Lymphödem entspricht. Dem sei in Abb. 3.1.5 ein charakteristisches Lymphödem gegenübergestellt. Auch hier finden

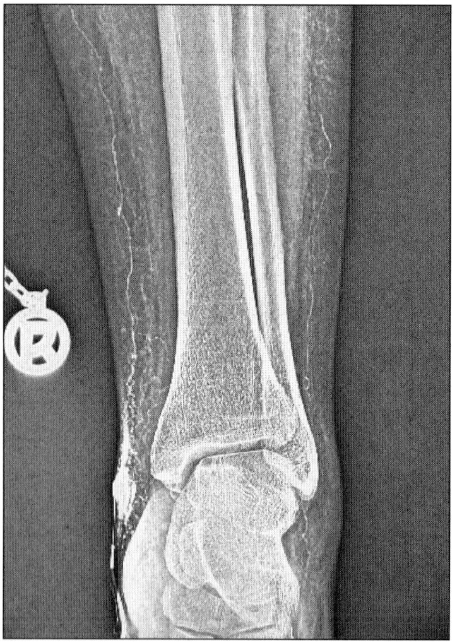

Abb. 3.1.6: Indirekte Lymphographie bei einem Lipo-Lymphödem: Angedeutete Flammenform des Injektionsdepots, Kontrastmitteleingang in ektatische Lymphkapillaren und Präkollektoren, etwas erweiterte Kollektoren, hier auch mit einer Kollateralisation zur Außenseite des Unterschenkels bzw. der Darstellung von Lymphkollektoren lateral (neben dem Wadenbein).

sich im nicht kontrastierten Bereich eine verdickte Cutis und netzförmige Gewebeverdichtungen in der Subcutis. Das relativ scharf abgesetzte Injektionsdepot im Bereich der Nadelspitze ist hier jedoch umgeben von ektatischen initialen Lymphgefäßen, die sich in die vorgegebenen Netzstrukturen der Unterhaut einfügen und dabei in der tangentialen Aufsicht auf die Cutis selbst hier das Lymphkapillargeflecht, das sogenannte Rete lymphocapillare, auffüllen. Daneben zeigen sich in horizontaler Ausrichtung Präkollektoren und in axialer Ausrichtung unmittelbar neben der medialen Schienbeinkante zwei relativ weite, jedoch schwach kontrastierte Lymphkollektoren.

Die hier vorgestellten Charakteristika der Lipödeme und Lymphödeme in der indirekten Lymphographie sind wie folgt zusammenzufassen:

Bei Lymphödemen finden sich zumeist diffuse Injektionsdepots, etwas seltener geschlossene Injektionsdepots, aber in allen unserer Beobachtungen initiale Lymphgefäße. Hiermit sind erheblich ektatisch aufgeweitete Lymphkapillaren mit ihren zugehörigen Präkollektoren gemeint. Lymphkollektoren lassen sich in nahezu 90 Prozent aller Lymphödeme darstellen. Sie sind dann in der Regel ektatisch, wirken varikös und zeigen häufig einen eng gewundenen, korkenzieherartigen Verlauf.

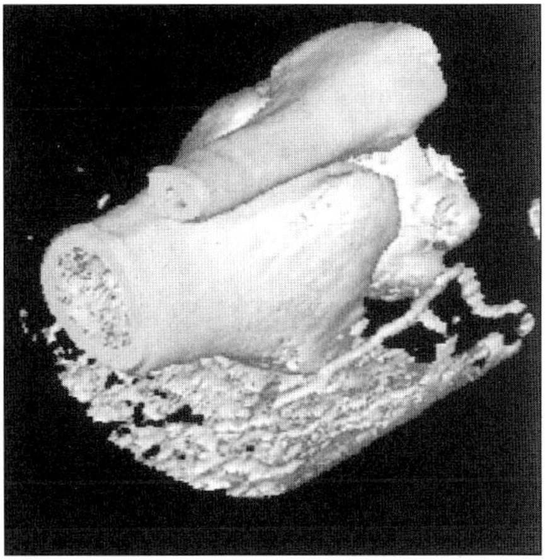

Abb. 3.1.7: 3 D-Computertomographie-Rekonstruktion: Kontrastierung des Rete lymphocapillare der Haut und eines Lymphkollektors. Alle übrigen Weichteile sind hier rechnerisch entfernt.

Bei den Lipödemen stellen sich die Injektionsdepots in annähernd 80 Prozent flammenförmig dar. Die Lymphkollektoren verlaufen zumeist langstreckig gewunden und sind allenfalls mäßig erweitert. Initiale Lymphgefäße stellen sich bei reinen Lipödemen nicht dar. Bei Mischformen finden sich nunmehr die Charakteristika beider Ödemformen in wechselndem Ausmaß miteinander gepaart. Die Darstellung initialer Lymphgefäße ist niemals bei Gesunden zu finden. Ödeme bei chronischer Veneninsuffizienz können in der indirekten Lymphographie Lymphgefäßmuster aufweisen, wie sie die Lymphödeme zeigen: weite Kollektoren, auch hier häufig korkenzieherartig eng gewunden, häufig mit Lymphkollektorabbrüchen und Kollateralisationen über initiale Lymphgefäße der Haut.

Aus den vorliegenden Kombinationen der Gefäßmuster lässt sich auf das Ausmaß einer Lymphödemkomponente rückschließen. Da wir zudem die indirekte Lymphographie als Untersuchung zur Morphologie der Lymphgefäße mit der Isotopenlymphographie als Untersuchung zur Funktion kombinieren, erhalten wir aus diesen radiologischen Untersuchungen gemeinsam betrachtet weitestgehende Aufschlüsse über die einzelnen Komponenten der Ödemformen. Die Kontrastierung der Hautlymphkapillaren beim Lymphödem und Lipo-Lymphödem ist als ein Kompensationsmechanismus im Sinne einer Kollateralisation zu deuten. Abb. 3.1.7 zeigt hier eine 3 D-Computertomographie-Rekonstruktion, der Abb. 3.1.6 entsprechend. Außer dem Röntgenkontrastmittel und den Knochenstrukturen sind alle Weichteilgewebe rechnerisch beseitigt, sodass hier neben einem Lymphkollektor das Rete lymphocapillare der Haut bzw. das in ihm enthaltene Kontrastmittel sich darstellt. Unter dem Aspekt der Entstauungstherapie ist die Kontrastierung dieses Hautkapillargeflechtes von besonderer Bedeutung, denn ihm ist unseres Erachtens die entscheidende Bedeutung als alternativer Transportweg zuzumessen.

Zusammenfassend lässt sich dem klinischen Bild Lipödem auch röntgenologisch ein entsprechendes Korrelat zuordnen. Für den Einsatz der vorgenannten Methode ist jedoch die Mischform Lipo-Lymphödem die sinnvollere Indikation.

3.2 Funktionslymphszintigraphie

W. J. Brauer

Die quantitative Beurteilung der Transportfunktion des Lymphgefäßsystems der Extremitäten erfolgt mit der Funktionslymphszintigraphie. Diese ist ein minimal invasives nuklearmedizinisches Verfahren zur Beurteilung des Lymphtransportes des epifaszialen und ggf. des subfaszialen Lymphgefäßsystems. Die zugehörige qualitative (statische) Lymphszintigraphie kann zusätzlich pathologisch/anatomische Veränderungen nachweisen.

Untersuchungsprinzip

Die Funktionsszintigraphie des Lymphgefäßsystems beruht auf der Erfassung des regionalen Lymphknoten-Uptakes eines radioaktiv markierten Tracers, der peripher subkutan (bzw. intramuskulär) injiziert wird und ausschließlich durch das Lymphgefäßsystem transportiert wird. Da der Lymphtransport in Ruhe für eine apparative Beurteilung zu langsam ist, wird die Untersuchung unter Belastung durchgeführt.

Methode

Radiopharmakon: Als Tracer hat sich in Deutschland ^{99m}Tc-markiertes Humanserum Albumin-Nanokolloid (Nanocoll® Amersham Buchler, Braunschweig) durchgesetzt. Die Partikelgröße des Kolloids liegt zu 90 % zwischen 5 und 20 nm. Eine Einzeldosis von ca. 37 MBq in 0,3 ml Volumen ist für die Diagnostik ausreichend und sollte deshalb nicht überschritten werden. Zur Untersuchung des epifaszialen Lymphgefäßsystems wird der Tracer grundsätzlich als Einzeldepot subkutan interdigital zwischen D 1 und D 2 des distalen Fußrückens bzw. D 2 und D 3 des distalen Handrückens langsam injiziert. Die applizierte Dosis wird seitengetrennt entweder als Spritzenmessung (mit Vor- und

Rückmessung) erfasst oder aber das injizierte Depot wird mit der Gammakamera gemessen (1–7,12). Sowohl nach der Injektion wie auch während der anschließenden Belastung muss beachtet werden, dass eine Massage bzw. Irritation der Region des Tracerdepots vermieden wird, um eine nicht kalkulierbare Aktivierung des Lymphabflusses aus dem Tracerdepot zu vermeiden (13).

Belastung: Unmittelbar danach beginnt die Belastung. Die optimale Belastung bei der Untersuchung der Beine ist das kontrollierte Gehen am besten auf dem Laufband mit ca. 25 Watt (4 km/h). Wenn während des Gehens auf dem Laufband kontinuierlich die Aktivitätsbelegung der regionalen inguino-iliakalen Lymphknoten seitengetrennt mit der davor positionierten Gammakamera gemessen wird, so kann neben der Uptake-Bestimmung auch noch die Transportgeschwindigkeit durch Erfassung der Ankunftszeit des Tracers in den regionalen Lymphknoten ermittelt werden. Eine Belastungsdauer von 60 Minuten ist grundsätzlich anzustreben. Bewertet wird der Uptake zum Zeitpunkt 60 Minuten, wobei auf eine pünktliche Messung zu achten ist, da meist nicht im steady stade gemessen wird (6, 8) (Abb. 3.2.1 b). Für die Untersuchung der oberen Extremitäten gibt es keine standardisierten Belastungsformen. Neben aktiver Handbewegung (regelmäßiges öffnen und schließen) ist auch eine metronom-gesteuerte Belastung mit Kompression einer Handhantel möglich (7).

Gewebsabsorption: Die Halbwertsschichtdicke für Tc-^{99m} beträgt in den Weichteilen 45 mm. Der Schwächungskoeffizient weist eine gewisse Geräteabhängigkeit auf und wird für den Hersteller der Gammakamera experimentell ermittelt. Er liegt bei ca. 0,154. Die Tiefenkorrekturformel lautet (8, 9):

Upt_{TK}	=	$Upt_{HWZ} \times e^{0,154\,d}$
	=	tiefen- und zeitkorrigierter Uptake (%)
Upt_{HWZ}	=	zeitkorrigierter Uptake (%)
0,154	=	linearer Schwächungskoeffizient für ^{99m}TC
d	=	Lymphknotentiefe in cm

Zur Berücksichtigung der Absorption der Gewebsschicht zwischen den radioaktiv markierten Lymphknoten und der Haut bzw. Gammakamera ist es erforderlich, die Tiefe der speichernden Lymphknoten zu bestimmen. Diese Lymphknotentiefenbestimmung erfolgt mit der SPECT (Single Photon Emission Computet Tomography).

Nach 60 Minuten Belastung stellen sich i. d. R. eine inguinale und eine iliakale Lymphknotengruppe szintigraphisch dar. Über diesen Lymphknotengruppen wird je ein kleines Aktivitätsdepot zur Markierung der Kutis aufgeklebt. Nach der SPECT-Untersuchung werden Transversalschnitte rekonstruiert und auf diesen der Lymphknotenhautabstand inguinal und iliakal seitengetrennt bestimmt (Abb. 3.2.2). Zur Berechnung des regionalen Uptake inguino-iliakal werden die einzelnen Lymphknotengruppen mit separaten ROI's (region of interest) ausgewertet und die Ergebnisse addiert (10).

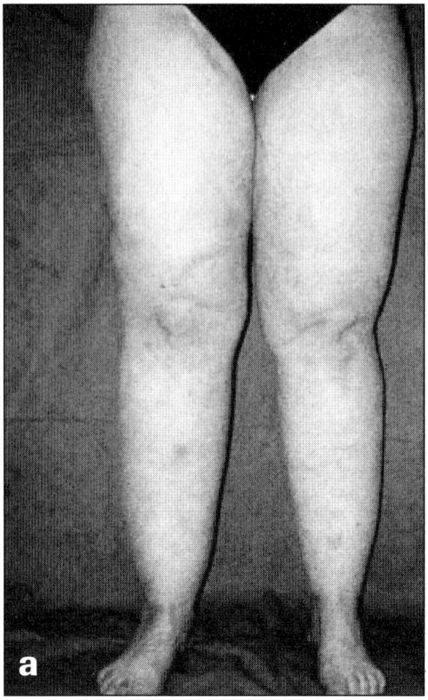

a

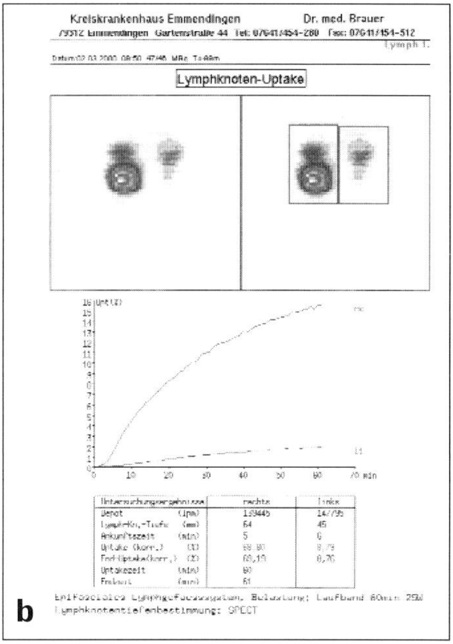

b

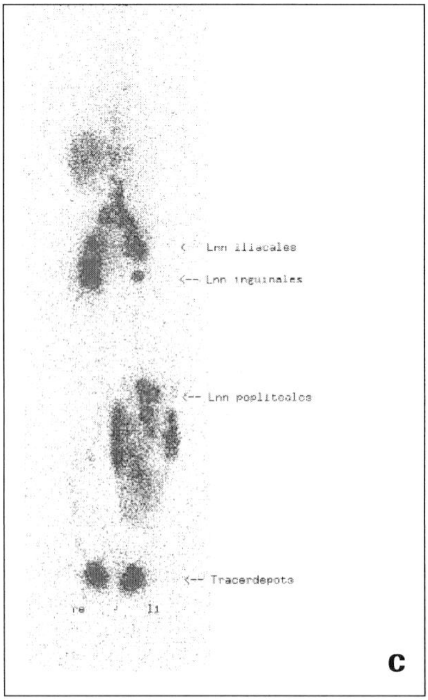

c

Abb. 3.2.1: 33-jährige Patientin.
a) Lipödem rechts, sekundäres Lipo-Lymphödem links nach inguinaler Lymphknotenexstirpation.
b) Funktionslymphszintigraphie mit Laufbandergometerbelastung, Uptake-Kurven. Ausgeprägte Erhöhung des regionalen inguinoiliakalen Lymphknoten-Uptakes rechts bei Lipödem. Links erniedrigter Uptake bei sekundärem Lipo-Lymphödem.
c) Statisches Lymphszintigramm. Lymphkollektoren im Bereich des Unter- und Oberschenkels des Lymphszintigramm. Rechts regelrechte Darstellung inguinaler und iliakaler Lymphknoten sowie spärlicher Kollektoren im Bereich des Unter- und Oberschenkels. Links verminderte Anzahl inguinaler Lymphknoten nach Lymphknotenexstirpation. Ausgedehnte flächige Mehrbelegung im Bereich des Unterschenkels bei Dermal back flow sowie zusätzliche Darstellung poplitealer Lymphknoten.

Statische Lymphszintigraphie

Die statische Lymphszintigraphie wird als ventrale Ganzkörperszintigraphie durchgeführt. Gleichwertig ist selbstverständlich auch eine Teilkörperszintigraphie, bei der allerdings sichergestellt werden muss, dass das Lymphgefäßsystem von den Tracerdepots bis zum Venenwinkel lückenlos dargestellt wird (Abb. 3.2.1c).

Ergebnisse

Bei normaler Funktionslymphszintigraphie des epifaszialen Lymphgefäßsystems liegt die normale Ankunftszeit des Tracers in den regionalen inguino-iliakalen Lymphknoten bei maximal fünf Minuten. Eine Verlängerung bedeutet eine Lymphtransportstörung. Eine normale Ankunftszeit schließt allerdings ein Lymphödem nicht aus.

Die Bestimmung des regionalen Lymphknoten-Uptakes erfolgt nach 60 Minuten Belastung. Uptake-Werte über 12 % gelten noch als normal. Eine Seitendifferenz bis 20 % hat bei unauffälligem klinischen Befund keine diagnostische Bedeutung (4).

Ein normales qualitatives Lymphszintigramm stellt i. d. R. die Lymphkollektoren als abgrenzbare bandartige Radioaktivitätsanreicherungen dar, wobei eine Aussage über Lumen und Anzahl der Kollektoren nicht möglich ist. Die Lymphknoten zeigen sich als umschrieben fokale oder konfluierende Radioaktivitätsanreicherungen unterschiedlicher Größe, ohne dass sich daraus eine genauere Beurteilbarkeit der Größe und Struktur ergibt. Die Darstellung poplitealer Lymphknoten ist nicht als pathologisch zu werten.

Insbesondere bei ausgeprägteren Lymphödemformen kommt es zu einer rarifizierten Darstellung von Lymphkollektoren und Lymphknoten. Häufig bestehen Seitenunterschiede. Flächige Radioaktivitätsanreicherungen in den Extremitäten sind bei einem Dermal back flow zu beobachten, der durch Abflussstörung und Klappeninsuffizienz bedingt ist (Abb. 3.2.1 c). Größere Aktivitätsdepots finden sich in Lymphocelen.

Methodenbewertung

Durch zunehmende Standardisierung der Methode auf hohem Niveau ließ sich in den letzten Jahren der Informationsgewinn dieser Methode weiter verbessern, sodass man sich i. d. R. auf die Untersuchung des epifaszialen Lymphgefäßsystems beschränken kann.

Nicht reproduzierbare oder diskrepante lymphszintigraphische Befunde sind häufig methodisch bedingt. Bei der Injektion des radioaktiven Tracers in die Subkutis kann es zu akzidentieller intravenöser Injektion kommen, diese ist durch Aspiration nicht zuverlässig zu vermeiden, tritt jedoch sehr selten auf. Intravenöse Injektionen lassen sich sofort und gut erkennen, wenn die Bestimmung der injizierten Aktivität nicht als Spritzenmessung erfolgt sondern als Kameramessung des injizierten Depots; die punktierte Vene ist dann deutlich zu erkennen.

Nur die kontinuierliche seitengetrennte Messung des regionalen inguino-iliakalen Lymphknoten-Uptakes (bzw. axillären Uptakes) erlaubt, Belastungsfehler zu erkennen.

So hat sich gezeigt, dass so scheinbar gleichmäßige und kontrollierte Belastungsformen wie die Fahrradergometerbelastung (aktiv) und die Pedalometerbelastung (passiv) sowie selbstverständlich die aktive Fußbewegung nicht selten ungleichmäßig waren, da während der Belastung unterschiedliche Bewegungsmuster in den betroffenen Ge-

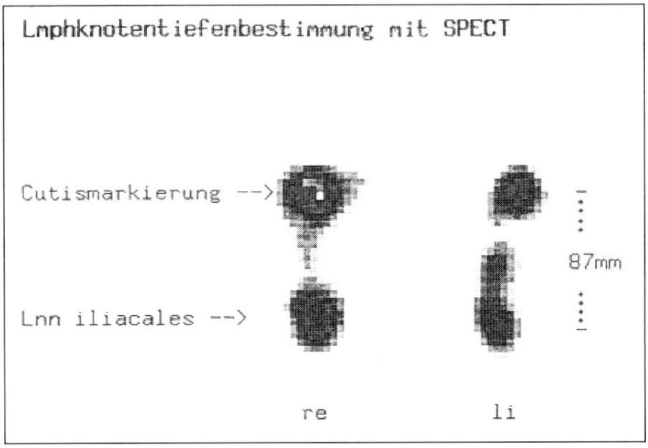

Abb. 3.2.2: SPECT-Transversalschnittdarstellung zur Lymphknotentiefenbestimmung.

lenken und unterschiedliche Belastungen der beteiligten Muskelgruppen auftreten können. Lediglich die Belastung mit dem Laufbandergometer ist immer zuverlässig und führt zu harmonisch ansteigenden Belastungskurven (6, 8, 10). Diese Zuverlässigkeit erlaubt, bei der Laufbandbelastung auf die kontinuierliche Uptake-Erfassung zu verzichten, wenn ein entsprechendes Equipment nicht vorhanden ist. Erkauft wird eine derartige Vereinfachung allerdings mit dem Verzicht auf die Ermittlung der Transportzeit, was im klinischen Alltag allerdings in den meisten Fällen toleriert werden kann. Unumgänglich ist allerdings das kontinuierliche und gleichmäßige Gehen, wie eine Untersuchung, bei der die Gehbelastung absichtlich gestört wurde, gezeigt hat. Erforderlich ist auch eine pünktliche Uptake-Messung nach 60 Minuten, da im ansteigenden Kurvenverlauf gemessen wird. Eine frühere Uptake-Messung (nach 30 Minuten) führt zu einer schlechteren Trennschärfe bei Grenzbefunden (6).

Zwei unterschiedliche Methoden der Lymphknotentiefenbestimmung bzw. Absorptionskorrektur zur Berücksichtigung der Schwächung durch das darüber liegende Weichteilgewebe wurden von Mostbeck, Partsch et al. (Transmissions-Emissionszintigraphie) (12) und Weissleder et al. (Sonographie) (2) in den 80er Jahren vorgestellt. Die Einführung der SPECT (Single Photon Emission Computet Tomography, einer nuklearmedizinischen Computertomographie) ermöglicht jetzt die direkte Darstellung der speichernden Lymphknoten und die Bestimmung des Lymphknotenkutisabstandes. Die bisherige vorwiegend benutzte indirekte Lymphknotentiefenbestimmung mittels der Sonographie hat sich in einer Vergleichsuntersuchung zwischen Sonographie und SPECT als relativ unzuverlässig erwiesen, sodass diese Methode nicht mehr uneingeschränkt empfohlen werden kann. Die mit SPECT nachgewiesenen Lymphknotentiefen liegen bis zu annähernd drei Halbwertsschichtdicken im Iliakalbereich bzw. eine Halbwertsschichtdicke im Inguinalbereich. Im ungünstigsten Fall kann also nur noch ein Achtel der tatsächlich gespeicherten Radioaktivität gemessen werden. Daraus ergibt sich, dass der häufig geübte Verzicht auf eine Absorptionskorrektur zu falschen Untersuchungsergebnissen führen muss und somit unakzeptabel ist (10). Die mit der SPECT-Methode ermittelten Lymphknotentiefen liegen im Schnitt tiefer als bei der Sonographie, die Gewebsabsorption ist somit höher, als bei bisherigen Untersuchungen berechnet. Das hat zur Folge, dass sich die Messwerte und damit die Grenzen des pathologischen Bereiches und der Bereich der Normwerte zwangsläufig etwas erhöhen müssen, wobei nach unseren Erfahrungen die Grenze bei ca. 14 % liegt.

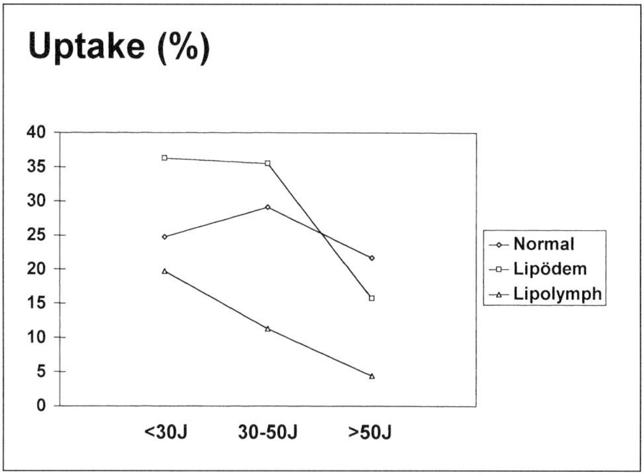

Abb. 3.2.3: Altersbezogener regionaler Lymphknoten-Uptake der Beine bei Lipödem und Lipolymphödem.

Lipödem- und Lipo-Lymphödempatientinnen unterscheiden sich allerdings von Patienten mit Lymphödemen und sonstigen Lymphödemkombinationsformen. Eine retrospektiv durchgeführte Auswertung von Funktionslymphszintigraphien der Beine zeigte bei Lipödempatientinnen zwar einen durchschnittlichen regionalen Uptake-Wert, der nur unwesentlich über den Normalwerten lag; bei der altersbezogenen Auswertung jedoch lagen die Werte in der jüngeren und mittleren Altersgruppe (bis 50 Jahre) deutlich über und in der Altersgruppe über 50 Jahren unter den Werten des Normalkollektivs. Beim Lipo-Lymphödem befinden sich in allen Altersgruppen Patienten mit eindeutig erniedrigten Uptake-Werten; in der Altersgruppe bis 30 Jahre weisen allerdings zahlreiche Patientinnen normale bis hoch normale Werte auf, was mit Einschränkungen auch noch für die Altersgruppe von 31 bis 50 Jahren gilt (Abb. 3.2.3) (11).

Diese Altersabhängigkeit erklärt die widersprüchlichen Ergebnisse bisheriger lymphszintigraphischer Untersuchungen, bei denen keine Altersdifferenzierung vorgenommen wurde. Die Erhöhung der Uptake-Werte bei den jungen Lipödempatientinnen deutet auf eine erhöhte lymphpflichtige (Wasser-) Last mit entsprechender Adaptation des

Lymphtransportes. Die Befunde sprechen somit gegen eine relevante Einschränkung der Transportkapazität in dieser Altersgruppe. Die Ödementstehung könnte eher durch ein Overloading ansonsten normaler Lymphgefäße verursacht sein (14). Auch für eine lokale Lymphabflussstörung im Bereich der Fettgewebsvermehrung supramalleolär gibt es funktionslymphszintigraphisch keinen Nachweis (15). Der steile Abfall der Uptake-Werte mit zunehmendem Alter passt zur klinischen Beobachtung, dass unbehandelte Lipödeme in Lipo-Lymphödeme übergehen können (16) infolge einer Erschöpfung des Lymphtransportes.

Die z. T. hohen Uptake-Werte bei jungen Lipo-Lymphödempatientinnen deuten ebenfalls auf eine ausgeprägte chronisch vermehrte lymphpflichtige Last, die jedoch trotz hoher Lymphtransportfunktion nicht vollständig abtransportiert werden kann. Es liegt somit eine Variante der Insuffizienzkombinationsform vor.

Die subfasziale Funktionslymphszintigraphie spielt in der Diagnostik des Lymphödems keine wesentliche Rolle. Die Injektion des Tracerdepots in die Fußsohlenmuskulatur gelingt nicht immer zuverlässig. Die deshalb geübte Methode, mehrere Depots zu setzen, weil man davon ausgeht, dass ein Lymphabfluss aus Einzeldepots nicht gewährleistet ist, verhindert eine quantitative Auswertung. Eine Alternative bietet die Tracerinjektion in die Wadenmuskulatur (12). Die Lymphabflussszintigraphie erreicht ebenfalls nicht die Sensitivität der Funktionslymphszintigraphie des epifaszialen Lymphgefäßsystems, wie von Mostbeck/Partsch et al. 1985 gezeigt werden konnte. Es handelt sich dabei um die einzige Studie, in der beide Methoden kombiniert mit einer suffizienten Tiefenkorrektur verglichen wurden (12).

Indikationen

Die Funktionslymphszintigraphie kann wichtige Informationen zur Differenzierung des Lipödems vom Lipo-Lymphödem liefern unter der Voraussetzung, dass der klinische Befund und die Altersdynamik der Krankheitsbilder berücksichtigt werden. Keine Indikation für die Funktionslymphszintigraphie ist die Beurteilung des manifesten Lymphödems, das klinisch diagnostiziert werden kann. Weitere Einsatzgebiete sind klinisch unklare Fälle (Frühformen) und die Beurteilung der klinisch unauffälligen Gegenseite bei einseitigem Lymphödem, Erfassung bzw. Ausschluss iatrogener Schäden am Lymphgefäßsystem und die prä- und postoperative Untersuchung bei mikrochirurgischen Eingriffen am Lymphgefäßsystem. Zusätzlich lässt sich der Therapieeffekt physikalischer Behandlungsmethoden objektivieren.

Referenzen

(1) Mostbeck A., Partsch H.: Quantitative lymphography in lymphoedema: In: Bollinger A., Partsch H., Wolfe J.H.N (eds.) The initial lymphatics. Thieme Verlag Stuttgart-New York 1985, 123-130

(2) Weissleder H., Weissleder R.: Lymphedema: Evaluation of qualitative and quantitative lymphoscintigraphy in 238 patients. Radiology 1988; 167: 729-735

(3) Weissleder H.: Zwei schonende Methoden der Lymphgefäßdiagnostik. Herz u. Gefäße 1990; 10: 8-16

(4) Weissleder H.: Quantitative Lymphszintigraphie. In: Weissleder H., Schuchhardt C. (Hrsg). Erkrankungen des Lymphgefäßsystems, Viavital Verlag, Köln 2000, 70-77
(5) Tiedjen K.U., Marees A.D.: Isotopen-Lymphographie: Versuch einer praxisgerechten Meßwert-Standardisierung. In: Baumeister R.GH., Clodius L., Földi E.. (Hrsg) Lymphologica-Jahresband 1990. Medikon, München 1990, 14-19
(6) Brauer W.J.: Lymphszintigraphie – Diagnostik mit dem Laufbandergometer. Lymphol 1996; 20: 87-89
(7) Tiedjen K.U., Heimann K.-D., Knorz S.: Radiologische Diagnostik bei Gliedmaßenschwellungen. In: Földi M., Kubik S. (Hrsg). Lehrbuch der Lymphologie, Gustav Fischer Verlag, Stuttgart-Jena-Lübeck-Ulm 1998, 405-427
(8) Brauer W.J.: Lymphszintigraphische Qualitätsstandards bei der Lymphödemdiagnostik. LymphForsch 2, 1998: 87-91
(9) Nachtigall D.: Physikalische Grundlagen für Dosimetrie und Strahlenschutz, Thieme Verlag, Stuttgart-New York 1970, 82-83
(10) Brauer W.J., Hamid H.: Optimierte Schwächungskorrektur bei der Funktionslymphszintigraphie. LymphForsch 3 (2) 1999: 61-64
(11) Brauer W.J.: Altersbezogene Funktionslymphszintigraphie beim Lipödem und Lipolymphödem. LymphForsch 4 (2) 2000: 74-77
(12) Mostbeck A., Partsch H., Kahn P.: Quantitative Isotopenlymphographie. In: Holzmann, Altmeyer, Hör., Hahn (Hrsg). Dermatologie und Nuklearmedizin, Springer Verlag, Berlin-Heidelberg 1985, 426-431
(13) Ruehm S.G., Corot C., Debatin J.F.: Interstitial MR Lymphography with a Conventional Extracellular Gadolinium-based Agent: Assessment in Rabbits. Radiology 2001; 218: 664-669
(14) Gold, R.: Das Lipödem – Krankheit oder Fehlanlage? Lymphol 1996; 20: 73-75
(15) Brauer W.J.: Lymphszintigraphische Besonderheiten beim Lipödem? LymphForsch 2 (1997) 96-99
(16) Földi M., Kubik S.: Lehrbuch der Lymphologie (4.ed). Stuttgart-Jena-New York: Fischer 1999: 345-351

3.3 Mikrolymphographie

B. R. Vesti

Zusammenfassung

Die Fluoreszenz-Mikrolymphographie erlaubt die Darstellung der kutanen Lymphkapillaren, wobei neben der Beurteilung der Morphologie des Lymphkapillarnetzes auch direkte Rückschlüsse auf die Dynamik des Lymphtransportes möglich sind.

In der im Folgenden dargestellten Untersuchung wurden die kutanen Lymphkapillaren bei Patientinnen mit Lipödem (1, 2, 3) mittels Fluoreszenz-Mikrolymphographie am betroffenen Unterschenkel und Oberschenkel sowie am vom Lipödem ausgesparten Fußrücken analysiert und mit denjenigen von gesunden Probandinnen verglichen.

Die morphologische Auswertung ergab das Vorliegen von multiplen sackförmigen und zum Teil fusiformen Mikroaneurysmen der Lymphkapillaren an den vom Lipödem betroffenen Hautarealen. Bei gesunden Probandinnen und an den vom Lipödem nicht betroffenen Hautarealen kommen diese Mikroaneurysmen praktisch nicht vor.

Bisher wurden Aneurysmen der Lymphkapillaren bei keiner anderen Erkrankung beschrieben.

Einleitung

Die Lymphkapillaren der Haut können mittels Fluoreszenz-Mikrolymphographie dargestellt werden (4). Diese minimal invasive Technik wurde bereits verwendet, um Krankheiten wie das primäre und sekundäre Lymphödem (5, 6, 7), die chronisch venöse Insuffizienz (8), Sklerodermie (9) und die Psoriasis (10) zu untersuchen. Der verminderte Lymphabfluss in die tiefer gelegenen Lymphgefäße führt zu einer erhöhten Ausbreitung des FITC (Fluoro-Iso-Thio-Cyanat)-Dextrans im oberflächlichen Lymphkapillarnetz (4), hingegen findet sich bei der chronisch venösen Insuffizienz (8) und der Sklerodermie (9) eine lymphatische Mikroangiopathie mit Obliteration der Kapillaren. Eine Aplasie oder Hyperplasie der Lymphkapillaren ist typisch für das kongenitale Lymphödem (11). Nach Darstellung der Lymphkapillaren mittels Fluoreszenz-Mikrolymphographie ist es möglich den mikrolymphatischen Druck direkt zu messen (12,13) und Flussgeschwindigkeiten zu bestimmen (14).

Die Ätiologie und Pathogenese des Lipödems sind immer noch nicht vollständig geklärt. Der Lymphtransport vom subepidermalen Kompartiment ist normal oder nur geringgradig eingeschränkt (17, 18). Das Ziel der vorliegenden Studie war es, die Morphologie und Funktion der Lymphkapillaren beim Lipödem zu untersuchen.

Patienten und Probanden

In die vorliegende Studie wurden zwölf Patientinnen (mittleres Alter 43,7 Jahre) mit typischem Lipödem der unteren Extremitäten und zwölf gesunde Probandinnen (mittleres Alter 34,6 Jahre) eingeschlossen. Die Diagnose des Lipödems wurde bei sieben Patientinnen allein aufgrund der Klinik gestellt, bei fünf Patientinnen wurde zusätzlich eine Magnetresonanz-Tomographie durchgeführt, welche die typische Vermehrung des subkutanen Fettgewebes zeigte (15). Aufgrund der klinischen Untersuchung und der Duplexuntersuchung wurden andere häufige Ursachen von Beinschwellungen ausgeschlossen. Patientinnen mit chronisch venöser Insuffizienz, erhöhten Blutkreatininwerten oder Hypalbuminämie wurden nicht in die Studie aufgenommen.

Bei vier Patientinnen waren nur die Unterschenkel vom Lipödem betroffen, sieben Patientinnen zeigten die typischen Veränderungen am Unter- und Oberschenkel und bei einer Patientin war das Lipödem nur an den Oberschenkeln lokalisiert.

Fluoreszenz-Mikrolymphographie

Die Technik der Fluoreszenz-Mikrolymphographie wurde von Bollinger et al (4) ausführlich beschrieben. Das Grundprinzip der Mikrolymphographie beruht darauf, dass großmolekulare Stoffe auf dem Lymphweg aus dem Interstitium abtransportiert werden. Als lymphpflichtige großmolekulare Substanz werden Dextrane mit einem mittleren Molekulargewicht von 150.000 subepidermal injiziert. Sichtbar gemacht wird die

Substanz durch Koppelung an fluoreszierendes FITC (Fluoro-Iso-Thio-Cyanat). Unter mikroskopischer Kontrolle wird die Nadelspitze (Außendurchmesser 0,2 mm) subepidermal platziert und ein Farbstoffdepot von 0,01 ml gesetzt. Von diesem Depot ausgehend füllt sich rasch ein retikuläres Netzwerk von Lymphkapillaren, wobei beim Gesunden die mittlere Ausdehnung des Farbstoffes nach 10 Minuten bei 7 bis 8 mm liegt (5).

In der vorliegenden Studie wurden mittels Fluoreszenz-Mikrolymphographie die Lymphkapillaren am Fußrücken, am Malleolus medialis sowie am ventralen Oberschenkel, 15 cm oberhalb des Patellaoberrandes, dargestellt. Die Ausdehnung des Farbstoffes wurde 10 Minuten nach Injektion gemessen, die Evaluation der Kapillarmorphologie erfolgte off-line. Falls ein Segment einer Lymphkapillare den Durchmesser des normalen Gefäßes mindestens um das Doppelte übertraf, wurde dies als Aneurysma beschrieben. An allen drei Lokalisationen wurde die Gesamtzahl der Aneurysmen pro dargestelltes Lymphkapillarnetz gezählt.

Statistik

Die statistische Analyse erfolgte an einem Personal Computer (Compaq Deskpro 4000 p II) mittels einem Statistikprogramm (Stat View II). Für statistische Vergleiche wurde der ungepaarte t-test verwendet. Das Ethische Komitee des Universitätsspitals Zürich hat das Protokoll gutgeheißen.

Resultate

Durchmesser der Kapillaren und Ausdehnung des Lymphkapillarnetzes

Der mittlere Durchmesser der Lymphkapillaren sowie die mittlere Farbstoffausdehnung im oberflächlichen Lymphkapillarnetz am Oberschenkel, am Malleolus medialis und am Fußrücken bei den Probandinnen und den Patientinnen zeigt keinen statistisch signifikanten Unterschied (s. Tab. 3.3.1).

Tab. 3.3.1: Mittelwerte und Standardabweichungen der Lymphkapillardurchmesser (μm) und der Farbstoffausdehnung im oberflächlichen Lymphkapillarnetz (μm)

Lokalisation	Gesunde (n=12)		Lipödem (n=12)	
	Kapillar-durchmesser (mm)*	Lymphkapillar-netz (mm)+	Kapillar-durchmesser (mm)*	Lymphkapillar-netz (mm)+
Oberschenkel	50.0 ± 5.6	3.8 ± 0.8	53.3 ± 19.5	6.7 ± 3.5
Malleolus medialis	49.0 ± 5.1	5.6 ± 1.1	48.7 ± 22.1	5.8 ± 4.7
Fußrücken	46.6 ± 21.1	5.2 ± 1.3	51.1 ± 4.6	5.7 ± 2.0

*,+: Kein statistischer Unterschied zwischen den Patientinnen und Kontrollen an allen drei Lokalisationen ($p>0.05$)

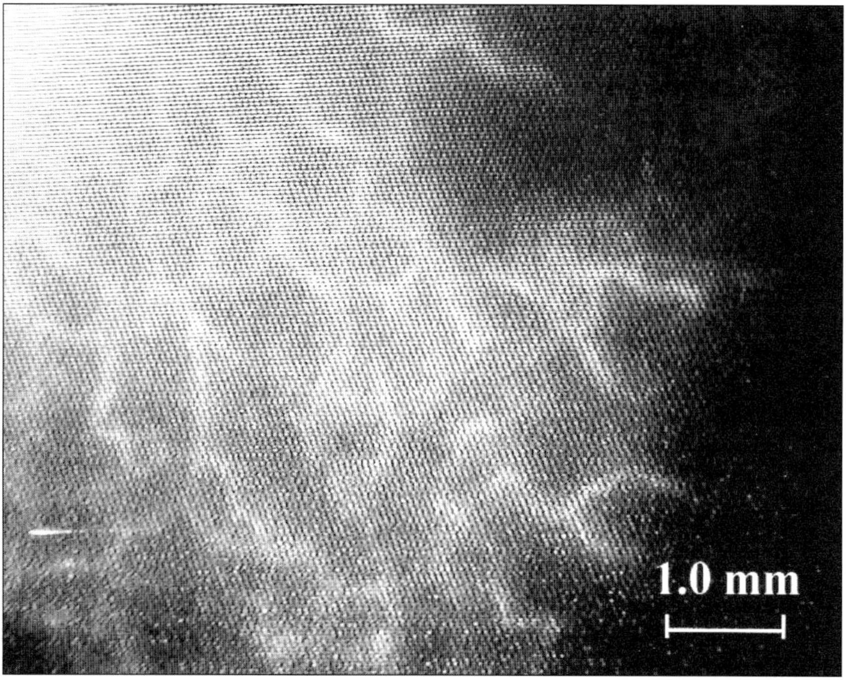

Abb. 3.3.1: Fluoreszenz-Mikrolymphographie beim Gesunden. Es stellt sich ein regelmäßiges oberflächliches Lymphkapillarnetz dar.

Morphologie des Lymphkapillarnetzes

Bei den Probandinnen und den Patientinnen zeigte die Fluoreszenz-Mikrolymphographie ein intaktes oberflächliches Lymphkapillarnetz an allen drei untersuchten Lokalisationen (Abb. 3.3.1).

Das retikuläre Netzwerk von Lymphkapillaren war praktisch identisch am Oberschenkel, am Malleolus medialis sowie am Fußrücken. Nur bei einer Patientin mit einer Krankheitsdauer von über zehn Jahren fanden sich multiple Obliterationen und die Farbstoffausdehnung lag mit 14 mm etwas über der Norm.

Bei allen Patientinnen fanden sich sackförmige oder fusiforme Mikroaneurysmen, die den normalen Durchmesser der Lymphkapillare um mindestens das Doppelte übertrafen (Abb. 3.3.2).

Die Wand der Lymphkapillaren erscheint nicht glatt wie bei den Gesunden, sondern zeigt Unregelmäßigkeiten und an einigen Stellen scheinen die Kapillaren fast Einschnürungen aufzuweisen mit nachfolgenden Dilatationen. Dazwischen finden sich immer wieder vollständig normale, unauffällige Kapillarsegmente. Der maximale Durchmesser eines Mikroaneurysmas bei einer Patientin betrug 240 mm (125–240 µm).

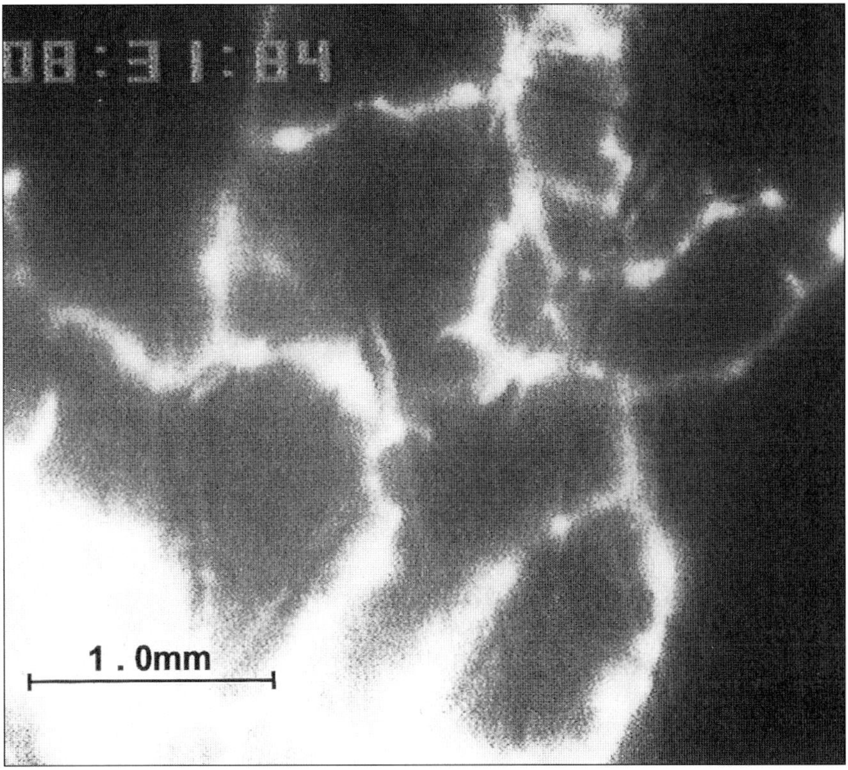

Abb. 3.3.2: Fluoreszenz-Mikrolymphographie bei einer Patientin mit Lipödem. Die Lymphkapillaren zeigen große sackförmige Aneurysmen und fusiforme, hintereinander geschaltete Dilatationen neben normalkalibrigen, unauffälligen Kapillarsegmenten.

Nur bei einer der zwölf Probandinnen konnte ein Mikroaneurysma am Oberschenkel gefunden werden. Hingegen sind Mikroaneurysmen bei den Patientinnen an den vom Lipödem befallenen Regionen ein häufiger Befund. Bei allen acht Patientinnen mit Lipödem des Oberschenkels fanden sich Mikroaneurysmen am Oberschenkel (7.9±4.7 Mikroaneurysmen pro dargestelltes Lymphkapillarnetz). Bei zehn der elf Patientinnen mit Lipödem des Unterschenkels fanden sich Mikroaneurysmen am Malleolus medialis. Nur bei zwei Patientinnen fanden sich Mikroaneurysmen am nicht betroffenen Oberschenkel und bei vier Patientinnen fanden sich diese Veränderungen am Fußrücken (s. Tab. 3.3.2).

Die mittlere Anzahl der Mikroaneurysmen am Oberschenkel betrug bei Patientinnen mit Lipödem des Oberschenkels 7,6 (2–14), jedoch nur 0,08 (0–1) beim Kontrollkollektiv. Dieser Unterschied ist statistisch signifikant ($p<0.05$). Die Anzahl Mikroaneurysmen am nicht betroffenen Fußrücken verglichen mit der Anzahl am betroffenen Oberschenkel bei den Patientinnen war ebenfalls signifikant ($p<0.05$).

Tab. 3.3.2: Prävalenz von Mikroaneurysmen der Lymphkapillaren bei Patientinnen mit Lipödem.

Lokalisation des Lipödems	**Anzahl Mikroaneurysmen (Mittelwert)**		
	Oberschenkel	Malleolus medialis	Fußrücken
Ober- und Unterschenkel (n=7)	7.9 (2–14)	7.0 (0–16)	1.0 (0–3)
Malleolus medialis (n=4)	0.5 (0–1)	5.3 (2–8)	0.3 (0–1)
Fußrücken (n=1)	6	0	0

Diskussion

Das Vorkommen von multiplen Mikroaneurysmen der Lymphkapillaren ist aufgrund der vorliegenden Untersuchung ein typischer Befund im Bereich eines Lipödems. Histologische Studien haben eine Dilatation hypodermaler Blutkapillaren, eine Fibrose der Arteriolen und eine Fibrose und Dilatation der Venulen zusammen mit der Hypertrophie und Hyperplasie der Fettgewebszellen gezeigt (19). Unsere in-vivo beobachteten Veränderungen der Lymphkapillaren sind gut vereinbar mit diesen histologischen Befunden.

Die pathophysiologische Rolle der beschriebenen Mikroaneurysmen ist noch nicht geklärt. Möglicherweise weisen die Kapillarwände der dilatierten Segmente eine erhöhte Permeabilität für Makromoleküle auf und tragen dadurch zur Bildung des Lipödems bei, derselbe Mechanismus könnte auch für die häufig beobachtete Lymphödemkomponente beim Lipödem verantwortlich sein.

Es ist nicht bekannt, ob das Vorkommen von Mikroaneurysmen der Lymphkapillaren spezifisch für das Lipödem ist. Bei verschiedensten Krankheiten wurden Mikrolymphographien durchgeführt, aber bei keiner dieser Untersuchungen wurden bisher lymphatische Mikroaneurysmen beschrieben (8, 10–13). Bei klinisch vermutetem Lipödem kann deshalb das Vorliegen von Mikroaneurysmen hilfreich in der Diagnosestellung sein.

Referenzen

(1) Allen E., Hines E.A.: Lipedema of the legs: A syndrom characterized by fat legs and orthostatic edema. Proc. Staff Mayo Clin. 15 (1940), 184-187.
(2) Rudkin G.H., Miller T.A.: Lipedema: A clinical entity distinct from lymphedema. Plast Reconstr Surg 94 (1994), 841-847.

(3) Harwood C.A, Bull R.H., Evans J. et al.: Lymphatic and venous function in lipoedema. Br J Dermatol 134 (1996), 1-6.
(4) Bollinger A., Jäger K., Sgier F. et a.l: Fluorescence microlymphography. Circulation 64 (1981), 1195-1200.
(5) Bollinger A., Fagrell B.: Clinical capillaroscopy, a guide to its use in clinical research and practice. Hogrefe and Huber, Toronto, Lewiston NY, Bern, Göttingen, Stuttgart, 1990.
(6) Pfister G., Sässeli B., Hoffmann U. et al.: Diameters of lymphatic capillaries in patients with different forms of primary lymphedema. Lymphology 23 (1990), 140-144.
(7) Mellor RH., Stanton AWB., Azarbod P. et al.: Enhanced cutaneous lymphatic network in the forearms of women with postmastectomy oedema. J Vasc Res 37 (2000), 501-512.
(8) Bollinger A., Isenring G., Franzeck U.K.: Lymphatic microangiopathy: a complication of severe chronic venous incompetence (CVI). Lymphology 15 (1982), 60-65.
(9) Leu A.J., Gretener S.B., Enderlin S. et al.: Lymphatic microangiopathy of the skin in systemic sclerosis. Rheumatology 38 (1999), 221-227.
(10) Cliff S., Bedlow A.J., Stanton AWB. et al.: An in vivo study of the microlymphatics in psoriasis using fluorescence microlymphography. Br J Dermatol 140 (1999), 61-66.
(11) Bollinger A., Isenring G, Franzeck U.K. et al.: Aplasia of lymphatic capillaries in hereditary and connatal lymphedema. Lymphology 16 (1983), 27-30.
(12) Spiegel M., Vesti B., Shore A. et al.: Pressure of lymphatic capillaries in human skin. Am J Physiol 262 (1992), H1208-H1210.
(13) Zaugg-Vesti B., Dörffler-Melly J., Spiegel M. et al.: Lymphatic pressure in patients with primary lymphedema. Microvasc Res 46 (1993), 128-134.
(14) Leu A.J., Berk D.A., Yuan F. et al.: Flow velocity in the superficial lymphatic network of the mouse tail. Am J Physiol 267 (1994), H1507-H1513.
(15) Duewell S., Hagspiel K.D., Zuber J. et al.: Swollen lower extremity: role of MR imaging. Radiology 184 (1992), 227-231.
(16) Bräutigam P., Földi E., Schaiper I. et al.: Analysis of lymphatic drainage in various forms of leg edema using compartiment lymphoscintigraphy. Lymphology 31 (1998), 43-55.
(17) Bilancini S., M Lucchi., Tucci S. et al.: Functional lymphatic alterations in patients suffering from lipedema. Angiology 46 (1995), 333-339.
(18) Partsch H., Stöberl Ch., Urbanek A. et al: Clinical use of indirect lymphography in different forms of leg edema. Lymphology 21 (1988), 152-160.
(19) Merlen J.F., Curri S.B., Sarteel A.M.: Cellulitis, a conjunctive microvascular disease. Phlebologie 32 (1979), 279-282.

3.4 Druckschmerzmessung beim Lipödem

A. Reißhauer

In der hier vorgestellten Arbeit wurde die Druckschmerzschwelle bei Lipödemen, Lymphödemen sowie Lipo-Lymphödemen untersucht. Mittels statistischer Methoden konnten aus den erhobenen Daten Aussagen über das Verhalten der Druckschmerzschwelle bei den vorgestellten Krankheitsbildern getroffen werden.

Beim Lipödem handelt es sich um eine Fettgewebsverteilungsstörung, von welcher hauptsächlich Frauen betroffen sind. Obwohl die pathophysiologischen Zusammenhänge beim Lipödem noch nicht vollständig geklärt sind, gilt eine erhöhte Empfindlichkeit gegenüber mechanischem Druck schon lange als diagnostisches Kriterium. Bisher war dieses Kriterium jedoch als reiner Erfahrungswert zu betrachten.

Für die Diagnosefindung bei den genannten Krankheiten stehen nur wenige apparative und damit objektive Möglichkeiten zur Verfügung, deren Anwendung auch im Sinne des hohen Kostenaufwandes im Vergleich zu relativ geringem Nutzen begrenzt bleiben wird. Gesicherte Kriterien für die anamnestische und durch klinische Untersuchung zu stellende Diagnose sind daher zu fordern.

Wie bei nahezu jedem menschlichen Leiden stellt der Schmerz auch bei Lymph- und Lipödempatienten einen wichtigen Krankheitsaspekt dar, der in bisherigen Untersuchungen zu diesen Krankheitsbildern jedoch noch wenig beachtet wurde. In der Literatur sind keine Studien zur näheren Analyse des Schmerzes bei beiden Krankheitsbildern zu finden.

Dies steht im Gegensatz zu praktischen Erfahrungen, die eine erhöhte Druckempfindlichkeit bei Lipödempatienten und einen häufig beschriebenen Spannungsschmerz bei Lymphödempatienten erkennen lässt.

Die Untersuchung der Druckschmerzschwelle erschien in beiden Fällen aus folgenden Gründen klinisch relevant zu sein:

1. Eine erhöhte Druckschmerzhaftigkeit gilt für das Lipödem als diagnostisches Kriterium, ohne dass dieser Sachverhalt durch geeignete Studien bislang belegt wurde.
2. Sowohl klinisch als auch pathophysiologisch bestehen zwischen Lip- und Lymphödem enge Beziehungen.

Eine geeignete Bestimmungsmethode für die Druckschmerzschwelle ist die pressure-algometry. Dies ist durch zahlreiche Studien belegt.

In dieser Arbeit wurde diese Methode der Druckschmerzschwellenbestimmung an 18 definierten Punkten der unteren Extremität angewendet (siehe Abb. 3.4.1, Messpunkte). Untersucht wurden insgesamt 39 Personen, darunter Lipödempatienten, Lymphödempatienten, Patienten mit Lipo-Lymphödem sowie eine gesunde Kontrollgruppe. Jede untersuchte Person wurde zunächst hinsichtlich der Ein- und Ausschlusskriterien überprüft, die als Bedingung für diese Studie aufgestellt wurden. Für die statistische Auswertung erwies es sich als vorteilhaft, die einzelnen untersuchten Druckpunkte zu Punktegruppen zusammenzufassen, die nach anatomischen Gesichtspunkten zusammengestellt wurden.

Die Auswertung der gewonnenen Messdaten vollzog sich unter Anwendung der statistischen Verfahren Varianzanalyse und multipler Mittelwertvergleich, welche in Bezug auf diese Studie um einige Punkte erweitert wurden. Um der großen interindividuellen Streubreite der Druckschmerzschwelle auch innerhalb einer Gruppe von Patienten mit gleichem Krankheitsbild bzw. innerhalb der gesunden Kontrollgruppe gerecht zu werden, erfolgte die Zuordnung zu Empfindlichkeitsgruppen, innerhalb derer Personen mit aus statistischer Sicht als gleich zu betrachtenden Messwerten für die Druckschmerzschwelle zusammengefasst wurden.

Neben einem Seitenvergleich der Druckschmerzschwelle, der für jede Person durchgeführt wurde, war vor allem der Vergleich der untersuchten Krankheitsbilder untereinander und mit der gesunden Vergleichsgruppe von Interesse.

Es ergaben sich signifikante Unterschiede hinsichtlich der Druckschmerzschwelle zwischen den Gruppen Gesunde/Lipödem sowie Lymphödem/Lipödem (siehe Abb. 3.4.2, Mittelwerte). Für das Lipödem konnte damit das differentialdiagnostische Kriterium »erhöhte Druckempfindlichkeit« als gültig anerkannt werden. Zur Ursache dieser Erscheinung lassen sich nur hypothetische Aussagen treffen.

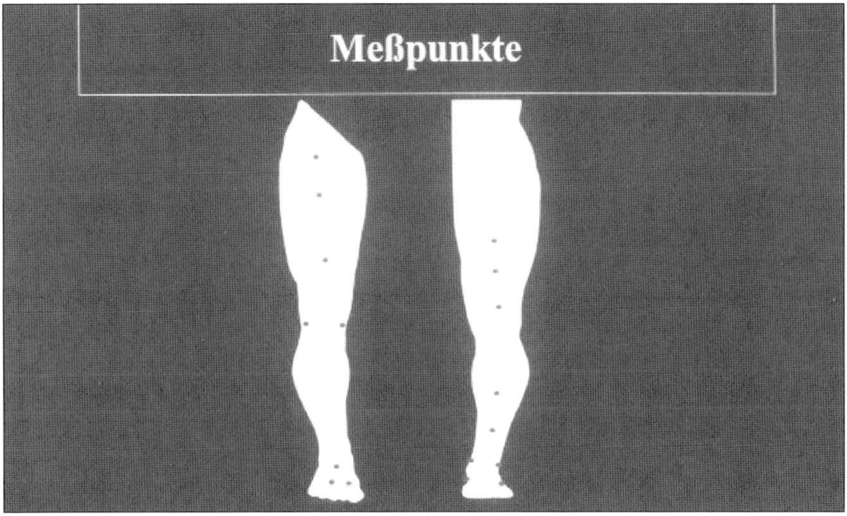

Abb. 3.4.1

Hierzu formulierte Denkansätze können folgendermaßen zusammengefasst werden:

1. Der auf die Nocizeptoren wirkende Reiz ist überschwellig.
2. Die Erregungsschwelle der Nocizeptoren ist herabgesetzt.
3. Psychische Aspekte beeinflussen die Schmerzempfindlichkeit.

Auch bei den Einzelfalluntersuchungen von einseitigem Lymphödem bzw. klinisch deutlichem Seitenunterschied ließen sich in mehreren Fällen deutliche Unterschiede erkennen. Dabei war die Tendenz zu verzeichnen, dass das von einem Lymphödem betroffene Bein eine höhere Druckschmerzschwelle aufwies. Diese Tendenz lässt sich mit den Ergebnissen des Vergleichs Gesunde/Lymphödempatienten nicht in Einklang bringen und verlangt daher nach Überlegungen, die diese Diskrepanz erklären können.

Ebenfalls zu verzeichnende signifikante Unterschiede der Druckschmerzschwelle im Seitenvergleich bei wenigen Gesunden lassen Kritik an der Wahl der Ausschlusskriterien zu.

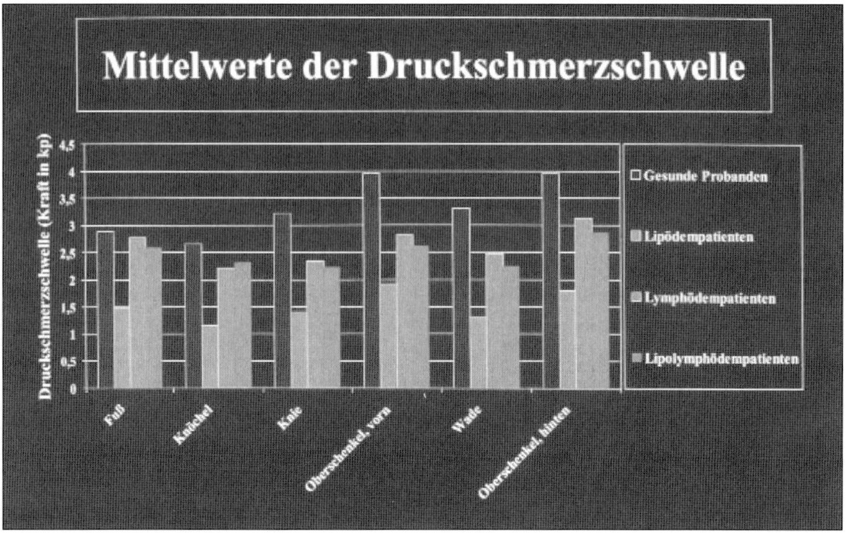

Abb. 3.4.2

Insgesamt konnte mit der vorliegenden Arbeit ein Schritt zur Erforschung des Phänomens Schmerz bei Lip- und Lymphödemen geleistet werden.

Als deutlichstes Ergebnis soll abschließend noch einmal der Beweis der Gültigkeit des differentialdiagnostischen Kriteriums »erhöhte Druckschmerzhaftigkeit« bei Lipödem hervorgehoben werden. Die Anwendung dieses Kriteriums zur Diagnosefindung ist daher weiterhin zu empfehlen, wobei der bisher geltende Erfahrungswert mit Hilfe der hier angewandten Methode objektiviert werden konnte.

Referenzen

Pötter Y.: Bestimmung der Druckschmerzschwelle bei Patienten mit Lipödem und Lymphödem der unteren Extremitäten. Dissertation. 1999. Humboldt-Universität zu Berlin. Medizinische Fakultät Charité. Klinik für Physikalische Medizin und Rehabilitation

Weiterführende Literatur:

(1) Allen E.V., Hines E.A.: Lipedema of the legs. Proc Mayo Clin 15; 1940: 184-187

(2) Anton F.: Schmerzmessung. In: Zenz M., Jurna I. (Hrsg). Lehrbuch der Schmerztherapie. Wissenschaftliche Verlagsgesellschaft, Stuttgart 1993, 35-44

(3) Földi M., Kubik S.: Lehrbuch der Lymphologie. Gustav Fischer Verlag (3. Aufl.), 1993

(4) Schmidt R.F., Thews S.: Physiologie des Menschen. Springer Verlag, Berlin-Heidelberg-New York (25. Aufl.), 1993

(5) Stallworth J.M. et al.: The chronically swollen painful extremity. A detailed study for possible etiological factors. JAMA. Vol. 228 (13) (Juni 1974): 1656-1659

(6) Wold L.E., Hines E.A., Allen E.V.: Lipedema of the legs: a syndrome characterized by fat legs and edema. Ann Intern Med 34; 1949: 1243-1250

3.5 Laser-Doppler-Flowmetrie

R. H. K. Strößenreuther

Einleitung

Veränderungen der Mikrozirkulation spielen bei den Erkrankungen des Fettgewebes eine entscheidende Rolle und bei Patientinnen mit einem Lipödem gibt es Hinweise auf entsprechende Störungen, wie z. B. die begleitenden orthostatischen Ödeme. Da bezüglich funktioneller vaskulärer Störungen beim Lipödem bislang kaum systematische Untersuchungen vorliegen, untersuchten wir mit Hilfe der Laser-Doppler-Flussmessung (LDF) in einer klinisch-experimentellen Studie die Effizienz des sog. veno-arteriellen Reflexes (VAR) (s. Abschnitt 1.2.2).

Die LDF basiert auf dem Doppler-Effekt, ist nichtinvasiv, beeinflusst nicht die Mikrozirkulation (10, 11) und ermöglicht die kontinuierliche, semiquantitative Messung des mikrovaskulären Blutflusses der Haut (3, 4, 6, 10, 7).

Wir verwendeten bei unseren Untersuchungen einen Helium-Neon-Laser der Firma Perimed (»PeriFlux System 4000«). Die Lasersonde steckte in einem durch einen doppelseitigen Klebering auf der Haut fixierten Sondenhalter. Von Erythrozyten reflektiertes Licht wird im Messgerät in ein elektrisches Signal umgewandelt, welches in Millivolt gemessen und in relativen Durchblutungseinheiten, sogenannten »Perfusion Units« (PU), angegeben wird. Dieses Signal ist proportional dem Produkt aus mittlerer Erythrozytengeschwindigkeit sowie der Anzahl der Erythrozyten im Messvolumen und korreliert linear mit dem Blutfluss (10, 11).

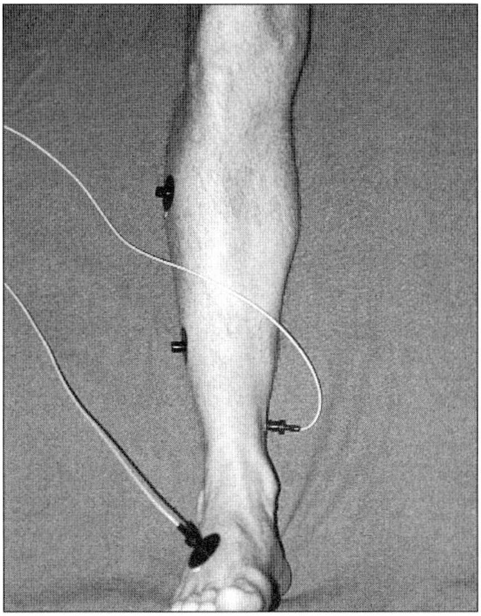

Abb. 3.5.1: Lokalisation der Messsonden (die Abbildung wurde bei den Vorversuchen angefertigt).

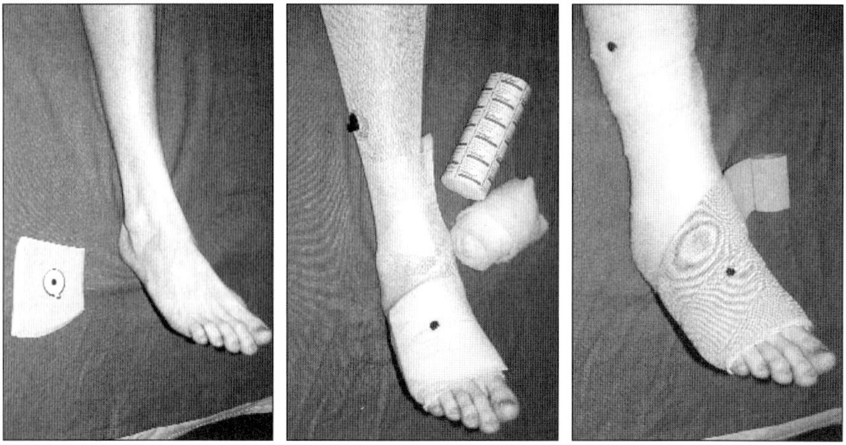

Abb. 3.5.2: Links: Komprexplatte mit Negativprofil für den Sondenhalter. Mitte: Baumwollschlauchverband als Unterlage, Fixation des Komprexteiles mit Wattebinden. Rechts: Nach Fixation und Polsterung Anlage einer Kurzzugbinde (die Abbildungen wurden bei den Vorversuchen angefertigt).

Somit dienen die erfassten Messwerte als relatives Maß des oberflächlichen, mikrovaskulären Stromzeitvolumens (3, 6, 7, 10, 11).

Die Anbringung der Sonden erfolgte am Vorfuß und am medialen Unterschenkel, da bereits einige Arbeitsgruppen bei anderen Krankheitsbildern an diesen Punkten Untersuchungen mit dem LDF durchgeführt hatten (1, 2, 3, 8) und da der Fußrücken beim Lipödem im Vergleich zum Unterschenkel gesund erscheint. Beim geringen Abstand zwischen medialem Malleolus und Fußrücken (etwa 6–8 cm) finden sich zudem keine großen Unterschiede des hydrostatischen Druckes, die eventuell die Ergebnisse verändern könnten.

Ziel der Studie war die Erfassung von Unterschieden zwischen Kontrollgruppe und Patientinnengruppe bezüglich der mittleren Durchblutung in Ruhe und Stand und v. a. den relativen Flussänderungen beim Übergang vom Liegen zum Stand (als Ausdruck des veno-arteriellen Reflexes).

Anschließend wurden dieselben Messungen nochmals bei angelegter Kompressionsbandage durchgeführt. Grundlage der Bandage war ein Baumwollschlauchverband (Tricofix®; Firma Beiersdorf), in den für die Sondenhalter kleine Aussparungen geschnitten wurden. In sog. Komprex®-Platten[3] wurde bereits im Voraus ein Negativprofil geschnitten, sodass die Sondenhalter frei lagen und keine lokalen Druckartefakte verursachen konnten. Nicht von Komprex® bedeckte Regionen an Fuß und Unterschenkel wurden mit hochgebauschter Polsterwatte (Artiflex®, Firma Beiersdorf) abgepolstert. Die eigentliche Kompression entstand durch zirkulär angelegte textilelastische Kurzzugbinden.

Bisherige Versuche, unmittelbare Auswirkungen einer Kompressionsbandage auf die Hautdurchblutung mit dem Laser-Doppler-Flowmeter zu messen (2), wurden kritisch bewertet (13, 14), da der erhöhte Druck unter dem Sondenhalter (Laplace) zu einem lokalen Druckartefakt führt (14). Durch die bereits erläuterte Aussparung für den Sondenhalter im Komprexteil und eine spezielle Wickeltechnik wurde versucht, dieses Problem zu umgehen. Zeigte sich aber nach der Messung trotzdem der rundliche Abdruck des Sondenhalters im Gewebe, wurden die entsprechenden Ergebnisse nicht in die Studie aufgenommen (dies war der Fall bei einer Patientin und einer Kontrollperson).

Kontroll- und Patientinnengruppe

Für die 20 Frauen der Kontrollgruppe und die 16 Frauen der Patientinnengruppe mit einem Lipödem im Stadium 1 oder 2 (Patientinnen der »Földi-Klinik – Fachklinik für Lymphologie – Hinterzarten«) galten folgende allgemeine Ausschlusskriterien:

- Nikotingenuss, Alkoholabusus.
- Die Einnahme vasoaktiver Medikamente (wie z. B. Kalziumkanalblocker, Nitrate, ACE-Inhibitoren etc.) oder oraler Kontrazeptiva[4].
- Arterielle Hypertonie, abnormale Orthostasereaktion bei der Aufnahmeuntersuchung (Herzfrequenz, Blutdruck).
- Erkrankungen der Arterien (Anamnese, Sicht- und Tastbefund, Pulsstatus, sog. Arm-Knöchel-Index < 1).
- Erkrankungen der Venen und/oder Lymphgefäße (Anamnese, Sicht- und Tastbefund, in Zweifelsfällen Duplex-Sonographie).
- Ein positives Stemmer-Zeichen und/oder ein ödematisierter Fußrücken.
- Ein gleichzeitig bestehendes zyklisch-idiopathisches Ödemsyndrom.
- Diabetes mellitus.
- Neurologische Erkrankungen.
- Hämoglobinkonzentration und/oder Hämatokrit außerhalb des Normbereiches.

Die Damen der Patientinnen- und der Kontrollgruppe hatten etwa den gleichen Altersdurchschnitt und es gab keinen signifikanten Unterschied des Body-Mass-Indexes (BMI) (Tab. 3.5.1).

Die Untersuchungen erfolgten stets vor Beginn der Behandlungen, um mögliche Auswirkungen der Therapie auf die Ergebnisse auszuschließen.

Da sich der veno-arterielle Reflex in der zweiten Zyklushälfte verschlechtert (9), wurden die Untersuchungen nur an den Tagen 3–10 des Zyklus der Teilnehmerinnen durchgeführt. Um eine orthostasebedingte Ödematisierung bei der Patientinnengruppe zu vermeiden, wurden alle Untersuchungen am Vormittag durchgeführt.

Für die statistische Beurteilung der Unterschiede zwischen Patientinnen- und Kontrollgruppe verwendeten wir den »Mann-Whitney-U-test« für ungepaarte Daten; für

Tab. 3.5.1: Wichtige Daten der Kontroll- und Patientinnengruppe im Vergleich.

	Kontrollgruppe	**Patientinnengruppe**
Gesamtzahl	20	16
Alter in Jahren 20-29 30-39 40-49 50-59	(21–59) 4 8 6 2	(20–57) 5 6 3 2
Durchschnittsalter	37,2	36,7
Median Alter	36	37
Durchschnitts-BMI	24,1	24,4
Median BMI	24	25

Unterschiede beim einzelnen Individuum den »Wilcoxon matched-pair signed-ranks test« für gepaarte Daten.

Unterschiede wurden ab einem p-Wert < 0,05 als signifikant bewertet, bei einem Wert < 0,005 als hoch signifikant.

Ergebnisse ohne Kompression

Am Malleolus medialis kam es bei der Kontrollgruppe nach dem Aufstehen bereits innerhalb der ersten Minute zu einer Flussabnahme auf 34 % des Ausgangswertes. Dieser Wert blieb dann über den gesamten Beobachtungszeitraum hinweg konstant. Die Ergebnisse der Kontrollgruppe entsprachen denen anderer Arbeitsgruppen bei gesunden Probanden (1, 3, 12).

Bei der Patientinnengruppe dagegen stieg die Durchblutung am selben Messpunkt zunächst auf 150 % des Ausgangswertes. Erst nach etwa zwei Minuten stellte sich eine Flussreduktion auf 91 % ein und mit einer deutlichen Verzögerung (im Vergleich zur Kontrollgruppe) wurde in durchschnittlich 153 Sekunden schließlich ein stabiler Endwert von 78 % des Ausgangswertes erreicht – der aber immer noch hoch signifikant größer war als bei der Kontrollgruppe (dort 34 %).

Am Fußrücken fielen die Unterschiede zwischen den beiden Gruppen nicht ganz so deutlich aus, waren jedoch ebenfalls noch signifikant. Während die Kontrollgruppe bereits in der ersten Minute einen Endwert von 36 % erreichte, benötigte die Patientinnengruppe durchschnittlich 132 Sekunden bis zum Erreichen eines Endwertes von 68 % des Ausgangswertes.

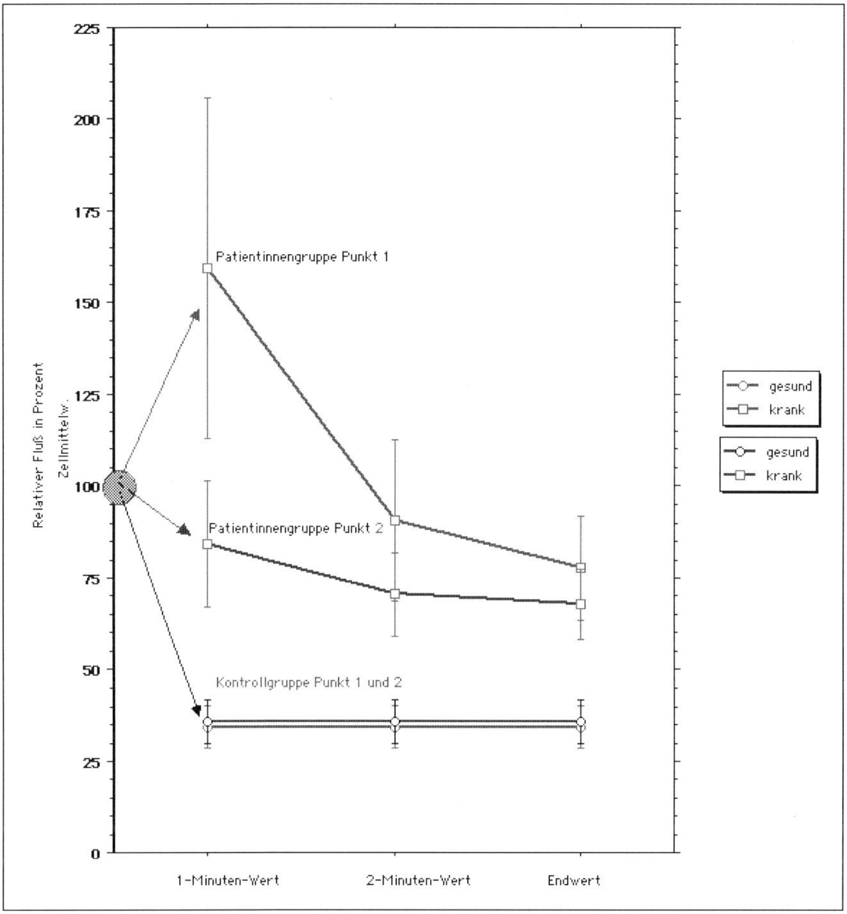

Abb. 3.5.3: Zusammenfassung der Veränderungen des relativen Blutflusses (bezogen auf einen Ausgangswert von 100 % im Liegen = Kreis auf der Ordinate) an den beiden Messpunkten zu den verschiedenen Zeitpunkten bei der Kontroll- und der Lipödemgruppe (Punkt 1 = Unterschenkel medial, Punkt 2 = Vorfuß).

Die Patientinnengruppe zeichnete sich also durch einen verzögerten und reduzierten VAR aus, wobei die Unterschiede proximal des Malleolus medialis deutlicher als am Fußrücken zu erkennen waren.

Ergebnisse mit Kompression

Die bei Orthostase gemessenen Unterschiede der relativen Flussänderungen zwischen den beiden Gruppen verkleinerten sich unter Kompression deutlich.

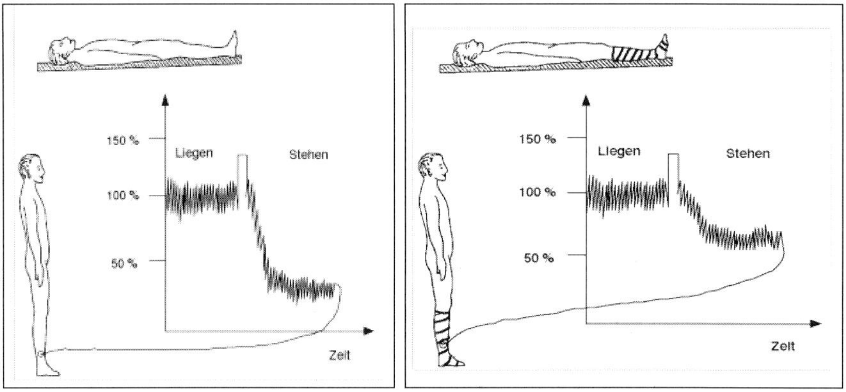

Abb. 3.5.4: Schematische Darstellungen der relativen Durchblutungsänderungen am Malleolus medialis links ohne Kompression und rechts unter Kompression bei der Kontrollgruppe. Der Ruhewert entspricht 100 %; nach dem Hinstellen zeigt sich eine deutlich geringere Flussabnahme als bei den Messungen ohne Bandage, also ein verminderter VAR. In durchschnittlich 51 Sekunden wurde nur ein Mittelwert von 77 % erreicht (ohne Bandage 34 %).

Bei der Kontrollgruppe kam es unter Kompression zur Abnahme des VAR. Der 1-Minuten-Wert fiel am Malleolus medialis innerhalb durchschnittlich 51 Sekunden von 100 % auf nur noch 77 % (ohne Bandage 34 %) und am Vorfuß auf 67 % (ohne Bandage 36 %). Wie bei den Versuchen ohne Bandage kam es dann zu keiner weiteren Durchblutungsänderung im Beobachtungszeitraum. Abbildung 3.5.4 fasst die Ergebnisse der Kontrollgruppe am Malleolus medialis schematisch zusammen.

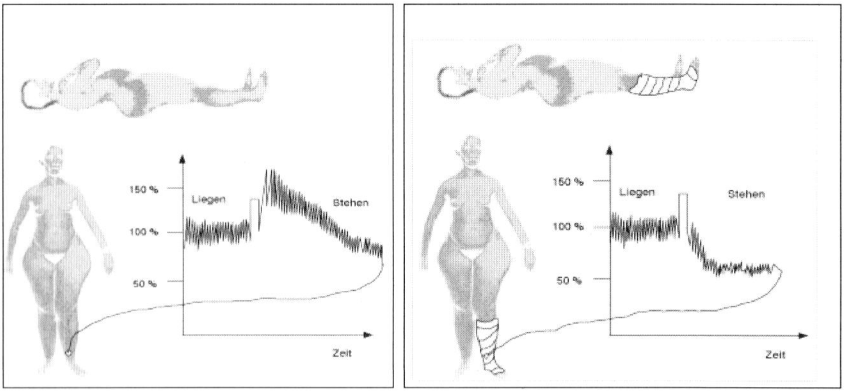

Abb. 3.5.5: Schematische Darstellungen der relativen Durchblutungsänderungen am Malleolus medialis links ohne Kompression und rechts unter Kompression bei der Gruppe der Lipödembetroffenen. Der Ruhewert entspricht 100 %, nach dem Hinstellen zeigt sich jetzt eine wesentlich deutlichere Flussabnahme, also eine Verbesserung des VAR. In der ersten Minute fiel der Fluss bereits auf 93 % des Ausgangswertes (ohne Bandage 153 %); innerhalb von zwei Minuten wurde schließlich eine durchschnittliche Flussminderung auf 61 % erreicht (ohne Bandage 84 %).

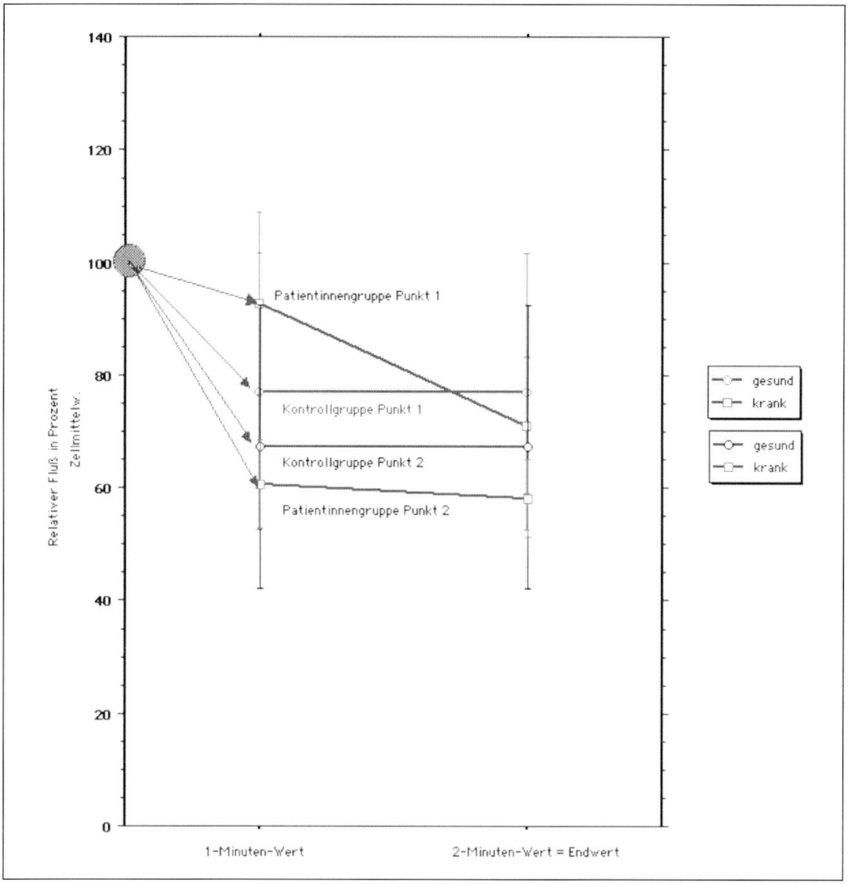

Abb. 3.5.6: Zusammenfassung der Veränderungen des relativen Blutflusses (bezogen auf einen Ausgangswert von 100 % im Liegen = Kreis auf der Ordinate) unter Kompression an den beiden Messpunkten zu den verschiedenen Messzeitpunkten (Punkt 1 = proximal des Malleolus medialis, Punkt 2 = Vorfuß).

Bei der Patientinnengruppe dagegen führte die Bandage zu einer wesentlich deutlicheren Flussminderung, also einer Verbesserung des VAR (s. Abb. 3.5.5).

Am Malleolus medialis sank der Fluss nach einer Minute auf 93 % des Ausgangswertes (ohne Bandage 159 %), nach zwei Minuten auf 61 % (ohne Bandage 84 %).

Am Vorfuß wurde nach einer Minute ein Wert von 61 % erreicht (ohne Bandage 84 %), nach zwei Minuten von 58 % (ohne Bandage 68 %). An beiden Punkten stellte sich der VAR in durchschnittlich 108 Sekunden nun auch deutlich schneller ein: Der 2-Minuten-Wert entsprach also zugleich dem Endwert.

Zusammenfassung der Ergebnisse

Die mittels der Laser-DOPPLER-Flowmetrie gewonnenen Ergebnisse dieser Arbeit zeigten deutliche, bislang nicht bekannte Störungen der kutanen Mikrozirkulation beim Lipödem. Bei Orthostase fand sich ein stark verminderter und verzögerter veno-arterieller Reflex (VAR).

Unter einer Kompressionsbandage kam es bei Lipödembetroffenen zu einer signifikanten Verbesserung des VAR; es fand sich dann kein statistisch relevanter Unterschied mehr zur Kontrollgruppe.

[3]Komprex® ist ein geschäumter Latex-Schaumstoff von besonders hoher Raumdichte (Firma Lohmann).

[4]Wenngleich Cooke et al. bei Frauen, die die »Pille« einnahmen, mit der Laser-Doppler-Methode keine Unterschiede der Durchblutungsregulation feststellen.

Referenzen

(1) Abu-Own A., Scurr J.H., Coleridge Smith P.D.: Effect of leg elevation on the skin microcirculation in chronic venous insufficiency. J. Vasc. Surg. 20 (1994) 705-710

(2) Abu-Own A., Shami S.K., Chitenden S.J., Farrah J., Scurr J.H., Smith P.D.: Microangiopathy of the skin and the effet of leg compression in patients with chronic venous insufficiency. J. Vasc. Surg. 19 (1994) 1074-1083

(3) Belcaro G, Nicolaide, A., Voltea, N., Leo, M.: Skin flow, the venoarterial response and capillary filtration in diabetics. A 3-year follow-up. Angiology 6 (1992) 490-495

(4) Caspary L.A., Creutzig A., Alexander K.: Orthostatic vasoconstrictor response in patients with occlusive arterial disease assessed by laser Doppler flux and transcutaneous oximetry. Angiology 47 (1996) 165-173

(5) Cooke J.P., Creager M.A., Osmundso, P.J., Shepher, J.T.: Sex differences in control of cutaneous blood flow. Circulation 82 (1990) 1607-1615

(6) Creutzig A.: Laser-Doppler-Fluxmetrie. In: »Gefäßkrankheiten«. Alexander K., Urban & Schwarzenberg, München-Wien-Baltimore, 1993, 13. Auflage, 261-264

(7) Franzeck U.K., Bollinger A.: Diagnostik von Mikrozirkulationsstörungen. Deutsches Ärzteblatt 30 (1993) B1505-B1509

(8) Gniadecka M., Gniadecka R., Serup J.: The effect of leg oedema and compressive bandaging on postural vasoconstriction in humans. Arch. Dermatol. Res. 283 (1991) 485-486

(9) Hassan A.A.K., Tooke J.E.: The relationship between foot swelling rate and postural vasoconstriction in man. J. Physiol. 76P (1987) 387

(10) Holloway G.A., Watkins D.W.: Laser-Doppler measurement of cutaneous blood flow. J. Invest. Dermatol. 69 (1977) 306-309

(11) Nilsson G.: Laser Doppler perfusion imaging for assessment of cutaneous microcirculation. Phlebol. 26 (1997) 87-91

(12) Pistorius M.A., Planchon B.: Évaluation des réflexes vasomoteurs posturaux des membres inférieurs chez le sujet sain. J. Mal. Vasc. 19 (1994) 126-131

(13) Sacks A.H., Ksander G., O'Neil H., Perkash I.: Difficulties in laser Doppler measurement of skin blood flow under applied external pressure. J. Rehalil. Res. Devel. 25 (1988) 19-24

(14) Vinckx L., Boeckx W.: Analysis of the pressure pertubation due to the introduction of a measuring probe under an elastic garment. Med. & Biol. Eng. & Comput. 28 (1990) 133-138

3.6 Hochauflösende (Duplex-) Sonographie

Differentialdiagnostische Abklärung des Lymph-, Lip- und Phlebödems mittels hochauflösender (Duplex-) Sonographie

M. Marshall, F.X. Breu

Phlebödem, Lipödem und Lymphödem sind – nach Ausschluss systemischer Ursachen von Ödemen – die wichtigsten Differentialdiagnosen von Ödemen der unteren Extremität.

In der vorliegenden Studie sollten in einer retrospektiven und einer prospektiven Analyse an insgesamt 100 Patienten Kriterien für die nichtinvasive Diagnostik des Lymph- und Lipödems, auch in der Abgrenzung gegenüber dem Phlebödem, erarbeitet werden.

Dabei konnte gezeigt werden, dass mit der hochauflösenden Duplex-Sonographie eine Methode zur Verfügung steht, welche nicht nur die Ursachen für ein Phlebödem rasch und sicher zu differenzieren, sondern zusätzlich Lymph- und Lipödeme in Zweifelsfällen weitgehend sicher zu diagnostizieren vermag.

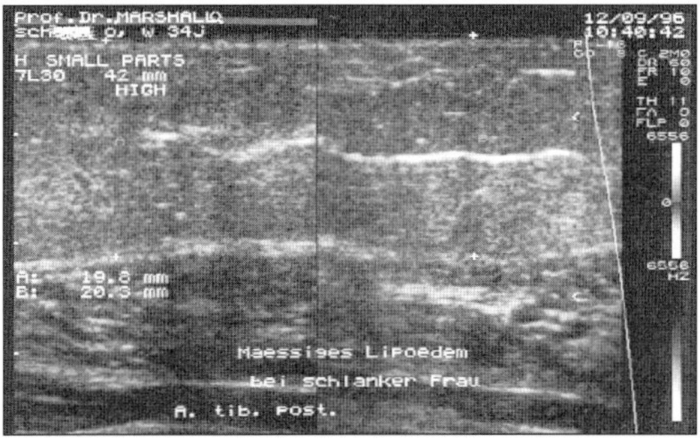

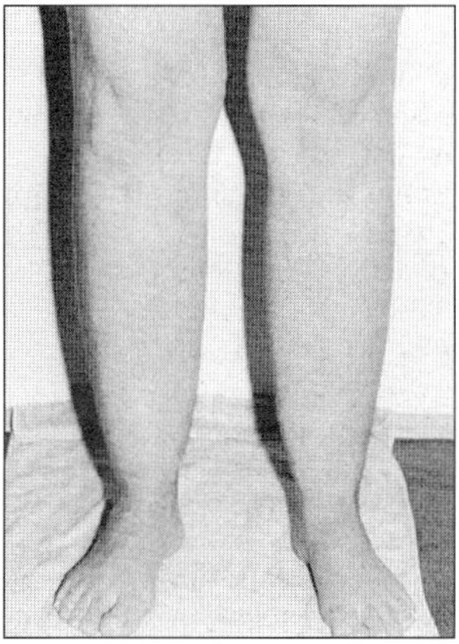

Abb. 3.6.1: Rechts: Mäßiges Lipödem bei schlanker Frau (oben: Hochauflösende Sonographie der Subkutis).

Das Vorhandensein von echolosen Spalten in der verbreiterten Subkutis konnte als ein für das Lymphödem typischer Befund ermittelt werden. Eine Abgrenzung der verschiedenen Formen des Lymphödems scheint ebenfalls möglich zu sein.

Besonders wegen des geringen zeitlichen Aufwandes sowie dem Fehlen einer Strahlenbelastung ist die Darstellung und Vermessung der Breite der Subkutis an einer definierten Stelle zur Diagnose und objektiven Kontrolle des Verlaufes und der Wirkung von Therapiemaßnahmen geeignet.

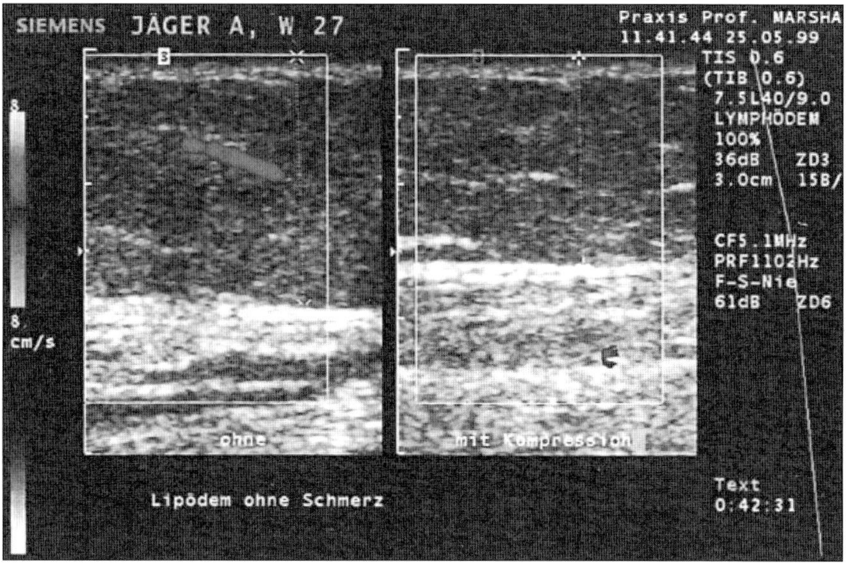

Abb. 3.6.2: Patientin, 27 Jahre: Mittelgradiges Lipödem ohne Schmerz. In der hochauflösenden Sonographie (9 MHz) deutlich verbreiterte Subkutis (18,5 mm) von gleichmäßiger, mäßig vermehrter Echogenität (links). Bei leichter Sondenkompression lässt sich die Subkutis um rund 20 % komprimieren (rechts).

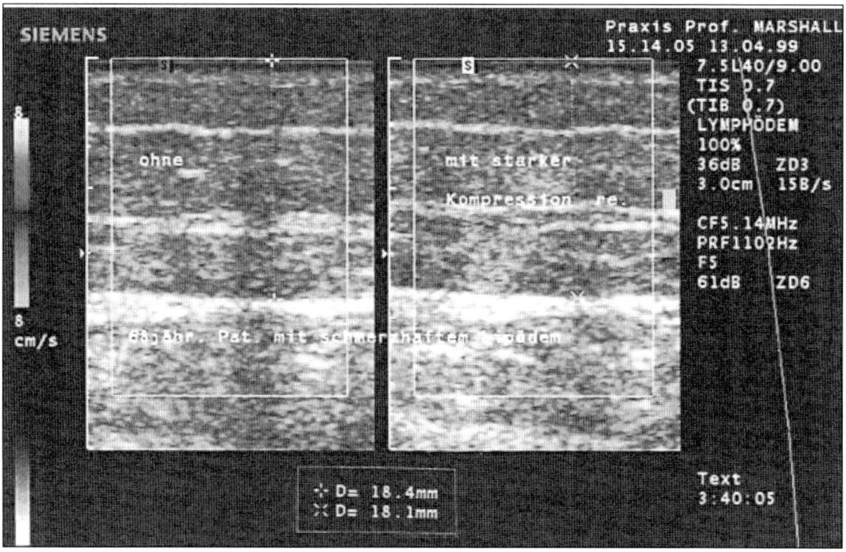

Abb. 3.6.3: Patientin, 68 Jahre: Hochauflösende Sonographie (9 MHz) der Subkutis bei schmerzhaftem Lipödem (links ohne, rechts mit Sondenkompression: fehlende Kompressibilität).

Charakteristisches Merkmal des Lipödems ist die homogene Verbreiterung der Subkutis am distalen Unterschenkel mit gleichmäßig vermehrter Echogenität und die betonte Darstellung echoreicher Septen beim Fehlen von echolosen Spalten (s. Abb. 3.6.1).

Die Prüfung der Kompressibilität der Subkutis (»Sono-Elastographie«) ermöglicht nach unseren Untersuchungen eine Unterscheidung des schmerzhaften und des schmerzlosen Lipödems (s. Abb. 3.6.2 und 3.6.3).

Diese Verfahren sind eine wesentliche Ergänzung für die klinische Untersuchung (Tab. 3.6.1) und bewähren sich besonders bei der Beurteilung von Ödemmischformen sowie bei der Zuordnung von Ödemen bei Vorliegen bedeutsamer zusätzlicher Erkrankungen.

Tab. 3.6.1

	Lymphödem	**Lipödem**	**Phlebödem**
Klinik **(typische Befunde)**	Stemmer-Zeichen; Bombierung des Fußrückens; schmerzlose, säulenförmige Unterschenkelschwellung	weibliches Geschlecht; meist Adipositas; Symmetrie; Verdickung des Unterschenkels mit Aussparung des Fußes; mitunter Schmerz	Zeichen der Phlebopathie: weitere Symptome der chron. Veneninsuffizienz; knöchelbetontes Ödem, deutl. Orthostaseabhängigkeit
Hochauflösende (Duplex-) Sonographie	Subkutis im Ödembereich: vermehrte Echogenität; Verbreiterung u. echolose Spalten - korrel. zur Ödemausprägung	Subkutis supramalleolär: deutlich verbreitert, korrell. zum klinischen Befund; vermehrte bis deutlich vermehrte Echogenität (»Schneegestöber«); betonte echoreiche Septen	Subkutis: kein spezifischer Befund; Befund der Phlebopathie: Leit-, Stammveneninsuffizienz, Thrombose, PTS (Duplex)

3.7 Zur Histologie des Lipödems

E. Kaiserling

Bei der histologischen Untersuchung der vorliegenden Gewebeprobe aus der Subkutis einer 50-jährigen Patientin mit einem Lipödemsyndrom beider Beine (s. Abb. 3.7.1 – der Fall wird ausführlich auf Seite 221 im Abschnitt 7.8.2 vorgestellt) ist man zunächst an normales und nicht an pathologisch verändertes Fettgewebe erinnert, findet aber bei genauerer Betrachtung und stärkerer Vergrößerung Veränderungen, die von einem Normalbefund abweichen.

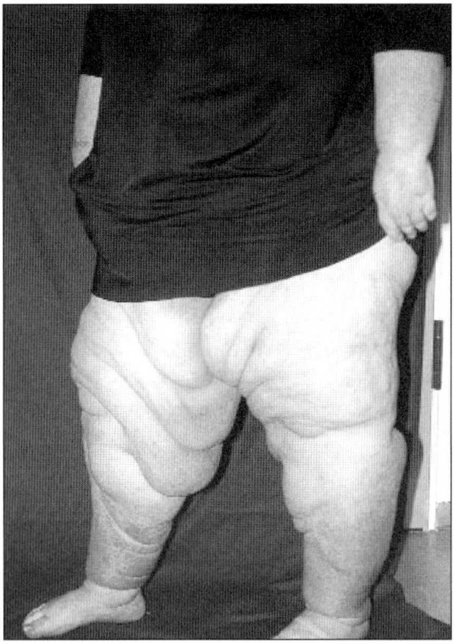

Abb. 3.7.1: 50-jährige Patientin mit einem Lipödemsyndrom beider Beine.

Die einzelne Fettzelle ist eine durchaus als nicht pathologisch veränderte, univakuoläre (Abb. 3.7.2) und teils wohl hypertrophe Fettzelle zu bezeichnen.

Insgesamt entspricht das Bild einer lokalen Fettgewebsvermehrung im Sinne einer Lipomatose. Die nachweisbaren Alterationen beziehen sich vornehmlich auf das gefäßführende Interstitium. Dieses zeichnet sich durch einen hohen Gehalt an Blutgefäßen, durch zahlreich nachweisbare Kapillaren und einzelne prominente Venolen aus. Die Gefäße exprimieren in typischer Weise die klassischen Endothelmarker wie den von Willebrand-Faktor, BMA oder Anti-CD34 (QBEND 10).

Bei starker Vergrößerung trifft man auf einzelne perivaskulär gelegene mononukleäre Zellen, die sich als CD68-positive Zellen identifizieren lassen (Abb. 3.7.3) und wohl Makrophagen darstellen.

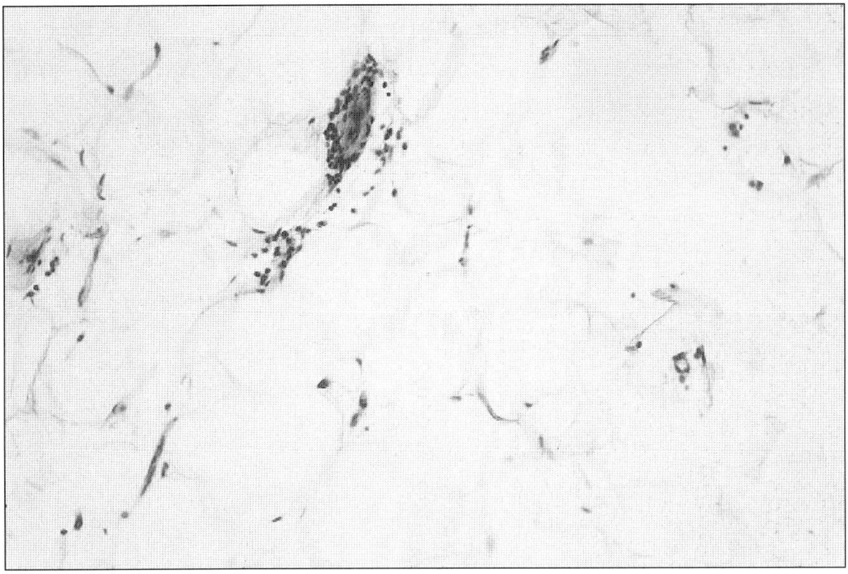

Abb. 3.7.2: Zum typischen Bild gehört ein im Wesentlichen unauffälliges Fettgewebe, in dem sich bei genauer Betrachtung zahlreiche kapilläre und venöse Blutgefäße finden, oft mit perivasaler Anhäufung mononukleärer Zellen. HE, x 20/Primärvergrößerung.

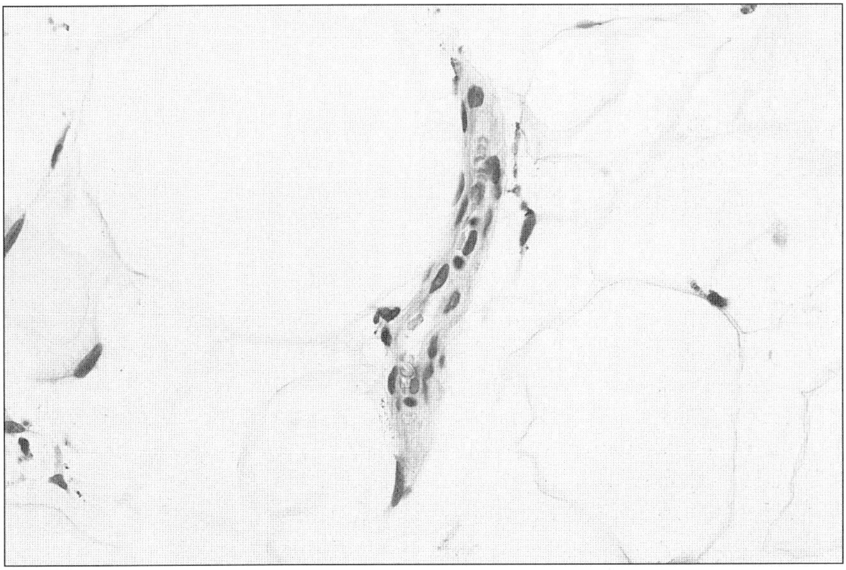

Abb. 3.7.3: Perivasale Anhäufung CD68-positiver mononukleärer Zellen, die teils Makrophagen, teils auch Fibroblasten darstellen dürften. HE, x 40/Primärvergrößerung.

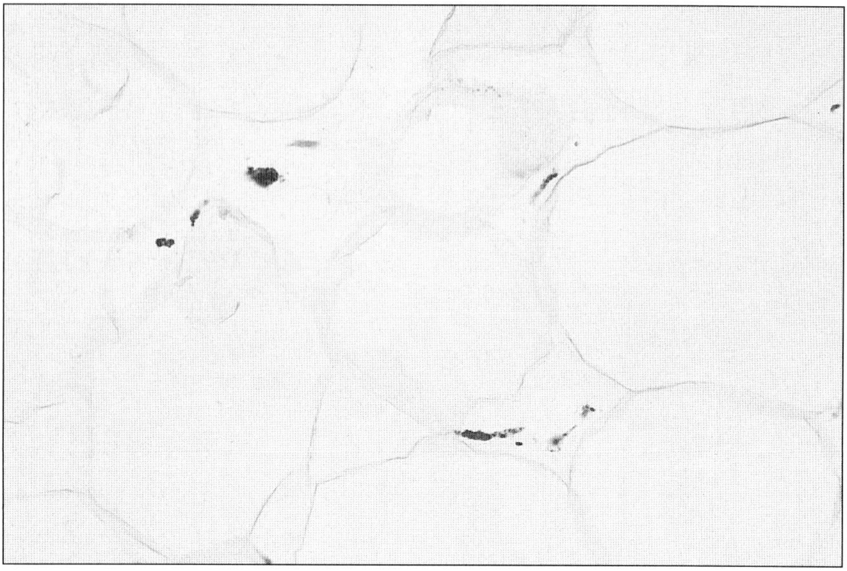

Abb. 3.7.4: Interstitielle Anhäufung CD68-positiver mononukleärer Zellen im reifen Fettgewebe. HE, x 40/Primärvergrößerung.

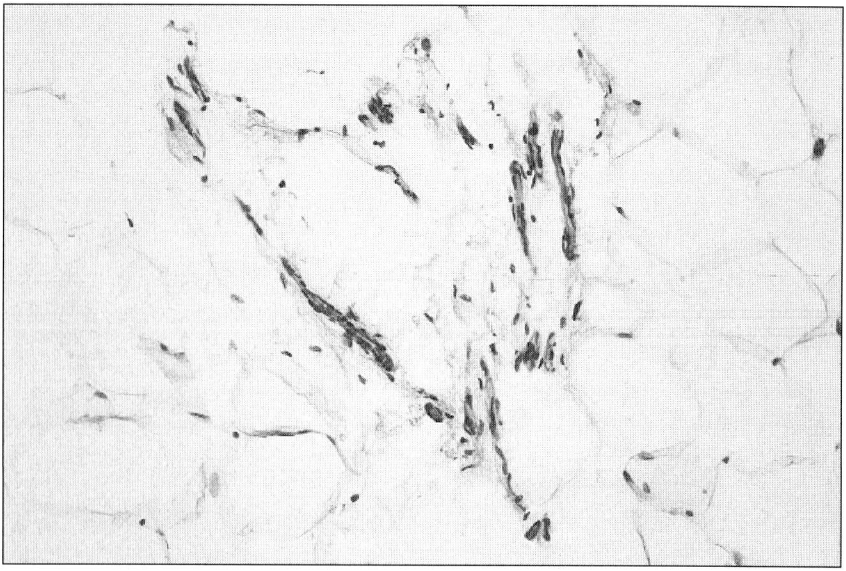

Abb. 3.7.5: Fokales Gefäßproliferat mit leichter perivasaler Fibrose und geringfügiger Anhäufung mononukleärer Zellen. HE, x 40/Primärvergrößerung.

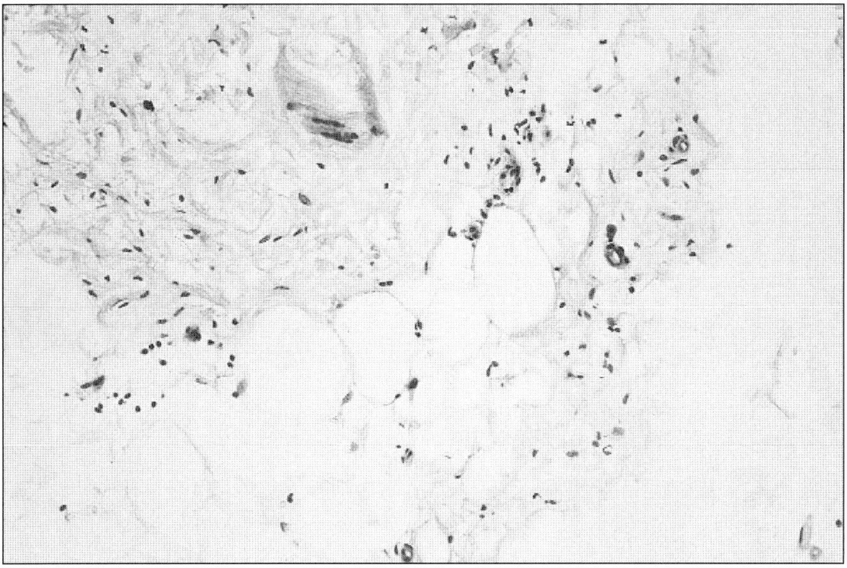

Abb. 3.7.6: Leichte interstitielle Fibrose mit geringer Vermehrung mononukleärer Zellen, darunter Makrophagen, Fibroblasten und Gewebsmastzellen. HE, x 20/Primärvergrößerung.

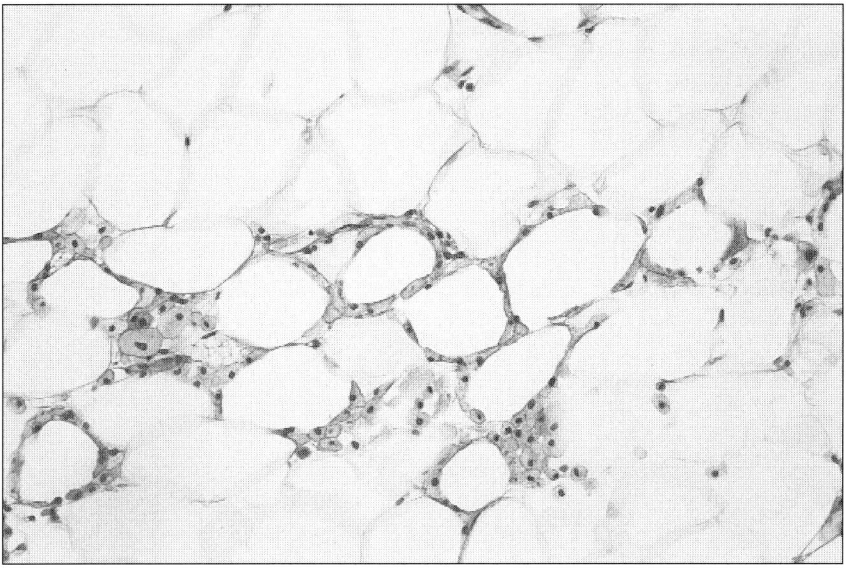

Abb. 3.7.7: Ältere Fettgewebsnekrose mit herdförmigen und ringförmig gruppierten Makrophagen. Die von Makrophagen umschlossenen hellen Räume sind wohl freies Fett. HE, x 20/Primärvergrößerung.

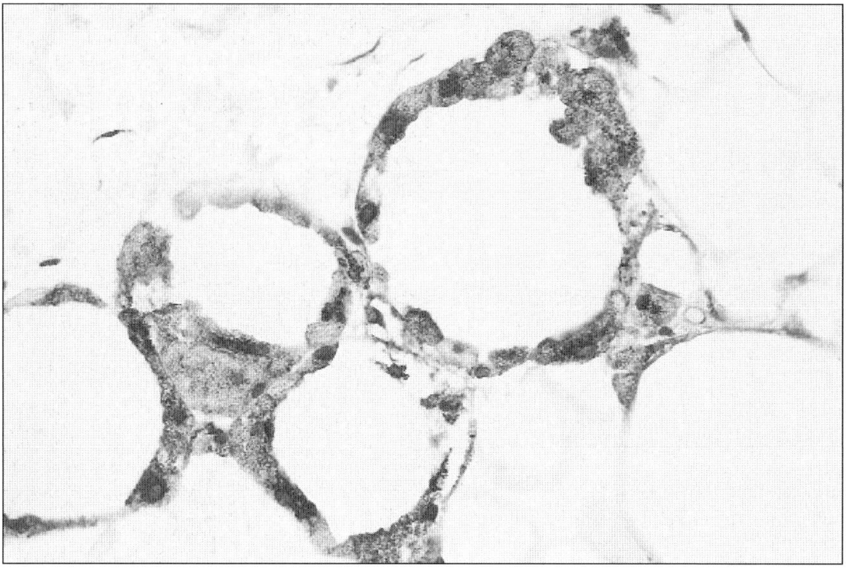

Abb. 3.7.8: CD68-positive Reaktion der Makrophagen im Bereich der Fettgewebsnekrosen beim Lipödem. HE, x 20/Primärvergrößerung.

Zellen gleichen Typs sieht man vereinzelt auch unabhängig von Gefäßen und als Einzelzellen zwischen den Fettzellen liegend (Abb. 3.7.4).

Die exakte Natur dieser Zellen ist nicht geklärt. Es sind wohl überwiegend Makrophagen, es könnten aber auch Fibroblasten sein. Anzunehmen ist, dass diesen Zellen wohl eine Heterophagozytose zu Eigen ist und sie damit möglicherweise mit der Bewältigung interstitieller Substanzen (lymphpflichtige Lasten) in Zusammenhang zu bringen sind.

Bei der Suche nach einer interstitiellen zellulären Reaktion trifft man hin und wieder auf etwas zellreichere Areale, in deren Bereich man auch eine Vermehrung von Fibroblasten beobachten kann (Abb. 3.7.5 u. 6).

Diese Zellen reagieren zum Teil CD68-positiv und dürften somit zum Teil auch Makrophagen und Gewebsmastzellen sein.

Ein weiterer ins Auge fallender Befund sind einzelne herdförmige Fettgewebsnekrosen (Abb. 3.7.7 u. 8), bestehend aus fokalen und ringförmig gruppierten Makrophagen, wodurch interstitielle Fettgewebsnekrosen bzw. sogenannte Ölzysten markiert sind. Die Makrophagen exprimieren in typischer Weise Anti-CD68 (Abb. 3.7.8).

Der vorliegende Fall zeigt somit in typischer Weise die wenig spektakulären Veränderungen der Frühphase eines Lipödems:

(1) Prominenz kapillärer Blutgefäße innerhalb eines im Wesentlichen nicht alterierten Fettgewebes mit geringfügiger perivaskulärer zellulärer Reaktion.

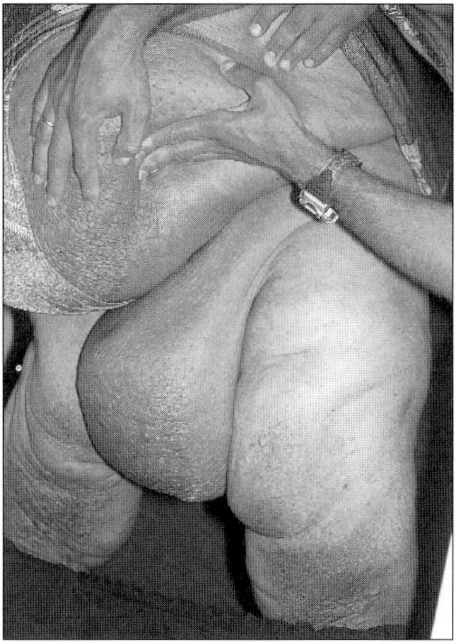

Abb. 3.7.9: Lokales Lymphödem der Bauchdecke und im Bereich eines großen Fettlappens medial am Oberschenkel bei ausgeprägtem Übergewicht (Gewicht 298,5 kg, Körpergröße 175 cm, BMI 97,5).

(2) Fokale dezente Gefäßanhäufungen mit geringer begleitender perivaskulärer Fibrose.
(3) Einzelne Fettgewebsnekrosen mit Ausbildung von Ölzysten und einer Anhäufung von Makrophagen.

Lymphgefäße stellen sich nicht dar. Dies ist nicht überraschend, da das Fettgewebe selbst keine Lymphgefäße enthält. Zum Studium der Lymphgefäße ist es erforderlich, kollagenfaserreiche Regionen, d. h. bindegewebige Septen oder Faszien gezielt auf mögliche Auffälligkeiten dieser Gefäße zu untersuchen.

In Spätphasen eines Lipödems bzw. eines Lipo-Lymphödems ist zu erwarten, dass die interstitielle Fibrose zunimmt, dass auch eine Vermehrung interstitieller Zellen zu verzeichnen ist und in vermehrtem Umfang Gefäßproliferate zu finden sind.

Von dem Lipödem und dem Lipolymphödem klassischer Prägung mit typischer symmetrischer Fettgewebsvermehrung im Bereich der Beckenkämme und der unteren Extremität ist das sog. *massive lokalisierte Lymphödem bei extremer Adipositas* zu unterscheiden.

Gleichwohl gibt es auch hier einige mit dem Lipo-Lymphödem vergleichbare Befunde. Im Vordergrund stehen eine verbreiterte Epidermis, weite Lymphgefäße der papillären Dermis, eine hochgradige Fibrose der verbreiterten Dermis, kapilläre Aggregate in der retikulären Dermis und eine Vermehrung von interstitieller Flüssigkeit und eine diffuse Vermehrung von Fibroblasten und Myofibroblasten. Auch im subkutanen Fettgewebe trifft man auf eine Faservermehrung, teils unter Verlust der lobulären Fettgewebsgliederung. Subkutan sieht man wiederum herdförmige und zonale Fettge-

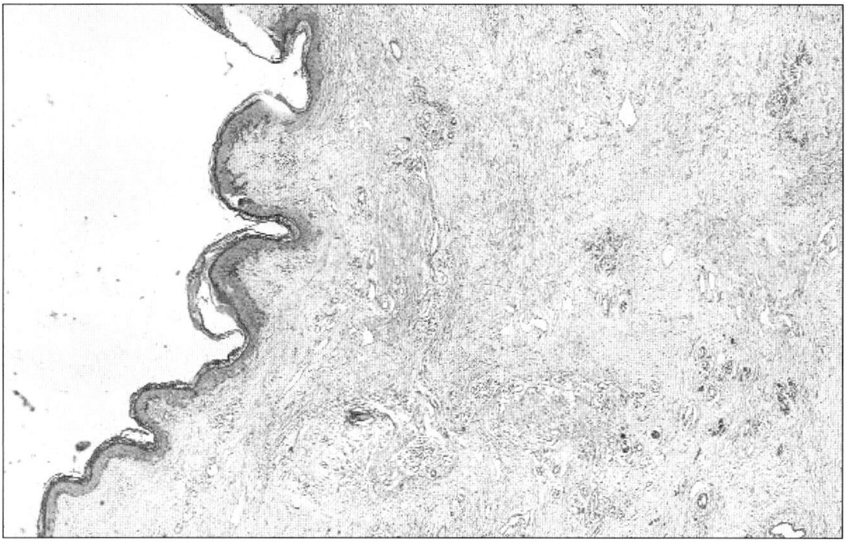

Abb. 3.7.10: Gewebliche Veränderungen bei einem Fall mit einem sog. massiven lokalisierten Lymphödem bei extremer Adipositas. Kennzeichnend ist die Veränderung des subkutanen Fettgewebes mit massiver Fibrose und fokalen Gefäßproliferaten, die auch in Abbildung 3.7.9 deutlicher zu erkennen sind. HE, x 10/Primärvergrößerung.

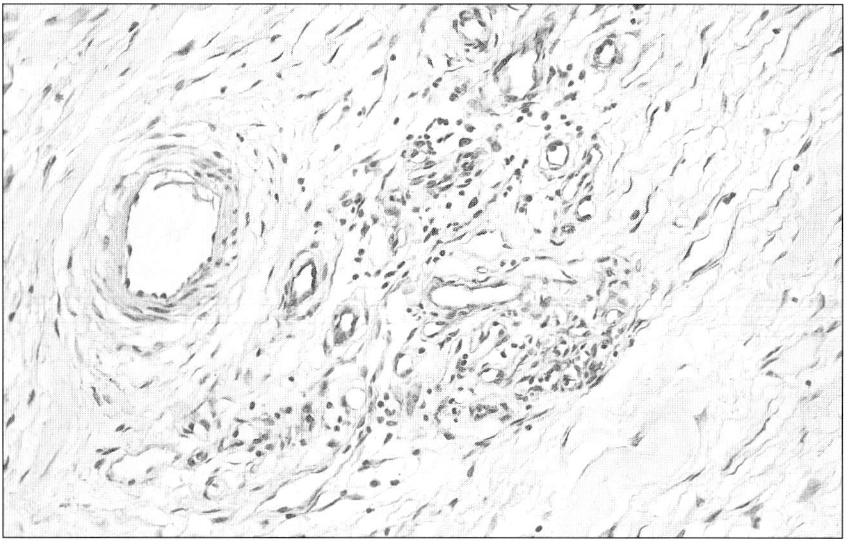

Abb. 3.7.11: Umschriebenes Gefäßproliferat (glomerulusartig). Lockere perivasale Rundzellinfiltrate und starke Fibrose. Gefäßendothelien hier Anti-CD34-positiv. Immunhistochemische Färbung, Anti-CD34, HE, x 20/Primärvergrößerung.

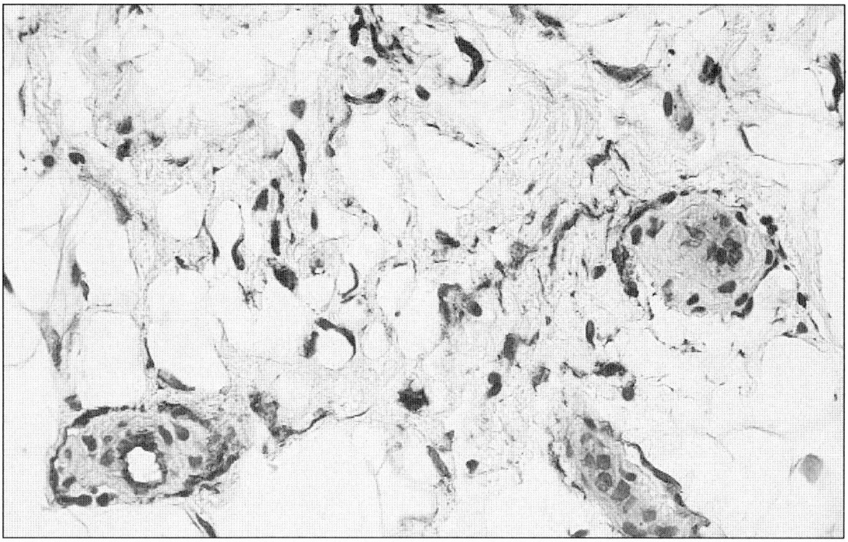

Abb. 3.7.12: Fibroblastenvermehrung mit positiver Immunreaktion für Anti-CD13a. Die Gefäße zeigen eine deutliche Matrixverbreiterung. Immunhistochemische Reaktion, Anti-Faktor XIIIa, HE, x 40/Primärvergrößerung.

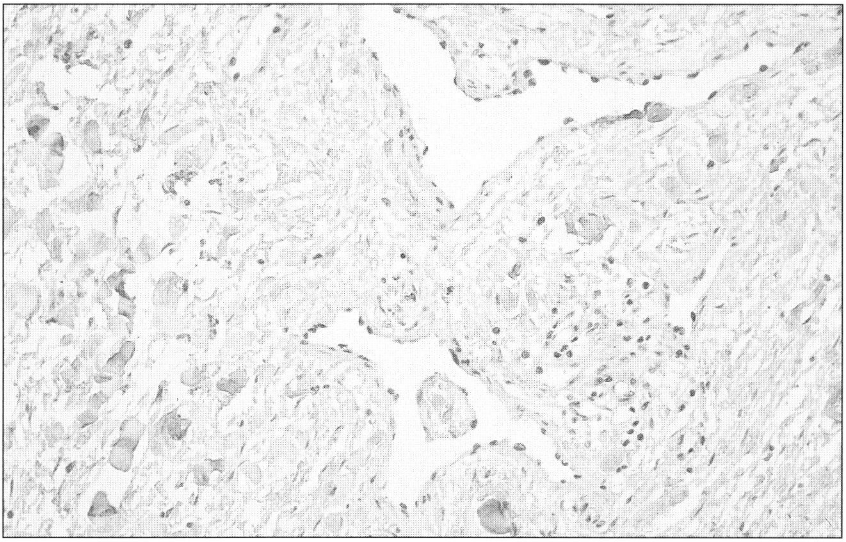

Abb. 3.7.13: Ektatisches Lymphgefäß bei einem lokalisierten Lymphödem, welches in typischer Weise Anti-CD34-negativ reagiert. Die Lymphgefäße liegen betont in oberen Schichten des Coriums, sind aber auch im Grenzbereich zur Subkutis auffindbar. HE, x 20/Primärvergrößerung.

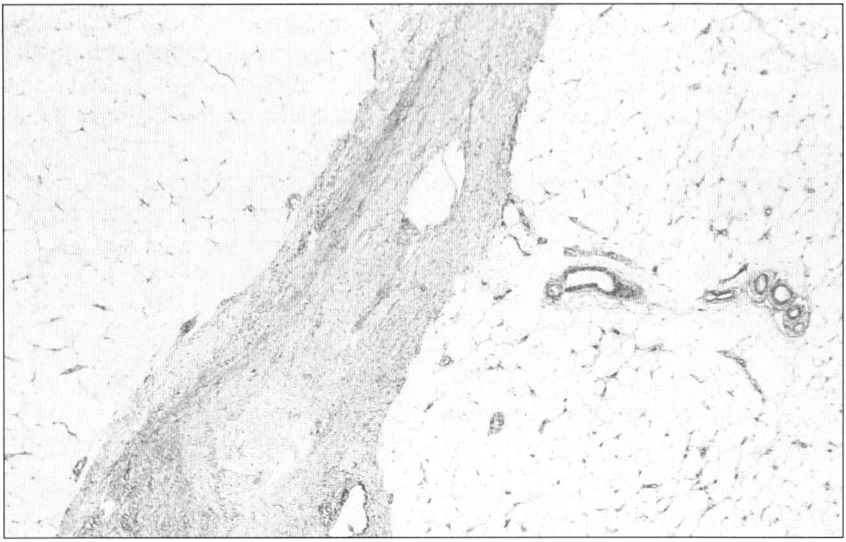

Abb. 3.7.14: Bindegewebige Fascie, die in das subkutane Fettgewebe hinabreicht. Die Fascie ist deutlich verbreitert und führt Blut und Lymphgefäße. HE, x 10/Primärvergrößerung.

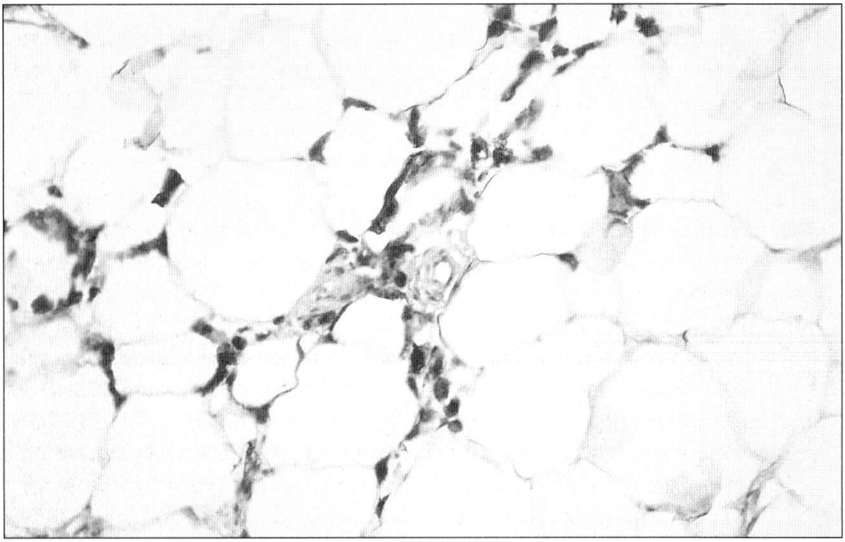

Abb. 3.7.15: Im subkutanen Fettgewebe können ähnlich wie beim Lipödem Makrophagen in Folge von umschriebenen Fettgewebsnekrosen zu finden sein. Darüber hinaus kann eine Gefäßhyperaemie und eine lockere perivasale Rundzellinfiltration zu finden sein. Immunhistochemische Reaktion, PgM-1/Anti-CD68, HE, x 20/Primärvergrößerung.

websnekrosen mit einer Anhäufung CD68-positiver Makrophagen. Die Subkutis zeigt eine betont perivasale Vermehrung von Gewebsmastzellen. Die Gefäßproliferate sind herdförmig akzentuiert. Perivasal und interstitiell finden sich vermehrte dendritische dermale Zellen mit positiver Immunreaktion für Anti-CD34, den Faktor XIIIa und Anti-CD68. Weiterhin kommen auch lymphozytäre Infiltrate vor.

Bei derartigen Veränderungen sieht man in typischer Weise klinisch eine extreme Adipositas, die als Ursache für eine lokale Lymphgefäßobstruktion gilt. Zu bedenken ist darüber hinaus auch ein Zusammenhang mit einem Hypothyreoidismus, aber auch gegenläufige hormonelle Dysbalancen wie ein Hyperthyreoidismus sind pathogenetisch mit in Betracht zu ziehen.

3.8 Laborchemische Untersuchungen

R. Brenke, W. G. Siems

Hinweise für die Beteiligung freier Radikale an der Pathogenese des Lipödems

Bisher veröffentlichte Publikationen zum Krankheitsbild des Lipödems stellen im Wesentlichen therapeutische und diagnostische Auffassungen und Probleme dar. Biochemische und molekularbiologische Untersuchungen sind nur in ersten Ansätzen vorhanden. Für das Lymphödem als ein dem Lipödem verwandtes Krankheitsbild konnte bereits gezeigt werden, dass es zu einem vermehrten Anfall von freien Radikalen und deren Metaboliten kommt. Diese sind möglicherweise mit verantwortlich für sekundäre Gewebsveränderungen (1, 5, 6, 7. 8). Für das Lipödem gibt es bislang in der Literatur keine derartigen Hinweise. In Anlehnung an frühere Untersuchungen zum Lymphödem wurden auch beim Lipödem Parameter des Radikalstoffwechsels gemessen. Als repräsentative Parameter für einen oxidativen Stress wurden der Glutathionstatus in den Erythrozyten (9) und MDA im Blutplasma als aldehydisches Lipidperoxidationsprodukt (3) gewählt.

Insgesamt wurden an 13 Patienten mit Lipödemen sowie Lipo-Lymphödemen, zehn Patienten mit primären oder sekundären Lymphödemen der unteren Extremität im Stadium II und 77 Gesunden Malondialdehyd (MDA) im Blutplasma sowie reduziertes (GSH) und oxidiertes Glutathion (GSSG) in den Erythrozyten bestimmt. Dabei ist GSSG fluorimetrisch nach Reaktion mit o-Phthaldialdehyd (4), GSH nach Reaktion mit DTNB mittels der Ellman-Reaktion spektrophotometrisch bei 412 nm und MDA nach Reaktion mit Thiobarbitursäure und HPLC-Trennung des MDA-TBA-Konjugates (10) gemessen worden.

Bei den Ergebnissen fielen starke Differenzen bei der MDA-Konzentration im Blutplasma auf (Abb. 3.8.1). MDA lag bei Patienten mit Lipödemen und Lipo-Lymphödemen mit 1,03 nmol/ml deutlich höher als bei Gesunden mit 0,48 nmol/ml. Die höchs-

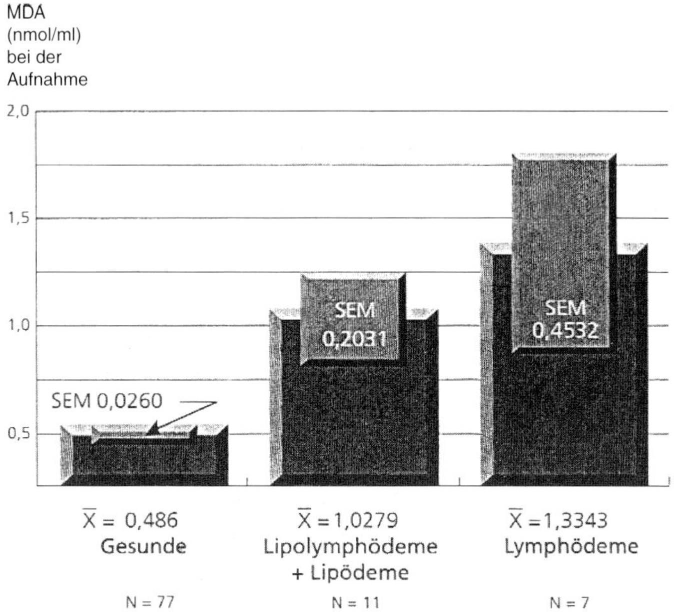

Abb. 3.8.1: Malondialdehyd (MDA) bei Patienten mit Lipödem, Lipolymphödem und Lymphödem (nmol/ml Blutplasma).

ten Werte fanden sich jedoch bei den reinen Lymphödemen mit 1,33 nmol/ml. Auch die Untersuchungen des Glutathions in den Erythrozyten erbrachten ein inhaltlich vergleichbares Ergebnis: Die Konzentration des GSH lag bei den Ödempatienten deutlich unter der Konzentration von Gesunden (Abb. 3.8.2), die Konzentration des GSSG war gegenüber Gesunden signifikant erhöht (Abb. 3.8.3).

Bei oxidativem Stress wird GSH (reduziertes Glutathion) für verschiedene Reaktionen des primären und sekundären antioxidativen Schutzes verbraucht. Die verringerte GSH-Konzentration in den Erythrozyten der Lipödempatientinnen spricht somit für eine Beschleunigung prooxidativer Prozesse und widerspiegelt zugleich die Schwächung eines antioxidativen Schutzsystems bei diesem Krankheitsbild. Der Anstieg von GSSG (oxidiertes Glutathion, Glutathiondisulfid) als im Vergleich zum GSH-Abfall noch empfindlicherer Parameter für einen oxidativen Stress spricht für die Richtigkeit der Hypothese einer vermehrten Sauerstoff-Radikalbildung auch beim Lipödem.

In Anbetracht der hohen Reaktivität und des schnellen Metabolismus kurzkettiger aldehydischer Verbindungen in Zellen, Geweben und im Gesamtorganismus (3, 7) signalisiert auch eine Verdopplung bzw. sogar eine Verdreifachung der MDA-Blutplas-

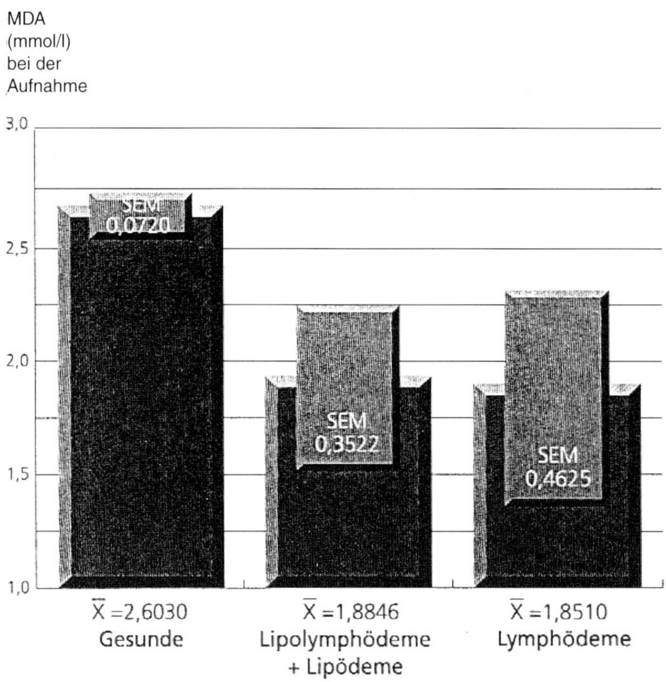

Abb. 3.8.2: Reduziertes Glutathion (GSH) bei Patienten mit Lipödem, Lipolymphödem und Lymphödem (mmol/l Erythrozyten).

makonzentration, wie sie beim Lipödem bzw. beim Lymphödem gemessen wurden, einen massiven oxidativen Stress.

Die Befunde zeigen somit auch bei Lipödempatienten wie schon bei Lymphödempatienten ein Ungleichgewicht im Radikalstoffwechsel zugunsten prooxidativer Mechanismen und zuungunsten antioxidativer Schutzmechanismen, wenngleich die Veränderungen nicht so ausgeprägt wie beim Lymphödem zu sein scheinen.

Wegen der oxidativen bzw. radikalischen Belastung erscheint auch beim Lipödem wie beim Lymphödem die Stärkung antioxidativer Schutzsysteme z. B. durch bestimmte Vitamine oder ein Selenpräparat therapiebegleitend sinnvoll und überprüfenswert.

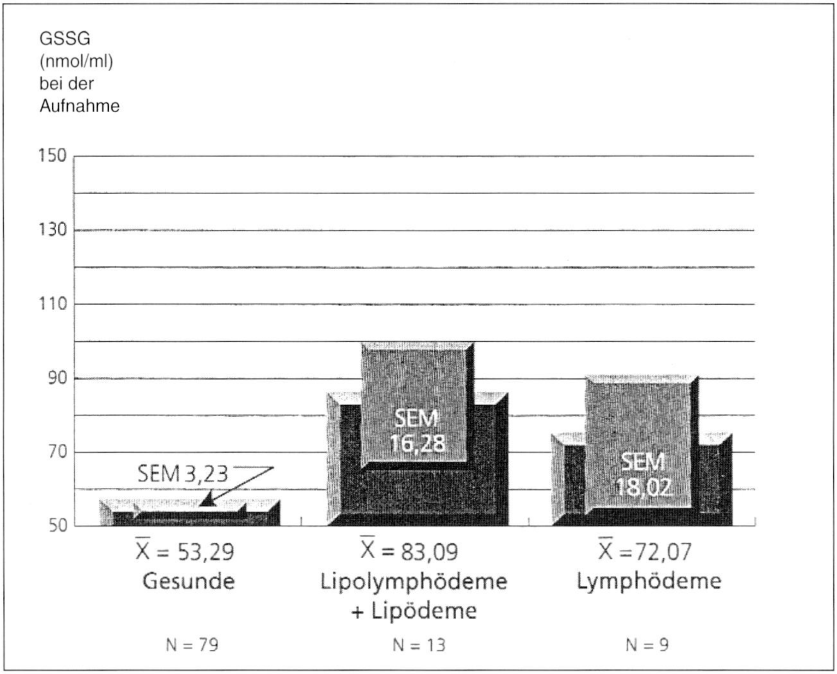

Abb. 3.8.3: Oxidiertes Glutathion (GSSG) bei Patienten mit Lipödem, Lipo-Lymphödem und Lymphödem (nmol/ml Erythrozyten).

Referenzen

(1) Beier A., Siems W., Brenke T., Grune T.: Verstärkte Bildung freier Radikale beim chronischen Lymphödem. Lymphologie 1994; 18: 8-11

(2) Brenke R., Siems W.G., Obendorfer H., Grune T., Gradl M.: Selenmangel und Entzündungszeichen beim Lipödem? In: Lymphologica Jahresband 1998 (Kaiserling E., Kröber (1) S.M., Ruck P., Hrsg.), Kagerer Kommunikation, Bonn, 1998: 144-146

(3) Esterbauer H., Schaur R.J., Zollner H.: Chemistry and biochemistry of 4-hydroxynonenal, malondialdehyde and related aldehydes. Free Radical Biol & Med 1991; 11: 81-128

(4) Hissin P.J., Hilf R.A.: A fluorimetric method for determination of oxidized and reduced glutathione in tissues. Anal Biochem 1976; 74: 371-377

(5) Ohkuma M.: Lipoperoxide in the dermis of patients with lymph stasis. Lymphology 1993; 26: 38-41

(6) Siems W.G., Brenke R., Beier A., Grune T., Conradi E.: Biochemische Diagnostik zur Beurteilung der Wirkung freier Radikale beim Lymphödem. In: Lymphologica 1995 (Tiedjen (1) (1) K.U., Heimann K.D., Hrsg.), Kagerer Kommunikation, Bonn (Bad Godesberg), 1997: 205-123

(7) Siems W., Zollner H., Grune T., Esterbauer H.: Metabolic fate of 4-hydroxynonenal in hepatocytes: 1,4-dihydroxynonene is not the main product. J Lipid Research 1997; 38: 612-622

(8) Siems W.G., Brenke R., Beier A., Grune T., Conradi E.: Radikalmetabolismus und Lymphödem. In: Lymphologica Jahresband 1998 (Kaiserling E., Kröber S.M., Ruck P., Hrsg.), Kagerer Kommunikation, Bonn, 1998: 235-239

(9) Sies H.: Oxidative stress. Academic Press, London, Orlando, 1985
(10) Wong S.H.J., Knight J.A., Hopfer S.M., Zaharia O., Leach C.N., Sunderman F.W.: Lipoperoxides in plasma as measured by liquid-chromatographic separation of malondialdehyde-thiobarbituric acid adduct. Clin Chem 1987; 33: 214-220

3.9 Kernspintomographie

R. H. K. Strößenreuther, G. T. Werner†

Im Kernspintomogramm zeigt sich beim Lipödem eine deutliche Verbreiterung des normal strukturierten subkutanen Fettgewebes. Ein Vergleich mit Ergebnissen bei einfacher Adipositas konnte bei der Literatursuche nicht gefunden werden, sodass der Aussagewert der Methode möglicherweise nur begrenzt ist. Allenfalls zur Sicherung der Differentialdiagnose des Lymphödems erscheint der Einsatz der Kernspintomographie in speziellen Fällen sinnvoll. In T1/T2 gewichteten Bildern zeigen sich vor und nach Gadoliniumgabe deutliche Unterschiede zwischen Lip- und Lymphödem als Hinweis auf unterschiedlich starke Flüssigkeitseinlagerungen (beim Lymphödem finden sich typische wabenförmige respektive trabekelartige Muster). Aber auch in diesem Falle gilt es anzumerken, dass die Differentialdiagnose (wesentlich kostengünstiger) oft auch schon mit Hilfe des Stemmer-Zeichens möglich ist.

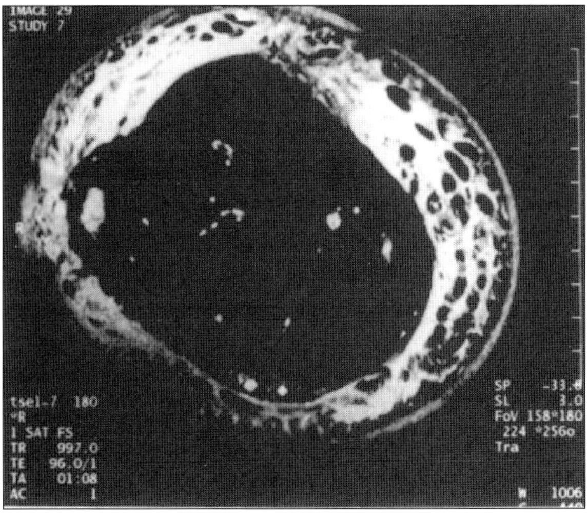

Abb. 3.9.1: Axiales MRT (T2, FS) im Bereich des distalen Unterschenkels bei chronischem Lymphödem. Analog zum CT Darstellung signalintensiver, offensichtlich liquider trabekulärer Strukturen (Abb. Tiedjen).

4 Differentialdiagnose

Die Diagnose des Lipödems bereitet vor allem dann Schwierigkeiten, wenn die klinischen Symptome nicht vollständig oder (noch) gering ausgebildet sind. So ist beispielsweise die Druckschmerzhaftigkeit der Gewebe nicht in jedem Fall und zu jeder Zeit gleich deutlich ausgeprägt. Aber auch bei Mischformen – wie dem Lipo-Lymphödem und/oder einer gleichzeitigen allgemeiner Adipositas – kann die Diagnose erschwert sein.

4.1 *Lymphödem*

R. H. K. Strößenreuther

Die Differentialdiagnose[1] zwischen Lymph- und Lipödem ist einfach und meist bereits auf Grund der entsprechenden Anamnese möglich, sodass der Einsatz der bereits besprochenen apparativen Möglichkeiten nur selten notwendig wird. Lediglich beider-

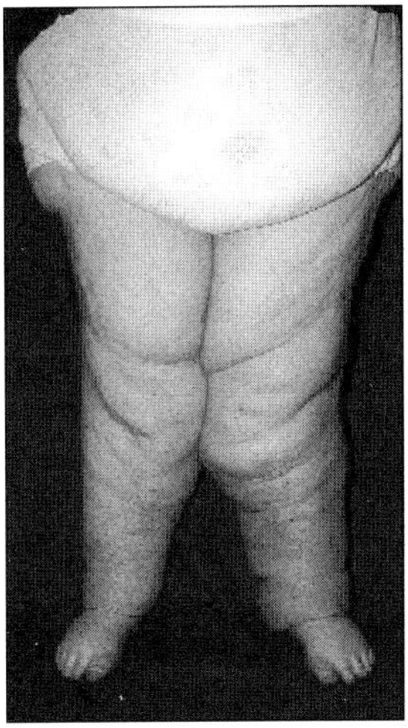
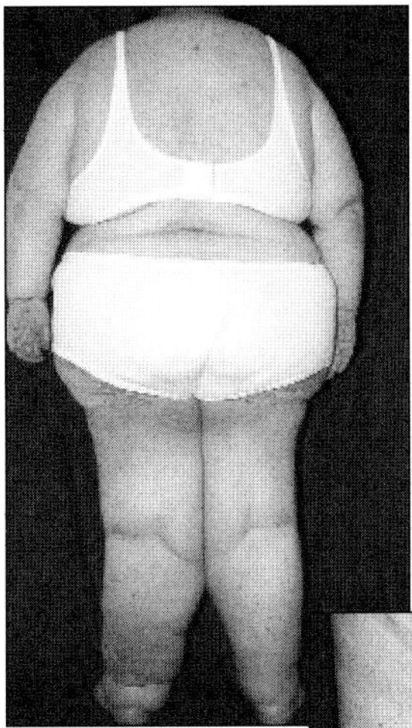
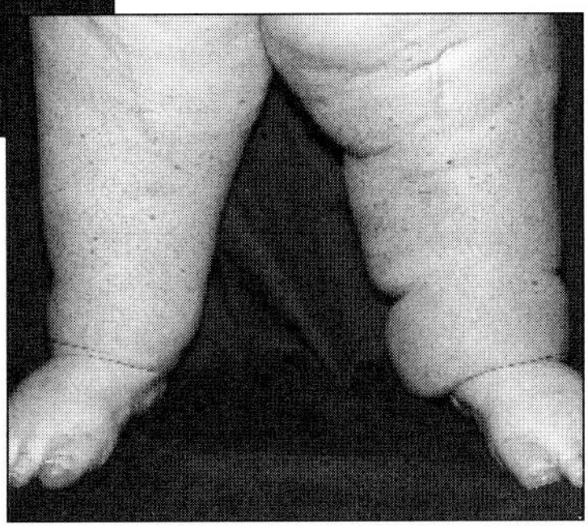

Abb. 4.1.1: 29-jährige Patientin mit einem Prader-Labhart-Willi-Fanconi-Syndrom: Beiderseitiges Beinlymphödem und ausgeprägtes allgemeines Übergewicht. Auf den ersten Blick zwar einem Lipödem ähnelnd, von diesem aber durch die Anamnese, den Tastbefund (lymphostatische Fibrose, keine Druckschmerzhaftigkeit), die Asymmetrie der Beinschwellung, die Vorfußbeteiligung sowie das positive Stemmer-Zeichen leicht zu unterscheiden.

seitige primäre Lymphödeme könnten gelegentlich Schwierigkeiten bei der Einordnung bereiten, insbesondere dann, wenn das Bindegewebe mehr mit einer zunehmenden Verfettung als mit einer fibrosklerotischen Umwandlung einhergeht.

Primäre Lymphödeme treten meist einseitig auf; bei beidseitiger Ausprägung findet sich aber fast immer eine Asymmetrie der Schwellung – also ganz im Gegensatz zum Lipödem (1, 5, 9, 11).

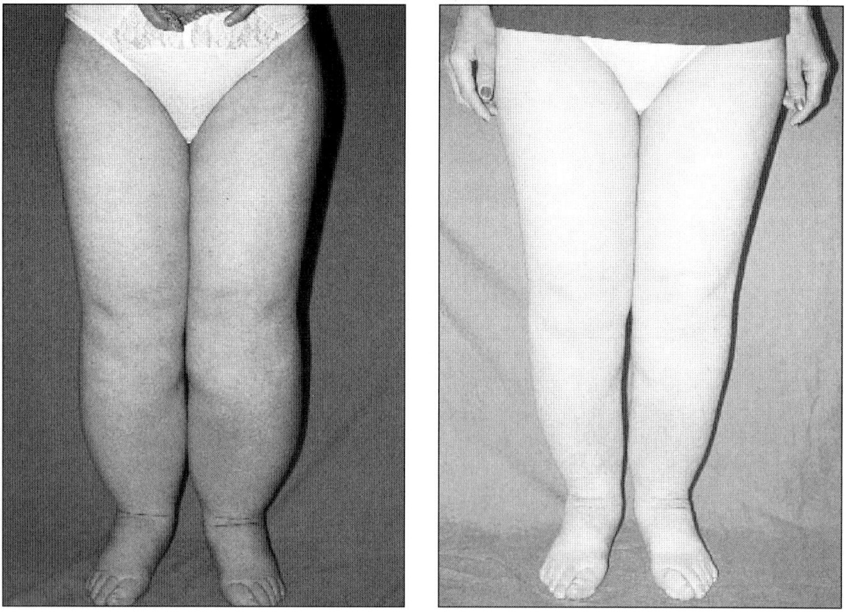

Abb. 4.1.2: 43-jährige Patientin mit einem seit (mindestens) 27 Jahren bestehendem beiderseitigen Beinlymphödem vor und nach einer vierwöchigen KPE. Differentialdiagnostisch kann bei der Symmetrie der Schwellung (an den Beinen max. 2 cm Umfangdifferenz an einigen Messpunkten) auch an ein Lipödem gedacht werden. Von diesem unterscheidet es sich aber durch die Anamnese (posttraumatisch primäres Lymphödem – Erstmanifestation nach einem Bagatelltrauma, Gewebe nicht druckempfindlich, rezidivierende Erysipelepisoden), den Tastbefund (deutliche lymphostatische Fibrose, ungleiche Beteiligung der Rumpf- und Genitalregion), die Vorfußbeteiligung und ein positives Stemmer-Zeichen.

Beim reinen Lipödem ist zudem, wie bereits erwähnt, das Stemmer-Zeichen negativ und die Patientinnen berichten so gut wie nie über Wundrosen[2], ganz im Gegensatz zu Lymphödempatientinnen (4, 9). Folgende Tabelle kann in Zweifelsfällen hilfreich sein.

Tab. 4.1.1: Differentialdiagnose Lip- und Lymphödem.

	Lipödem	**beidseitiges primäres Lymphödem**
Geschlecht	(nahezu) ausschließlich Frauen	öfters bei Frauen anzutreffen
Beginn	oft mit der Menarche, aber auch spontan	oft mit der Menarche, aber auch spontan
Entwicklung	Beginn der Veränderungen am gesamten Bein oder primär an den Oberschenkeln	oft distaler Beginn
Ausmaß	von den Beckenkämmen bis zu den Malleolen, Fußrücken frei; gelegentlich trichterförmig bis Mitte Unterschenkel	das ganze Bein mit Beteiligung der Fußrücken; gelegentlich auch nur Unterschenkel und Fuß beteiligt
Stemmer-Zeichen	negativ	fast immer positiv
Verteilung	(weitestgehend) symmetrisch	asymmetrisch
Druckschmerzen	ja	nein
Hauttemperatur	öfters eher leicht erniedrigt	normal
Hautfarbe	normal, gelegentlich blaß oder leicht zyanotisch	unauffällig (Ausnahme: sog. Elephantiasis nigra)
Hämatome	ja, bereits bei leichtem Trauma	nein
Tastbefund	über lange Zeit sehr weiches Gewebe; »Styroporkugeltastgefühl«; später zunehmende Fibrosklerose	zunehmende sekundäre Gewebsveränderungen im Sinne einer lymphostatischen Fibrose
eindellbares Ödem	nur nach längerer Orthostase und nur am Unterschenkel (auch in überhängenden Fettlappen)	im Stadium I leicht eindellbar, später u. U. nur noch nach langem Druck (Stadium II oder III)
Fußrückenödem	nein	sehr oft – bei längerem Bestehen fast immer
papillomatöse Wucherungen, Hyperkeratosen	nein	ja
Wundroseepisoden	nein (s. Fußnote 2)	häufig
Einfluss von Hochlagerung auf das Ödem	nur das orthostatische Ödem der zweiten Tageshälfte nimmt ab – nicht aber die lipödematösen Veränderungen	Ödemreduktion durch Lagerung möglich; die sekundären fibrotischen Veränderungen reagieren selbstverständlich nicht auf Lagerung

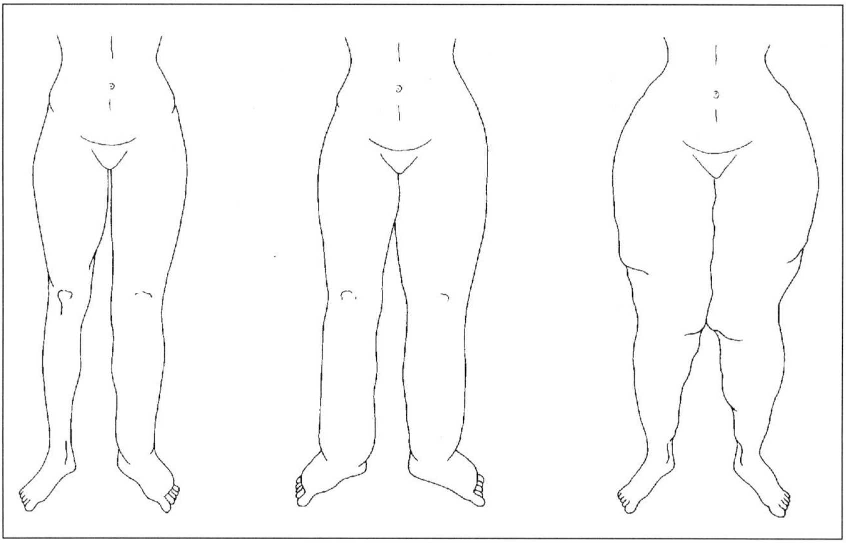

Abb. 4.1.3: Typischer Sichtbefund bei ein- und beiderseitigem Lymphödem sowie Lipödem (von links nach rechts).

[1]Weiterführende differentialdiagnostische Überlegungen finden sich im Abschnitt 5.

[2]Bei Ausbildung größerer Fettlappen mit Mazerationen und Pilzinfektion entwickelt sich nicht selten auch beim Lipödem oder der Adipositas ein Erysipel (s. auch Abb. 4.2.2).

4.2 Adipositas

R. H. K. Strößenreuther

Die Grenze zwischen normalem Körperbau und Fettleibigkeit ist fließend. Von Noorden (14; S. 1) merkt deshalb zu Recht an, dass *»was für einen mecklenburgischen Gutsherren als völlig normaler Fettbestand zu bezeichnen wäre, man bei einem Kelten oder Romanen schon als erheblichen Grad der Fettleibigkeit deuten könnte«.*

Aus diesem Grunde sieht er in sog. Gewichtstabellen auch nur geringen Nutzen und definiert Fettsucht nicht nur über das äußere Erscheinungsbild, sondern in erster Linie über die sich durch das Übergewicht ergebenden *»Nachteile für den Gesamtorganismus oder für einzelne seiner Teile und deren Functionen«* (14; S. 1).

Aus dieser Betrachtungsweise heraus entwickelte er den Begriff der *»relativen Fettleibigkeit«*. Dies betrifft aber nicht nur die Adipositas als kardialen Risikofaktor; so kann beispielsweise schon ein leichtes Übergewicht bei einer Lipödempatientin die Entwicklung eines Lipo-Lymphödems begünstigen, während eine gesunde Frau davon (zunächst) keinen Nachteil hätte (8, 16).

Trotz allem hat sich aber die Verwendung bestimmter Gewichtsindizes im klinischen Alltag bewährt. Die Feststellung einer Adipositas erfolgt heutzutage meist mit Hilfe des Körpermassenindex (BMI = Body mass index = Körpermasse {kg}: Körpergröße^2 {m^2}).

	BMI (kg/m^2)
Untergewicht	< 19
Normalgewicht	19–25
Adipositas Grad 1	25–30
Adipositas Grad 2	30–40
Extreme Adipositas Grad 3	> 40

Tab. 4.2.1: Einteilung der Übergewichtigkeit auf Basis des BMI (in Anlehnung an 6).

Aufgrund aktueller Daten (6) kann man davon ausgehen, dass in der BRD jede/r zweite Bürger/in einen BMI über 25 und jede/r sechste einen BMI über 30 aufweist. Damit gehört Deutschland im internationalen Vergleich mit zu den »Spitzenreitern«.

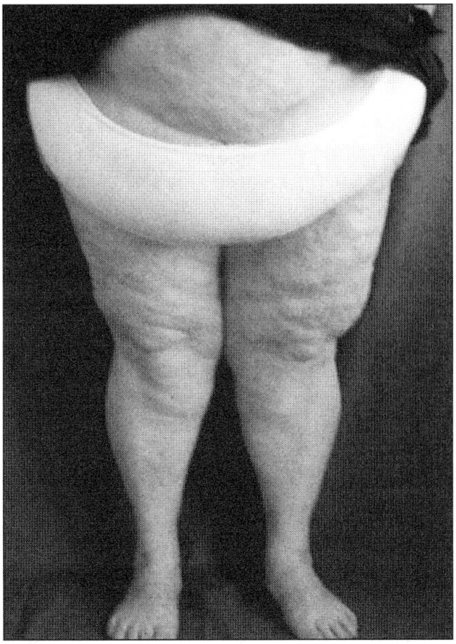

Abb. 4.2.1: Diagnose Übergewicht: 47-jährige Patientin mit einem Gewicht von 162 kg bei einer Körpergröße von 158 cm. Die Veränderungen am Oberschenkel erinnern zwar an ein Lipödem, jedoch fehlen die hierfür typischen Symptome wie orthostatische Ödeme, Druckschmerzhaftigkeit oder Hämatomneigung.

Im Rahmen differentialdiagnostischer Überlegungen gilt es auch zu bedenken, dass man bei der Adipositas zwei Grundtypen differenzieren kann (15). Einmal eine sich bereits in der Kindheit manifestierende sog. *hyperplastische Form,* die sich vor allem durch eine starke Zunahme der Fettzellzahl und ein schlechtes Ansprechen auf Diät- und Bewegungstherapie auszeichnet (3). Eine durch Fettspeicherung bedingte Zunahme der Zellgröße fand man bei diesem Typ vor allem in der Abdominalregion (15).

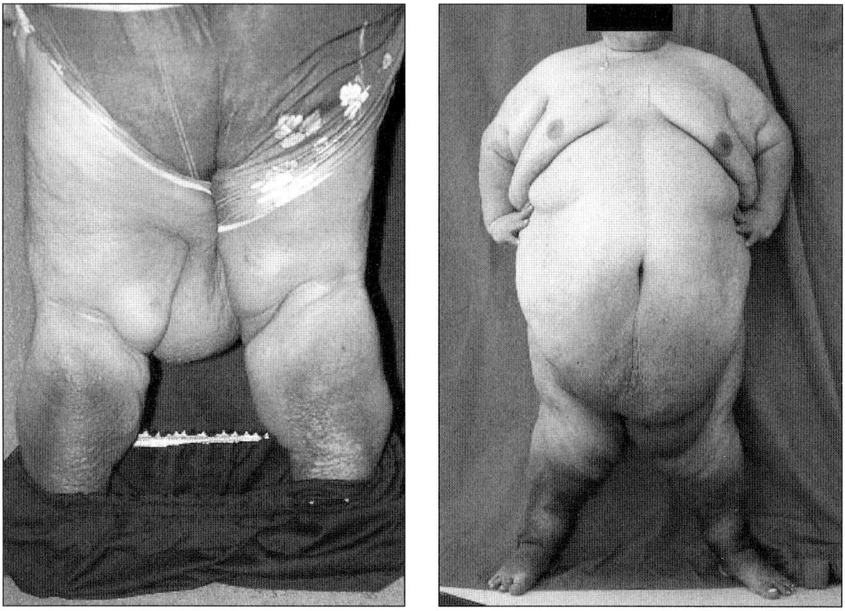

Abb. 4.2.2: Links 43-jähriger Patient mit einem Gewicht von 298,5 kg bei einer Körpergröße von 175 cm. Lokale venös-lymphatische Stauung im Bereich der überhängenden Hautlappen sowie sekundäre venöse Abflussstörung mit den typischen Veränderungen im Bereich beider Unterschenkel. Rechts der selbe Patient nach einer 13-wöchigen KPE einhergehend mit einer Gewichtsreduktion von 68 kg. Im Bereich der großen Bauchschürze lokale Lymphostase mit einem Erysipel (als hierfür typische Komplikation).

Bei der sog. *hypertrophischen Form* der Fettsucht der Frau dagegen steht die extreme Vergrößerung der Fettzellen vor allem im Oberschenkel- und Glutealbereich[3] im Vordergrund (bei anscheinend normaler Fettzellzahl), ein Aspekt, der sich im Alter noch weiter verstärkt (18).

Zusammen mit der altersbedingten Neigung zur Anlage vermehrter Fettreserven – in erster Linie natürlich an den *»typischen Fettansatzstellen der Frau an Oberschenkel und Gesäß«* (2, 12, 14, 18) –, ferner der Verlagerung des Fettgewebes von kranial nach kaudal (12, 13, 15), dem Elastizitätsverlust des Bindegewebes (15), dem Schwinden der von der Kutis in die Subkutis ausstrahlenden Bindegewebssepten, der zunehmend dünner werdenden Kutis (17) sowie der Zunahme der Fettzellgröße (15), wird der sog. Status protrusis cutis begünstigt. Das Orangenhautphänomen verstärkt sich also und der Lokalbefund kann dann dem des Lipödems sehr ähneln. Auch das gleichzeitige Vorliegen eines Venenleidens, einer Lymphangiopathie, eines zyklisch-idiopathischen Ödemsyndroms oder auch einer Rechtsherzinsuffizienz verstärkt dieses Bild.

Mit dem Alter verschlechtert sich weiterhin die Gefäßversorgung der Subkutis. Es finden sich eine kontinuierliche Gefäßerweiterung und eine Abnahme der Gefäßzahl (15). Physiologischerweise nimmt auch die lymphatische Transportkapazität ab (9); bei entsprechender Veranlagung (z. B. bei einer Dysplasie der Lymphgefäße) wird somit die Entstehung eines Lymphödems (Lymphoedema tardum) begünstigt und dieses Risiko erhöht sich beim gleichzeitigen Vorliegen einer Adipositas (8).

Größere lokale Fettansammlungen können aber auch zu einer rein mechanischen Behinderung des venösen und lymphatischen Abstroms führen (10).

Eine Unterscheidung vom Lipödem wird vor allem dann schwer fallen, wenn zusätzlich zum Ödem der Beine und vermehrter Fettablagerung noch die oben aufgeführten Altersveränderungen von Haut- und Unterhautfettgewebe stark ausgeprägt sind.

In einem solchen Falle ist es wichtig, auch an die weiteren Symptome des Lipödems zu denken, wie z. B. die verstärkte Hämatombildung und die Druckschmerzhaftigkeit des Fettgewebes.

Lauter und Terhederbrügge (13; S. 94) fanden bei stark adipösen Frauen oft reichlich Fett auch auf dem Fußrücken, also eine sich vom Lipödem unterscheidende Fettverteilung. Eisman und Swezey (7) betonen, dass sie selbst bei starker generalisierter Adipositas nie die für das Lipödem typischen großen und schmerzhaften Fettmassen medial am Knie vorfanden.

Bei umfassender Betrachtung der Anamnese und Befunde sollte die Unterscheidung zwischen Lipödem und Adipositas respektive die Diagnose einer Kombinationsform zumeist möglich sein.

---

[3]In diesem Zusammenhang wird auch ein sog. »waist-hip-ratio« eingeführt; es ist dies der Quotient aus Taillen- und Hüftumfang. Dieser Quotient sollte bei Männern unter 1,0 und bei Frauen unter 0,85 liegen. E. Földi berichtete auf der Lymphologica 2001 in Bonn, dass dieser Quotient für die Diagnostik des Lipödems aber nicht von größerer Bedeutung ist, da selbst bei ausgeprägter Lipödemform der Beine meist auch der Taillenumfang vermehrt ist (bislang nicht publiziert). Ein weiterer Parameter zur Klassifizierung der Adipositas ist der Taillenumfang. Das Risiko von Folgekrankheiten (z. B. arterielle Hypertonie, Diabetes mellitus lib, Hyperlipidämie, Herzinsuffizienz, koronare Herzerkrankung, Apoplex, Schlaf-Apnoe-Syndrom, orthopädische und/oder psychosoziale Komplikationen etc.) erhöht sich bei Frauen extrem, wenn der Umfang über 88 cm liegt (6).

Referenzen

(1) Allen E.V., Ghormley R.K.: Lymphedema of the extremities: Etiology, Classification and treatment; report of 300 cases. Ann. Intern. Med. 9 (1935) 516-539
(2) Bauer J.: Über Fettansatz. Klin. Wochenschr. 40 (1922) 1977-1983
(3) Björntorp P.: The fat cell: a clinical view. In: »Recent advances in obesity research II«, Bray G.A. (Ed.). IST Newman Publishing, London, 1978, 153-168
(4) Bollinger A., Franzeck U.K.: Das dicke Bein. Dtsch. Med. Wochenschr. 117 (1992) 541-548
(5) Brunner U.: Vaskuläre Erkrankungen bei Lipödem der Beine. Spezielle Symptome, allgemeine therapeutische Konsequenzen, gefäßchirurgische Gesichtspunkte. Schweiz. Med. Wochenschr. 112 (1982) 1130-1137
(6) Deutsche Adipositas-Gesellschaft: Therapie der Adipositas. AWMF-Leitlinien-Register, Nr. 050/001, 2001
(7) Eisman J.M., Swezey R.L.: Juxta-articular adiposis dolorosa: What is it? Report of 2 cases. Ann. Rheum. Diss. 38 (1979) 479-482
(8) Földi E., Földi M., Tischendorf F.: Adipositas, Lipödem und Lymphostase. Med. Welt 34 (7) (1983) 198-200
(9) Földi M., Kubik S.: »Lehrbuch der Lymphologie«, G. Fischer, Stuttgart-Jena-New York, 4. Aufl., 1999
(10) Günther H.: Die Lipomatosis und ihre klinischen Formen. In: Arbeiten aus der medizinischen Klinik Leipzig, Heft 5, G. Fischer, Jena, 1920
(11) Hirschfeld R.: Die Dercumsche Krankheit (Adiposis dolorosa). Z. f. d. g. Neur. u. Psych. 6 (1913) 113-128
(12) Lauter H., Terhedebrügge S.: Über Fettansatz und Fettverteilung beim normalgewichtigen Menschen. Arch. klin. Med. 182 (1937) 181-192
(13) Lauter H., Terhedebrügge S.: Über Fettansatz und Fettverteilung bei Fettsüchtigen. Arch. klin. Med.183(1938) 91-108
(14) Noorden von, K.: Die Fettsucht. In: »Specielle Pathologie und Therapie. 7. Band/4. Theil«, Nothnagel H. (Hrsg.), A. Hölder, Wien, 1900
(15) Nürnberger F., Müller G.: Subkutis und Haut im Alter. Z. f. Gerontologie 7 (1974) 410-421
(16) Schuchhardt C., Weissleder H.: Lipoedème et lymphostase. In: »XXth meeting of the European Group of Lymphology. Abstracts«. Földi E., Földi M. (Hrsg.), Titisee – Deutschland (1995) 44
(17) Steigleder G.K.: Verhalten von Gefässen und Bindegewebe in der Haut des menschlichen Unterschenkels in verschiedenen Altersperioden. Zbl. Phleb. 3 (1964) 231-242
(18) Vague J., Rubin P.H., Jubelin J., Vague Ph.: Die verschiedenen Formen der Fettsucht. Triangel 13 (1974) 41-50
(19) Wirth A.: »Adipositas«, Springer, Berlin-Heidelberg-New York, 2000, 130-131

5 Weiterführende differentialdiagnostische Überlegungen

R. H. K. Strößenreuther

Wie bereits erwähnt, gelten Allen und Hines[1] als Erstbeschreiber des Lipödemsyndroms. Bei Durchsicht der Literatur begegnet man jedoch einer Vielzahl von Krankheitsbeschreibungen, die sich teilweise nahezu vollständig, zumindest aber in den Hauptsymptomen mit dieser Erstbeschreibung decken.

Eine Ursache der verwirrenden Vielfalt von Syndrombeschreibungen ist möglicherweise die bis zum Ende der ersten Hälfte des letzten Jahrhunderts noch ungenügende Kenntnis der Zusammenhänge des Hormonstoffwechsels und des Nervensystems, was teilweise zu recht »wilden« Spekulationen, einer Verallgemeinerung und Vereinheitlichung unterschiedlichster Begriffe und damit zu entsprechender Verwirrung führte. Problematisch ist auch der Mangel an Patientinnenabbildungen v. a. in älteren Veröffentlichungen.

Auch Veränderungen des Schönheitsideals der Frau mögen bei der Beurteilung des Krankheitswerts solcher Körperveränderungen eine Rolle gespielt haben. Eine üppige Figur symbolisierte früher Fruchtbarkeit und Gesundheit, heute dagegen ist ein schlanker und athletischer Körper erstrebenswert. Die wenigen Abbildungen vor 1940 zeigen oft Patientinnen, die nach heutiger Auffassung am Oberkörper als normal gelten würden, jedoch zu dicke Beine hatten. Betrachtet man Gewichtstabellen aus der Zeit um die Jahrhundertwende[2], so gelten bei einer 40-jährigen Frau mit 1,55 m Körpergröße 58 Kilogramm als *Idealgewicht* (entspricht in etwa einem BMI von 24 – nach heutiger Vorstellung bereits die Obergrenze des Normalgewichtes). Aber selbst ein zusätzliches Gewicht von 10–15 % (BMI 27–28 – heute Adipositas Grad 1) entsprach noch der Norm. Selbst bei einem Plus von 15–30 % (BMI 30-32 – heute Adipositas Grad 2) sprach man allenfalls von *»fraglichen Übergangsformen«*[3].

Diesbezüglich aufschlussreich ist auch die Interpretation des Begriffes *»fat«* durch Samuel Johnson im ersten englischen Dictionary des 18. Jahrhunderts: Er sprach sowohl von *»full-fed«* als auch von *»to be wealthy«*.

So verwundert es nicht, wenn frühe Autoren die »Oben-unten-Unterschiede« oft genau andersherum interpretierten als wir es heute vermutlich tun würden und *»Mastkuren«* als therapeutische Maßnahme empfahlen. So wurde von einer *»Auszehrung und Abmagerung der oberen Körperhälfte mit maskulinem Habitus«* und einem *»Totenkopfgesicht«* gesprochen oder man fühlte sich an die *»Hexen in Macbeth«* erinnert.

Einen kleinen Überblick über solche Syndrome und mögliche Differentialdiagnosen, die in wesentlichen Punkten dem Lipödem ähneln, geben die folgenden Abschnitte wieder und werden dort auch diskutiert.

Jedem Krankheitsbild sind auch Originalzitate und, soweit vorhanden, -abbildungen[4] angefügt. Damit soll dem Leser die Möglichkeit eines eigenen Eindruckes ermöglicht werden.

Die Krankheitsbilder wurden nach der für die jeweiligen Autoren im Vordergrund stehenden Symptomatik in Gruppen aufgeteilt. Eine solche Gliederung ist zwar wegen etlicher Überschneidungen der Symptome etwas willkürlich, ermöglicht aber eine bessere Übersicht.

5.1 Hauptsymptom lokale Fettvermehrung

5.1.1 Lipodystrophia progressiva vom Typ Simons

Syn.: Barraquer[5]-Simons[6]-Syndrom, Cephalo-thoracic type of loss of flesh, Frauentypus vom »Ultra-Rubens-Stil«, hypergynoide Paralipodystrophie vom Typ Simons, Hypertrophia lipomatosa, Lipodystrophia cephalo-thoracica, Lipodystrophia corporis superior mit Lipohypertrophia corporis inferior, Lipodystrophia progressiva sive paradoxa, progressive cephalothoracic lipodystrophy, Pseudoelephantiasis, Simons-Syndrom

Simons, der als Erstbeschreiber dieses Krankheitsbildes gilt[7] (35; S. 36), schildert als typische Symptome dieser seltenen Erkrankung einen umschriebenen *»schmerzlosen Fettschwund, der sich am häufigsten zunächst in einer erheblichen Magerkeit der oberen Körperhälfte, besonders des Gesichts und des Thorax, manifestiert«* und gleichzeitig *»meist mit einen gut entwickelten oder verdickten Panniculus adiposus der unteren Körperhälfte einhergeht«;* Smith (38) betont das regelmäßige Freibleiben der Füße.

Betroffen sind nahezu ausschließlich Frauen (6, 13, 15, 24, 28, 30, 31, 33, 36, 38, 40, 41, 42, 45); es gibt keine Hinweise auf familiäre Häufung (19, 30, 45). Die Veränderungen beginnen oft im Kindesalter und werden mit dem Beginn der Pubertät zunehmend auffällig (12, 13, 19, 20, 22, 30, 33, 37, 45, 46).

Für die Beschreibung des gleichzeitigen Vorkommens einer progredienten Fetthypertrophie und -atrophie wählte Simons die Bezeichnung *Lipodystrophia progressiva* (35). Einige Autoren (23, 30, 34, 42) lehnen den von Simons geprägten Zusatz »progressiva« ab, da in ihrem Krankengut zwar oft initial ein Fortschreiten der Symptome zu beobachten war, es dann aber regelmäßig zu einem weitestgehenden Stillstand der Veränderungen gekommen war. Langhof und Zabel (23) hatten 1960 Gelegenheit Simons erste Patientin erneut zu untersuchen; sie konnten 49 Jahre nach der Erstbeschreibung kein Fortschreiten der Symptomatik entdecken – bei der Betrachtung der zugehörigen Photographie (siehe Tab. 5.1.1.1, Abb. 5.1.1.2) am Ende des Abschnitts, kann man dieser Auffassung nur bedingt zustimmen (die Abbildung wurde zwecks der besseren Vergleichbarkeit den Originalaufnahmen von Simons gegenübergestellt).

Allen und Ghormley (1) betonen häufig zu beobachtende begleitende Ödeme bei längerer Orthostase und Long und Bickel (27; S. 107) erwähnen *»les troubles vaso-moteurs et la cyanose des membres inférieurs .... avec une grande analogie avec le troph-*

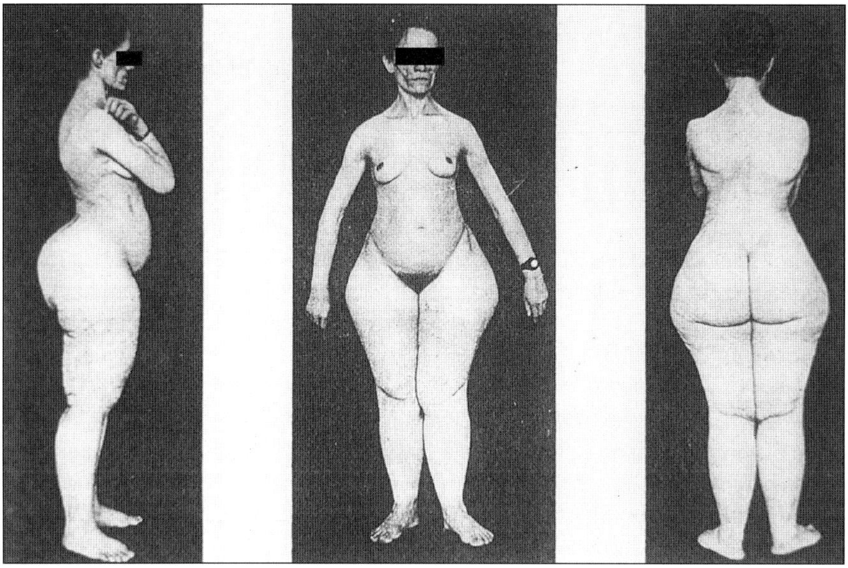

Abb. 5.1.1.1: Patientin mit Lipodystrophia progressiva und typischen Symptomen (aus 40).

œdeme de Meige«. Auch andere Autoren berichten über *»vasomotorische Ödeme«*, die als Folge von Störungen des vegetativen Nervensystems gedeutet werden (4, 10, 17).

Biopsien in den atrophischen Regionen zeigen eine unauffällige Ober- und Lederhaut sowie einen extremen Schwund des Subkutanfettes (24, 30, 35, 37, 38). Nach Simons (35; S. 393) *»weist die Haut ansonsten normalerweise keine krankhaften Veränderungen auf, aber auch sonst fand sich in keinem Fall eine trophische Störung in einem anderen Gewebe«*; dieser Auffassung schließen sich Poley und Stickler an (30), die auch labortechnisch keine Besonderheiten bei ihrem Patientinnengut verifizieren konnten. Vague (43, 44) beschreibt bei seinen Patientinnen retrotrochantere Fettzellen, die nicht nur relativ größer als im Bereich des M. deltoideus, sondern v. a. auch auf das 5–20fache vermehrt waren. Üblicherweise aber sind Fettzellen dieser beiden Regionen bei Frauen gleich groß (43).

Die Ursache der Lipodystrophia progressiva ist letztlich ungeklärt. Nach Auffassung der Autoren der ersten Jahrhunderthälfte handelt es sich um *»Störungen gewisser innersekretorischer Drüsen«* mit der Folge einer *»Trophoneurose«* des Fettgewebes (35).

Grund für diese Überlegungen waren vor allem die bereits erwähnten Tatsachen, dass fast ausschließlich Frauen betroffen sind und die Erkrankung meist in der Pubertät beginnt.

Abwechselnd wurden Zirbeldrüse, Schilddrüse, Hypophyse oder Geschlechtsdrüsen verantwortlich gemacht (6, 9, 18, 19, 22, 28, 35, 45, 48), nie jedoch ein Kausalzusammenhang bewiesen, sodass Feer (13) dazu anmerkt, dass es sich bei der Lipodystrophia progressiva letztlich vielleicht nur um eine Verlegenheitsdiagnose handelt.

In einigen Fällen gingen dem Beginn der Symptomatik Virusinfekte voraus und es wurde ein möglicher Zusammenhang vermutet (30).

Curri und Ryan (32) denken an das Fehlen von Insulinrezeptoren auf den Adipozyten in den atrophen Gebieten, ohne jedoch für diese Hypothese einer solchen genuinen Fettzellerkrankung Beweise vorzulegen.

Die Arbeitsgruppe von Perrot (29) beschreibt bei einem Einzelfall Zeichen einer Vaskulitis der Hautgefäße im atrophischen Gebiet. Zugleich bestanden jedoch auch eine Purpura sowie wechselnde Gelenkbeschwerden, sodass es sich hierbei wohl eher um eine zufällige Koexistenz mit einer Systemerkrankung gehandelt haben dürfte.

Goering (17; S. 322) dagegen vermutet aufgrund der *»eigenartigen, symmetrischen paraplegisch angeordneten Ausbreitung des Fettschwundes«* eher eine spinale Ursache und verweist dabei auf die bekannten Einflüsse des Nervensystems auf die Fettspeicherung sowie die bereits erwähnten *»vasomotorischen Ödeme«*. Sie betont auch den, nach ihrer Auffassung, fließenden Übergang von der Lipodystrophia progressiva zur Adipositas dolorosa oder der symmetrischen Lipomatose der Beine, da *»dort genau die selben nervösen Begleitsymptome auftreten«*.

Weitere *»nervöse Symptome«* – wie gelegentliche Kopfschmerzen, allgemeine Schwäche, Schmerzen in den Beinen vor allem bei längerem Stehen und Unzufriedenheit mit dem Körperbau – erhärteten den Verdacht einer »Nervenkrankheit« als mögliche Ursache der Erkrankung (3, 5, 8, 9, 11, 15, 21, 25, 39, 41, 47, 48).

Aber es gab auch immer wieder Autoren, die diese letztgenannten *»nervösen Symptome«* lediglich als verständliche Reaktion werteten (39, 42, 45), die betroffenen Frauen sozusagen nur als Folge ihres Erscheinungsbildes »nervös« werden (26). Auch Bahner (3; S. 1071) betont, dass diese Frauen nie mit ihrer Figur zufrieden seien:

»Oben mager und über den Hüften dick und mit dicken Beinen sind sie freilich schlecht dran. Nehmen sie an Gewicht zu, so haben sie Kummer über dicke Beine und Hüften, nehmen sie ab, so sind sie mager, daß man die Rippen zählen kann, ohne mit Hüften und Beinen zufrieden zu sein«.

Damit bestätigt er die Aussagen von Lloyd und Ziegler (26; S. 712), wonach die Betroffenen *»have profound distate for mirrors and have to control a compulsive desire to break all mirrors they see«*.

Immer öfter werden in der zweiten Hälfte des letzten Jahrhunderts Zweifel am Krankheitswert der Lipodystrophia progressiva geäußert, sicherlich auch aufgrund des Ausbleibens therapeutischer Erfolge. Bahner (3; S. 1153) spricht schließlich nur noch von einer *»durch die Magerkeit der oberen Körperhälfte hervorgerufene Betonung der normalen Fettverteilung vom sog. 'Schlüpfertyp'«*. Auch Vague (44) betrachtet die Lipodystrophia progressiva lediglich als Variante der *»hypergynoiden Fettsucht«*, bei der sozusagen die physiologischen Orte vermehrter Fettansammlung der Frau betont würden und somit eine Lipodystrophie der übrigen Körperabschnitte nur vorgetäuscht wird.

Wie beim Lipödem kann zudem eine allgemeine Adipositas differentialdiagnostische Probleme aufwerfen. Glatzel (16; S. 590) schreibt dazu, dass *»bei vielen Fettleibigen oder Fettsüchtigen gegenüber den individuellen Stellen stärkster Fettanhäufung der übrige Körper oft mager wirkt«*. Vermutlich als Reaktion auf solch unterschiedliche Auffassungen wurde eine Unterteilung der Lipodystrophia progressiva in verschiedene Untertypen vorgeschlagen (11), mit einem Simonsschen Typ mit Abmagerung der oberen und Fettvermehrung der unteren Körperhälfte und einem weiteren Typ, bei dem lediglich das letztere Symptom vorhanden ist, wo also die Fettatrophie der oberen Körperhälfte fehlt. Diese Unterscheidung erscheint bei Durchsicht der Literatur zwar sinnvoll – jedoch verliert das Krankheitsbild damit seinen typischen, von Simons beschriebenen Charakter und eine Unterscheidung zu anderen Formen einer lokalen Fettvermehrung wird unmöglich.

Letztlich weisen beide Typen starke Ähnlichkeiten mit dem heutzutage als Lipödem bezeichneten Krankheitsbild auf. Oft sieht man junge Patientinnen mit einem Lipödem, die aus Kummer *»eine Diät nach der anderen durchlaufen«*, um ihres Figurproblems »Herrin« zu werden. Das Subkutangewebe der Beine bleibt aber leider erhalten und der Oberkörper und das Gesicht können dann so ausgezehrt wirken, wie es Simons bei seinen Patientinnen beschreibt. Eine weitere Gemeinsamkeit von Lipodystrophia progressiva und Lipödem sind die bereits erwähnten, von Allen und Ghormley beschriebenen Ödeme (1; S. 531-532) bei warmem Wetter und längerer Orthostase:

»Lipodystrophy, characterized by »fat legs«, is to be distinguished from lymphedema. The characteristic symptoms which lymphedema and lipodystrophy may have in common are predilection for women, similarity in appearence, painlessness and additional swelling of the feet or ankles when patients are much on their feet, particulary in warm weather«.

Derselbe Allen prägte sechs Jahre später gemeinsam mit Hines den Begriff des Lipödems (2). Einziger wesentlicher Unterschied der Symptomatik ist die zusätzliche Schmerzhaftigkeit des Fettgewebes beim Lipödem; wie bereits ausgeführt, ist diese aber nicht in allen Fällen vorhanden, respektive am jedem Tag gleich stark ausgeprägt. Die Grenzen zwischen den Krankheitsbildern verschwimmen noch mehr, wenn Wolff und Ehrenclou von einem *»typischen Fall einer Lipodystrophie«* mit extrem empfindlichem Fettgewebe der Beine berichten (48) oder wenn Lloyd und Ziegler (26) eine Patientin erwähnen, die sich beim Stehen und Laufen stets über heftige dumpfe Schmerzen in den Beinen beklagte.

Zusammenfassend lässt sich also feststellen, dass zumindest bei einem Teil der beschriebenen Fälle das Vorliegen eines Lipödems wahrscheinlich ist, in einem anderen Teil aber möglicherweise doch ein eigenständiges Krankheitsbild mit einer *»echten Entfettung der oberen und Verfettung der unteren Körperhälfte«* (35; S. 383) vorgelegen hat. Gerade auch bei Simons Erstbeschreibung (35; s. folgende Tabelle) zeigt sich die Problematik der Beurteilung der Veränderungen. Während man auf der Photographie aus dem Jahre 1911 (35) keine auffallend krankhaften Veränderungen erkennt – zumindest aus heutiger Sichtweise – offenbart die im Jahre 1960 angefertigte Aufnahme (23) der inzwischen 71-jährigen Dame doch massive krankhafte Veränderungen.

Tab. 5.1.1.1: Lipodystrophia progressiva.

Autor	Zitat
Simons, 1911 (35; S. 28-31)	»Im Anfang vorigen Jahres hatte ich durch die Freundlichkeit des Herrn Privatdozenten F. Meyer Gelegenheit, eine (21jährige) Sängerin zu untersuchen. ... Im 11. Jahre, als ein stärkeres Wachstum begann, fiel zuerst die doppelseitige Abmagerung im Gesicht auf, die zunahm und sich langsam und gleichmäßig über den ganzen Rumpf und die Arme verbreitete. ... Der Fettschwund im Gesicht wurde so hochgradig und dadurch die Ähnlichkeit mit einem »Totenkopf« so groß, daß die Kranke die Stellung verlor ... . Die Mutter betont ausdrücklich, daß der Körper beim Einsetzen der »Krankheit« voll gewesen wäre. Vor 5 Jahren fiel der Mutter auf, daß das Gesäß der Kranken dicker wurde, das Fett nahm dort so zu, daß man sie beim Anziehen fragte, ob sie sich »hinten ausstopfte«. ... Die

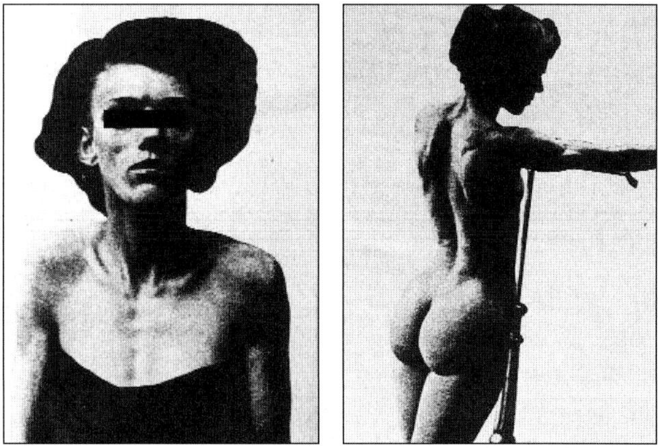

Abb. 5.1.1.2: (Links): Nach Simons ähnelt das Gesicht der 23-jährigen Patientin einem »Totenkopf« (aus 35). (Rechts): Die Patientin in der Ansicht von hinten; das Gesäß »wirke wie ausgestopft ..... und erinnert an die Steatopygie« (aus 35).

Fettansammlung am Gesäß ist so locker, daß sie beiderseits vom Untersucher in die volle Faust genommen und ausgiebig nach allen Richtungen bewegt werden kann. ... Die auffallende Fettvermehrung ... am Gesäß erinnert dabei an die Steatopygie der Hottentottenweiber«.

Abb. 5.1.1.3: Die selbe Patientin nun im Alter von 71 Jahren. Deutliche Auszehrung im Gesicht, auffällige Gesäß- und Oberschenkelregion; die Patientin war mit Ausnahme dieser Veränderungen aber in einem altersentsprechenden Zustand (aus 23)

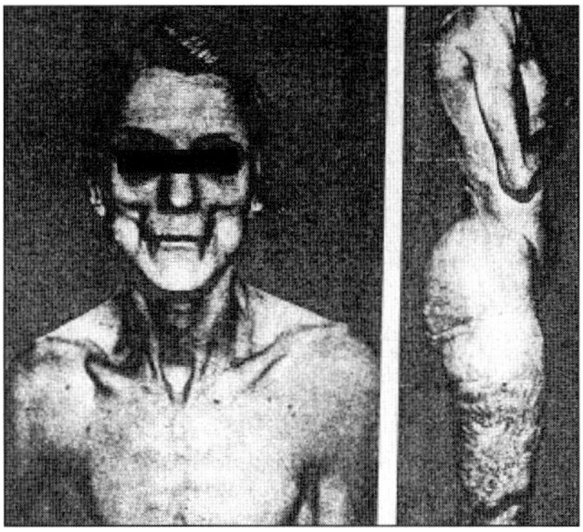

Christiansen, 1922 (11; S. 749)

»Autre malade, dont le tableau clinique n'est pas moins caractéristique. Fesses énormes avec amas de tissus graisseux séparés par des trous profonds en forme des cratères«.

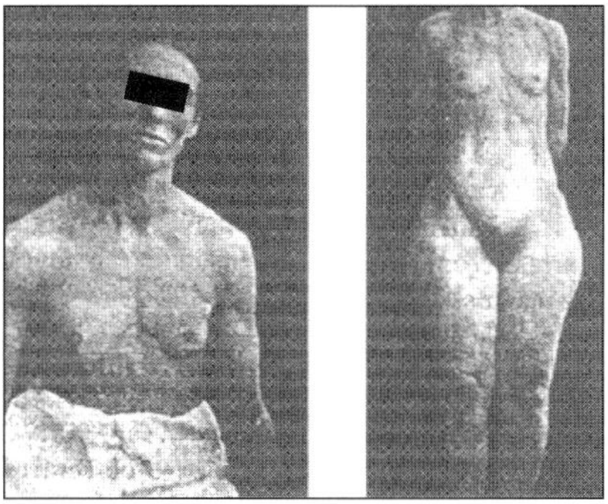

Abb. 5.1.1.4: Patientin mit Lipodystrophia progressiva (aus 11).

Heidepriem, 1927 (19; S. 15-17)

»Eine 34jährige Patientin ... ... Mit Beginn der Menses ... im 12. Lebensjahr ... wurde jetzt der Oberkörper von einer immer mehr zunehmenden Magerkeit befallen. ..... in der Fettverteilung eine auffallende Differenz zwischen Ober- und Unterkörper. ... Der Oberkörper gewinnt durch die Fettarmut des Subkutangewebes und durch das damit verbundene, deutliche Hervortreten der gut ausgebildeten Muskulatur ein geradezu viriles Aussehen. Das Gesicht zeigt auffallende Magerkeit.

.... Die gesamte untere Extremität ist auffallend fettreich. In der Gegend der Knie sind beiderseits im oberen Drittel kleine, polsterähnliche, rundliche Fettansammlungen vorhanden«.

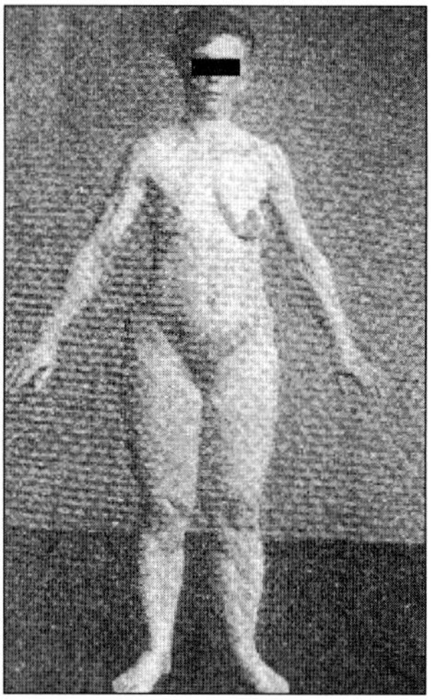

Abb. 5.1.1.5: 34-jährige Patientin mit Lipodystrophia progressiva (aus 19).

Bøe, 1936 (6; S. 191-192)

»Frage: Differentialdiagnose der Lipodystrophia progressiva (L.p.)? Spezialforscher auf diesem Gebiet? Behandlungsmethoden? In dem in Rede stehenden Fall handelt es sich um eine 30j. Frau, die wegen Abmagerung des Gesichtes und Zunahme des Beinumfanges den Arzt aufsuchte. ... Starke Schweiße, dauernde Nervosität, Kopfschmerzen, Urin o. B.«.

»Antwort: Die L.p. ist eine endogene Störung des Stoffwechsels, die vorwiegend beim weiblichen Geschlecht beobachtet wird. Zuerst schwindet das subkutane Fett des Gesichts ... , dann allmählich an der ganzen oberen Körperhälfte, während sich in der Beckengegend und an den Waden ein oft hochgradiger, umschriebener Fettansatz einstellt, welcher aus echtem Fett besteht. ... weiterer Verlauf ... : bilaterales Fortschreiten, meist Fettvermehrung im Unterkörper, ganz normale Haut, ... dauernde Nervosität, Kopfschmerzen, Verstand und Gefühlsleben normal. Differentialdiagnose ... Trophödem und ähnliche Zustände .... Therapie: Mastkuren sind vergeblich. ... Ggf. operative Expansionsprothesentherapie im Gesicht«.

Lloyd, Ziegler, 1928 (25; S. 152-153)

»Case Report: A woman, aged 31, ... complaining of »swelling of the legs« since the age of 16. Menstruation began at 12. ... At 16 ... the cheeks became sunken and the legs and hips began to enlarge. Following the birth of her only child, at the age of 24, ... subsequently the legs and hips began to enlarge markedly, while the face and upper trunk became thinner. Standing and walking caused dull aching pain in the lower extremities, and the legs had become so large and heavy as to interfere seriously with walking. ... Absence of subcutaneous fat down to Poupart's ligament and the crests of the ilia, with huge deposits of subcutaneous fat below these levels. ... The extreme increase in the size of the lower extremities suggested bilateral symmetric elephantiasis. ... no objective signs of disease of the central nervous system«.

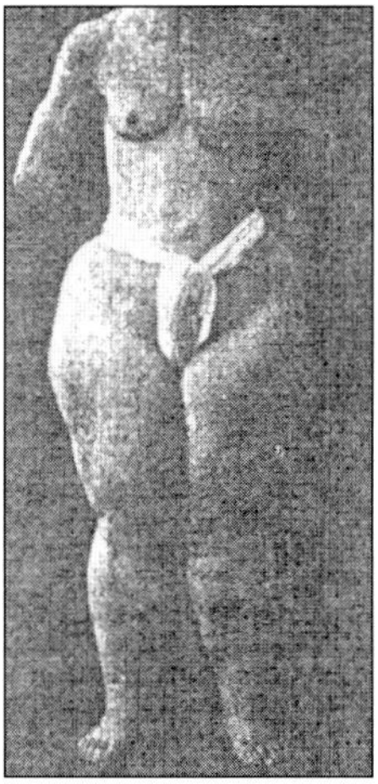

Abb. 5.1.1.6: 31-jährige Frau mit Lipodystrophia progressiva (aus 25).

[1]Allen E.V., Hines E.A.: Lipedema of the legs. Proc. Staff. Mayo Clin. 15 (1940) 184-187.

[2]Noorden von, K.: Die Fettsucht. In: "Specielle Pathologie und Therapie. 7. Band/4. Theil". Nothnagel H. (Hrsh.), A. Hölder, Wien, 1900.

[3]Heute verehrt man bei der Frau dagegen eher »das Untergewichtige«: In den Playboy-Ausgaben der Jahre 1978-1998 findet sich bei den dort abgebildeten 240 Schönheiten des Mittelteiles nur ein durchschnittlicher BMI von 18. Gemäß der aktuell geltenden Kriterien waren 70 % der Damen untergewichtig! (Katzmarzyk P.T. et al.: Thinness and body shape of Playboy centerfolds from 1978 to 1998. Intern. J. Obesity 25 (2001) 590-592).

[4]Da ein Großteil der Veröffentlichungen nicht im Original, sondern nur als Photokopien erhältlich waren, sind einige Abbildungen von minderer Qualität. Die wichtigsten Merkmale der Krankheitsbeschreibungen sind jedoch zu erkennen und vermitteln oft einen besseren Eindruck als viele Worte, so dass auf diese Bilder nicht verzichtet wurde.

[5]Barraquer, Roviralta José Antonio, spanischer Arzt.

[6]Simons, Arthur, deutscher Neurologe; geb. 1879.

[7]Taylor und Honeycult (42) erwähnen eine Arbeit von Mitchell, S.W. aus dem Jahre 1885 (Singular case of absence of adipose matter in the upper half of the body. J. Med. Sci. 90:105), die leider nicht beschafft werden konnte.

Referenzen

(1) Allen E.V., Ghormley R.K.: Lymphedema of the extremities: Etiology, Classification and treatment; report of 300 cases. Ann. Intern. Med. 9 (1935) 516-539
(2) Allen E.V., Hines E.A.: Lipedema of the legs. Proc. Staff. Mayo Clin. 15 (1940) 184-187
(3) Bahner F.: Fettsucht und Magersucht. In: »Handbuch der Inneren Medizin«, von Bergman G., Frey W., Schwiegk H. (Hrsg.), Springer-Verlag, Berlin-Göttingen-Heidelberg, 1955, 4. Aufl. 7. Band, 1. Teil, 1026-1154
(4) Barraquer L.: Histoire clinique d'un cas d'atrophie de tissu celluloadipeux. Neurol. Zentralbl. 26 (1907) 1072
(5) Bøe H.W.: A case of hemiatrophia facialis progressiva. Acta Psych. et Neurol., Fasc. 1-2, (1934) 1-27
(6) Bøe H.W.: Fragekasten: Lipodystrophia progressiva. Münch. med. Wschr. 5 (1936) 191
(7) Bräutigam P., Földi E., Schaiper I., Krause T., Vanscheidt W., Moser E.: Analysis of lymphatic drainage in various forms of leg edema using two compartment lymphoscintigraphy. Lymphology 31 (1998) 43-45
(8) Campell H.: Disappearance, more or less complete, of the subcutaneous fat above the region of the lower extremities. Transact. of Clin. Soc. of London 40 (1907) 272
(9) Campbell,H.: Case of trophic changes of obscure origin. Proc. Roy. Soc. Med. 6 – Neurological Section 2 (1913) 71-72
(10) Cassirer R.: Die vasomotorisch-trophischen Neurosen. Karger, Berlin, 1901, 1-100
(11) Christiansen M.V.: Lipodystrophie progressive. Rev. Neurol. 38 (1922) 747-753
(12) Feer E.: 2 Fälle von Lipodystrophia progressiva. In: »Jahrbuch für Kinderheilkunde und physische Erziehung« von Bókay J., Czerny A., Feer E., Heubner O. (Hrsg.), Karger, Berlin, 1915, 82, der dritten Folge 32. Band, 1-20
(13) Feer E.: Fall von progressiver Lipodystrophie. Schweiz. Med. Wochenschr. 7 (1922) 178
(14) Földi M., Kubik S.: »Lehrbuch der Lymphologie« G. Fischer, Stuttgart-Jena-New York, 4. Aufl., 1999
(15) Gerhartz H.: Lipodystrophia progressiva superior. Münch. med. Wschr. 23 (1916) 823-825
(16) Glatzel H.: Fettsucht und Magersucht. In: »Handbuch der Inneren Medizin. 3. Aufl., 6. Band/1. Teil«, v. Bergmann G., Staehelin R., Salle V., Springer, Berlin, 1941, 477-632
(17) Goering D.: Über den Einfluß des Nervensystems auf das Fettgewebe. Z. Anat., 2. Abt. Z. f. Konstitlehre 8 (1922) 312-335
(18) Hartenberg M.: Un cas de lipodystrophie progressive. Presse Méd. 72 (1923) 776
(19) Heidepriem C.: Ueber die progressive Lipodystrophie. Inaug.-Diss., F.-W.-Universität Berlin, 1927
(20) Jolowicz E.: Lipodystrophia progressiva. Neurol. Centralbl.34 (1915) 930-934
(21) Kehrer F.A.: Die konstitutionellen Vergrösserungen umschriebener Körperabschnitte. G. Thieme, Stuttgart, 1948
(22) Klien H.: Ueber Lipodystrophie nebst Mitteilung eines Falles. Münch. med. Wschr. 7 (1921) 206-208
(23) Langhof H., Zabel R.: Zur Lipodystrophia progressiva. Arch. klin. exp. Derm. 210 (1960) 313-321
(24) Lindner J., Eckstein D.: Forme fruste einer Lipodystrophia progressiva oder multiple flächenhafte symmetrische Lipomatose? Z. ges. inn. Med. 37 (1982) 130-133
(25) Lloyd H., Ziegler A.M.: Lipodystrophies: Report of seven cases. Brain 51 (1928) 147-167
(26) Lloyd H., Ziegler A.M., Curtis T.P.: Neuropsychiatric aspects of the lipodystrophic disturbances. Am. Journ. Psychiatr. 7(1928) 709-714
(27) Long E., Bickel G.: Considérations sur la lipodystrophie progressive, l'atteinte du système nerveux végétativ. Ann. Méd. 16 (1924) 107-124
(28) Marañon G., Soler J.B.: Progressive lipodystrophy and Hyperthyreoidism. Endocrinology 10 (1926) 1-16

(29) Perrot H., Delaup J.-P., Chouvet B.: Lipodystrophie de Barraquer et Simons. Anomalies complémentaires et vasculite leuocytoclastique cutaneé. Annales de Dermatologie et de Venerologie 114 (1987) 1083-1091
(30) Poley J.R., Stickler G.B.: Progressive lipodystrophy. A clinical study of 50 patients. Am. J. Dis. Child. 106 (1963) 356-363
(31) Rost G.A.: Über Lipodystrophia progressiva sive paradoxa. Arch. Derm. 147 (1924) 483-488
(32) Ryan T.J., Curri S.P.: »Clinics in dermatology 7«, J.B.-Lippincott, Philadelphia, 1989
(33) Sandmann H.: Zum Krankheitsbild der Lipodystrophia progressiva. Zeitschrift für Kinderheilkunde 70 (1951) 308-318
(34) Schlau H.: Lipodystrophie, Aberhalden-Reaktion und diencephal-genitales System. Klin. Wochenschr. 22 (1929) 1031-1032
(35) Simons A.: Eine seltene Trophoneurose (»Lipodystrophia progressiva«). Z. f. d. g. Neur. u. Psych. 5 (1911) 29-38
(36) Simons A.: Diskussion zu der Demonstration des Herrn Toby Cohn: Lipodystrophia progressiva. Neurol. Ztbltt. 4 (1913) 866-868
(37) Simons A.: Bemerkungen zur Arbeit J. Huslers über symmetrischen progressiven Fettschwund im Kindesalter. Zeitschr. f. Kinderh. 11 (1914) 508-516
(38) Smith H.L.: Lipodystrophia progressiva; with report of a case. Johns Hopkins Hospital Bulletin 369 (1921) 344-350
(39) Sprunt T.J.: Lipodystrophia progressiva: A report of two cases, one of which showed improvement under medical treatment.
Trans. College Phys. 45 (1923) 626-629
(40) Strunz E.: Lipodystrophia progressiva. Inaug.-Diss., Leipzig, 1933
(41) Szonell W.: Periphere segmentale vegetative Störungen bei Lipodystrophie. Dtsch. Med. Woschenschr. 21 (1954) 856-858
(42) Taylor W.B., Honeycutt W.M.: Progressive lipodystrophy and lipoatrophic diabetes. Arch. Dermatol. 84 (1961) 31-36
(43) Vague J., Fenasse R.: Energy storage. In: »Handbook of physiology – Section 5: Adipose Tissue«, Renold A.E., Cahil jr. G.F. (Eds.), American Physiological Society, Washington DC, 1965, 25-36
(44) Vague J., Rubin P.H., Jubelin J., Vague Ph.: Die verschiedenen Formen der Fettsucht. Triangel 13 (1974) 41-50
(45) Watson W.N.B., Ritchie W.T.: Progressive Lipodystrophy. Q.J.M. 18 (1925) 224-39
(46) Weber G., Roth W.G.: Lipodystrophia progressiva, eine Sklerodermie en coup de sabre simulierend. Archiv für klinische u. experimentelle Dermatologie 229 (1967) 194-204
(47) Wermut W., Szafran P., Michalowska M.: Lipodystrophia progressiva. Wiad. Lek. 11 (1988) 727-729
(48) Wolff H.G., Ehrenclou A.H.: Trophic disorders of central origin. J.A.M.A. 88 (1927) 991-994

5.1.2 Fettverteilungsstörungen vom Typ der »dicken Beine bei jungen Mädchen«

Der eigentümliche Begriff der *»Störung der Harmonie der Fettverteilung vom Typ der* ***dicken Beine bei jungen Mädchen****«* wurde von Hoff eingeführt (1), um klinische Zwischenformen, die weder dem Morbus Dercum noch der Simonsschen Erkrankung zuzuordnen sind, zu beschreiben.

Es besteht ebenfalls eine Dissoziation des Fettbestandes von Ober- und Unterkörper. Die Trägerinnen dieser Eigenart, die Hoff in Ostpreußen häufiger als in anderen

Tab. 5.1.2.1: Störung der Harmonie der Fettverteilung vom Typ der »dicken Beine bei jungen Mädchen«.

Autor	Zitat
Hoff (1941) *(1; S. 703-704)*	**»Fallbericht:** »Eine 34jährige Kaufmannsfrau ... keine wesentlichen Krankheiten. Vor zwei Jahren Partus; 1/4 Jahr danach ... nahm sie sehr stark an Gewicht ab. Der Arzt stellte die Basedowsche Krankheit fest. ... Über 40 Pfund gegenüber vor der Krankheit an Gewicht verloren. Bei der Gewichtsabnahme sei ihr aufgefallen, daß diese nur den Oberkörper betraf, während ihre Beine sogar dicker geworden seien. ... Gewicht 53,6 kg. ... Der Oberkörper ist ausgesprochen grazil, eher etwas mager. Hüften und Gesäß sind ziemlich dick und plump. Am auffälligsten sind die plumpen dicken Beine. Kleinstes Maß der Unterschenkel oberhalb der Knöchel 27 cm. Die sonstige Untersuchung ergab keinen nennenswerten Befund«. **»Fallbericht:** 23jähriges junges Mädchen: »Ich war bis zu meinem 14. Lebensjahr normal schlank. Mit Eintritt der Menstruation, 14. Jahr, begannen zunächst die Beine dick zu werden. In den folgenden Jahren nahm ich immer mehr zu. Im Verhältnis zum Oberkörper wurde ich von der Taille ab geradezu unförmig dick« .»... Die Patientin hatte wiederholt durch Hungerkuren versucht, ihr Gewicht zu verringern. ... Die Patientin litt sehr unter ihrer Fettsucht, besonders die dicken Beine bedeuteten für sie eine schwere seelische Belastung. Im übrigen war sie leistungsfähig. ... Im übrigen entwickelte sich ein Diabetes insipidus mit einer Urintagesmenge von 8-10 Liter. Bei der [erneuten] Aufnahme war die Kranke recht hinfällig. Größe 1,69 m, Gewicht 65 kg. ... Fettposter des Oberkörpers ziemlich gering, nicht ungewöhnlich mager. Von den Hüften abwärts starke ... säulenartige Fettbeine. ... Die Beine hatten sich der allgemeinen Gewichtsabnahme entzogen«.

Gegenden gesehen haben will, leiden nach seiner Aussage oft psychisch unter der wenig schönen, *»gar monströsen Form ihrer Beine«*, an denen besonders die Unterschenkel oberhalb der Knöchel plump erscheinen. Manchmal fand sich gleichzeitig ein deutlich vermehrter Wassergehalt des Unterhautbindegewebes der Beine bis zur Grenze klinischer Ödeme, sodass nach Fingereindruck leichte Dellen zurückblieben.

Als Ursache der Erkrankung gibt Hoff *»Störungen der Regulationen des Zwischenhirnhypophysensystems«* an (1; S. 705). Tatsächlich sind die bei seinen Patientinnen anscheinend stets vorhandenen, massiven hormonellen Störungen ein Hinweis in diese Richtung, wenngleich ein Kausalzusammenhang bei solch unterschiedlichen Endokrinopathien eher unwahrscheinlich ist. Aber auch eine lokale, vom Nervensystem abhängige Lipophilie der Gewebe, spielt nach seiner Auffassung eine Rolle: Örtliche Störungen der Innervation führen zu örtlichen Störungen des Fettansatzes.

Bei Betrachtung der Falldarstellungen fällt eine Abgrenzung gegen die Simonssche Erkrankung oder das Lipödem zunächst schwer, jedoch sind die geschilderten massiven hormonellen Veränderungen für diese beiden Syndrome nicht typisch.

Referenzen

(1) Hoff F.: Störungen der Harmonie der Fettverteilung. Dtsch. Med. Wochenschr. 26 (1941) 703-706

5.1.3 Lipomatose

Syn.: Adipomatose, Lipohypertrophie, Lipomatose diffuse des membres inférieurs, Lipomatosis regionaria, Steatomatose

Üblicherweise wird der Begriff Lipomatose im medizinischen Sprachgebrauch zur Beschreibung eines gehäuften Vorkommens von Lipomen verwandt (4). Diese wiederum zählen zu den gutartigen Neubildungen und sind durch eine bindegewebige Abkapselung gekennzeichnet (6).

Günther (2; S. 45) bezeichnet aber sowohl *»auf bestimmte Teile des Körpers beschränkte, pathologische Anhäufung von Fett«* als auch das *»Vorkommen mehrerer Lipome«* als Lipomatose und schlägt eine Einteilung in vier Haupttypen vor:

- Lipomatosis *indolens simplex* mit multiplen Lipomen oder lokaler Fettvermehrung ohne Nebensymptome.
- Lipomatosis *dolorosa* mit dem regelmäßigen Nebensymptom des Schmerzes.
- Lipomatosis *atrophicans* mit regelmäßigem Fettschwund an anderen Körperstellen.
- Lipomatosis *gigantea* mit partiellem Riesenwuchs.

Mit dieser Einteilung verwischt Günther die Grenzen zu den verschiedenen Formen des schmerzhaften, vermehrten Fettgewebes und der Lipodystrophia progressiva. Tatsächlich bestreitet er die Existenz der Dercumschen Erkrankung; diese sei nichts weiter als sein Typ 2 der Lipomatosis und auch Hopf (3) zählt die Adipositas dolorosa zu den Lipomatosen. Gemeinsames Merkmal aller Lipomatosen ist die Symmetrie der Veränderungen, sodass an das Vorliegen einer Systemerkrankung, einer neurogenen oder einer vaskulären Störung gedacht wurde (2, 8). In der überwiegenden Mehrzahl der Fälle sind die unteren Extremitäten betroffen (2, 5, 8). Die vermehrten Fettmassen reagieren dabei nicht auf Diät (8). Mikroskopische Untersuchungen zeigten eine *»Lockerung und Quellung«* des Gewebes (8; S. 157).

Die nach Günther am häufigsten zu beobachtenden Erscheinungsbilder des Typus 1 und 2 der Lipomatosen gehen mit einer Fettvermehrung des Subkutangewebes der Beine einher und unterscheiden sich vom äußeren Aspekt nicht von den anderen in diesem Kapitel aufgeführten Syndromen, insbesondere nicht vom Lipödem. Sie entsprechen vermutlich der *»Lipomatose diffuse des membres inférieurs«* von Lourier (7).

Schuchhardt und Herpertz (8) verwenden den Begriff Lipohypertrophie für eine *»Fettverteilungsstörung mit überproportionaler Verdickung der Extremitäten im Verhältnis zum Rumpf ohne subjektive Beschwerden«*, meinen also damit letztlich die von Günther beschriebene Lipomatosis *indolens simplex*. Die Unterscheidung zwischen

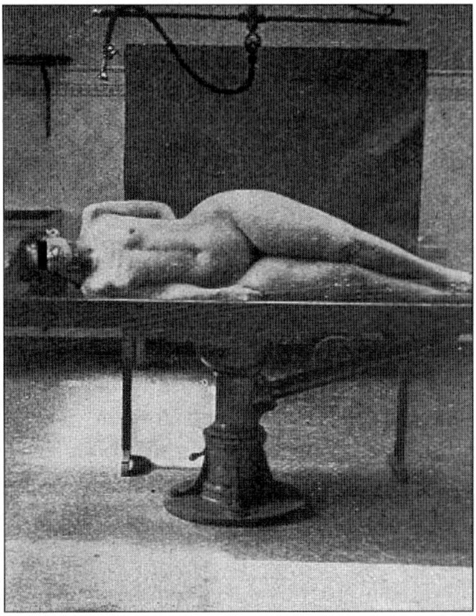

Abb. 5.1.3.1: »18-jähriges Fräulein mit starker Lipomatosis der unteren Körperteile« (aus 2).

Lipödem und Lipohypertrophie halten die Autoren für sehr wichtig, da *»nur das Lipödem einer physikalischen Therapie bedarf«*. Diese Aussagen beinhalten einige Unklarheiten. So ist es beispielsweise falsch, ein orthostatisches Ödem, die Hämatomneigung oder eine erhöhte (objektivierbare! – s. hierzu Abschnitt 3.7) Schmerzhaftigkeit des Fettgewebes als *»subjektive Phänomene«* zu bezeichnen.

Auch die Aussage, dass sich nur beim Vorliegen einer Lipohypertrophie mit zusätzlichen *»subjektiven Symptomen«* eine Indikation für die KPE ergibt, ist nicht ganz korrekt, wie der in Kapitel 7 dargestellte Fall einer erfolgreich mit der KPE behandelten Patientin mit ausgeprägter Lipohypertrophie beider Beine und dem Fehlen *»subjektiver Phänomene«* ganz eindeutig zeigt (s. Seite 220 ff.).

Interessanterweise empfahl auch Lourier (7) Kompressionsbandagen und Massagen beim Vorliegen einer Lipohypertrophie. Günther (2; S. 113) gab dagegen eher vage Ratschläge:

»Von physikalischer Therapie kommt in erster Linie die Wärmetherapie in Betracht. Gay hatte angeblich mit heißen Bädern bis 55 °Celsius (wohl lokal) Erfolg. Savill versuchte Massage, heiße Douchen und körperliche Übungen. ..... Ich sah nach heißen Sandbädern keinen Erfolg«.

Tab. 5.1.3.1: Lipomatosen.

Autor	Zitat
Lourier 1897 (7; S. 37-38)	»Femme: Névralgies violentes aux bras et aux jambes ... . Sur la partie supérieure des deux cuisses, deux tumeurs aplaties, grosses comme la moitié d'une tête d'adulte, se continuant avec un machon graisseux, diffus, qui recouvre les faces antérieures et externes des cuisses. Les jambes ... présentent une augmentation de volume, une hypertrophie graisseuse, plus accentuée sur la ligne médiane et s'arrêtant à quatre travers de doigt au-dessus des malléoles. Chaque genou est entouré d'un amas graisseux, diffus, se continuant insensiblement avec les masses précédement décrites. L'état général de la malade est excellent, elle est plutôt maigre que grasse«.
Zondek 1926 (8; S. 153)	»Fr. Th., 31 Jahre alt, Körpergewicht 71 kg. Seit 1 1/2 Jahren Menses spärlich. Seitdem klagt die Kranke über zunehmende, auf Druck sehr empfindliche Schwellungen der Arme, besonders aber der Hüften, Oberschenkel und Waden«.

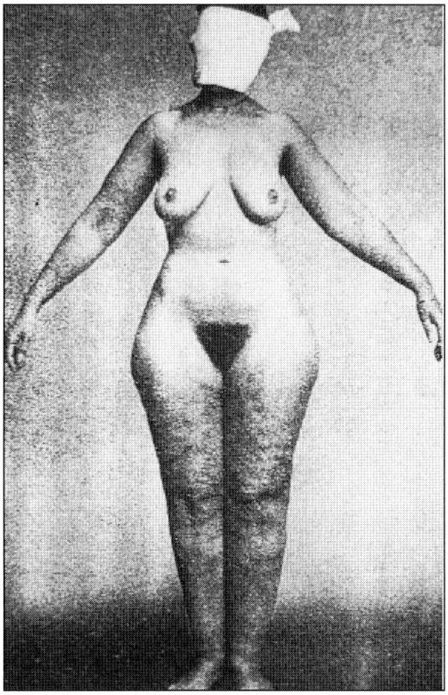

Abb. 5.1.3.2: 31-jährige Kranke mit Fettsucht der unteren Körperhälfte (aus 9).

Referenzen

(1) Gersh I., Still M.A.: Blood vessels in fat tissue. Relation to problems of gas exchange. J. Exp. Med. 81 (1945) 219-232

(2) Günther H.: Die Lipomatosis und ihre klinischen Formen. In: Arbeiten aus der medizinischen Klinik Leipzig, Heft 5, G. Fischer, Jena, 1920

(3) Hopf H.C.: Lipomatosen. In: »Neurologie in Praxis und Klinik«, Hopf H.C., Poeck K., Schliack H. (Hrsg.), Georg Thieme, Stuttgart-New York, 1989, 5.15-5.17
(4) Hopf G.: Zellulitis – eine erfundene Krankheit. Med. Heute 20 (1971) 4-5
(5) Kehrer F.A.: Die konstitutionellen Vergrösserungen umschriebener Körperabschnitte. G. Thieme, Stuttgart, 1948
(6) Lindner J., Eckstein D.: Forme fruste einer Lipodystrophia progressiva oder multiple flächenhafte symmetrische Lipomatose? Z. ges. inn. Med. 37 (1982) 130-133
(7) Lourier A.: Étude sur l'œdeme nérvopathique éléphantiastique. Thèses de Paris, 1897
(8) Schuchhardt C., Herpertz U.: Lymphologische Terminologie. LymphForsch 1 (2000) 31-33
(8) Zondek H.: Fettsucht. In: »Krankheiten innerer Drüsen«, Verlag von Julius Springer, Berlin, 1926, 2. Aufl., 126-164

5.1.4 Steatopygie

Syn.: Adipositas vom Typus coxalis – Subtypus pugalis, Fettsteiß, Gesäßfettsucht, Hottentottensterz, Hottentottinnengesäß, Speckgesäß

Der Begriff Steatopygie beschreibt eine lokale Fettvermehrung im Bereich der Gesäßregion.

Die Entwicklung dieser eigentümlichen Veränderung beginnt bereits beim jungen Mädchen, nimmt mit der Geschlechtsreife deutlich zu und steigert sich noch durch

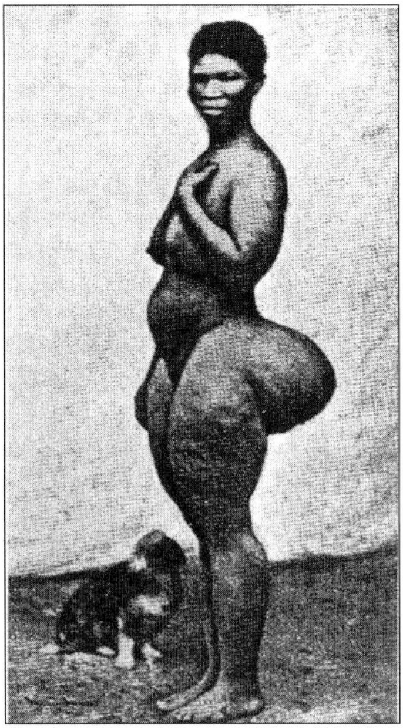

Abb. 5.1.4.1: Steatopygie (aus 5).

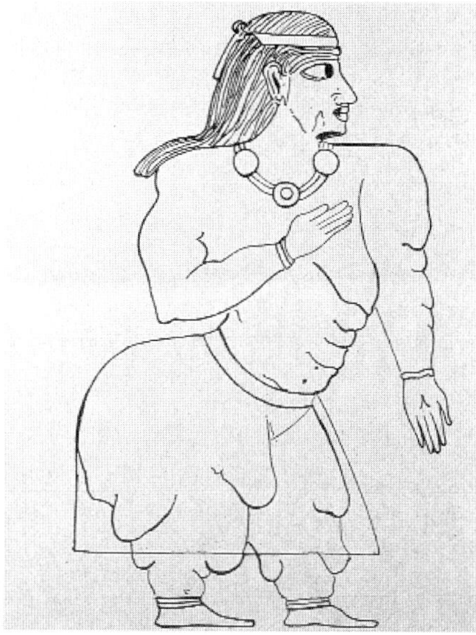

Abb. 5.1.4.2: Umrisszeichnung von Abb. 1, Seite 1 (aus 4).

Schwangerschaften (6). In den entsprechenden Kulturen gilt ein solches Gesäß als klassisches Schönheitsideal.

Bei der Brautwahl der Somali soll nach Günther (2; S. 9) *»die a tergo hervorragendste die beste sein«;* Wells (7; S. 2182) wird noch konkreter und meint, dass *»Somal men are said to choose her wives by ranging them in a line and by picking out her who projects farthest a tergo*[8]*«*. Sir Harry Jonston bemerkte bezüglich der Statopygie der Sudan-Negerinnen (zit. in 2; S. 9):

»Protruding buttocks are much admired by african men as a feminine feature; women however do not admire them in man, but consider him effeminate«.

Die Abgrenzung dieser besonderen, nahezu ausschließlich bei schwarzen Boschimaninnen, Hottentottinnen und Korannafrauen (1) zu findenden lokalen Fettvermehrung ist einfach. Zwar fühlten sich einige Autoren bei Patientinnen mit einer Lipodystrophie an die *»Steatopygie der Hottentottenweiber«* erinnert (3), betonen aber stets die zusätzliche starke Fettvermehrung der Beine bei der Lipodystrophie und das Fehlen jedwelcher pathologischer Symptome bei der Steatopygie (5).

Eine Verwechslung mit dem Lipödem wäre eigentlich nur dann möglich, wenn zusätzlich zur Vermehrung des Gesäßfetts auch das Subkutangewebe der Beine vermehrt ist. Abbildung 5.1.4.2 zeigt beispielsweise sowohl die typischen Symptome der Steatopygie als auch die eines Lipödems.

[8]In Europa erweckte dies eher Sensationslust: Im Jahre 1815 wurde in Paris eine Buschmannfrau noch als »Hottentotten-Venus« öffentlich ausgestellt (7).

Referenzen

(1) Glatzel H.: Fettsucht und Magersucht. In: »Handbuch Der Inneren Medizin. 3. Aufl., 6. Band/1. Teil«, v. Bergmann G., Staehelin R., Salle V., Springer, Berlin, 1941, 477-632
(2) Günther H.: Die Lipomatosis und ihre klinischen Formen. In: Arbeiten aus der medizinischen Klinik Leipzig, Heft 5, G. Fischer, Jena, 1920
(3) Heidepriem C.: Ueber die progressive Lipodystrophie. Inaug.-Diss., F.-W.-Universität Berlin, 1927
(4) Smith Jr. L.: The fat Queen. Amer. Prac. & Digest Treat. (Philadelphia) 2 (1951) 337-338
(5) Vague J., Fenasse R.: Energy storage. In: »Handbook of physiology – Section 5: Adipose Tissue«, Renold A.E., Cahil jr, G.F. (Eds.), American Physiological Society, Washington DC, 1965, 25-36
(6) Vague J., Rubin P.H., Jubelin J., Vague Ph.: Die verschiedenen Formen der Fettsucht. Triangel 13 (1974) 41-50
(7) Wells G.: Adipose tissue – a neglected subject. J.A.M.A. 114 (1940) 2177-2183

5.1.5 Adipositas circumpelvica

Syn.: Adipositas vom »Schlüpfertyp«, Adipositas vom Typus subtrochantericus, hypergynoide Paralipodystrophie, Lipomatose symétrique trochantérienne, upper leg fat pattern

Eine symmetrische Fettvermehrung im Bereich der Becken-Hüft-Gesäß-Region sowie der Oberschenkel wird als Adipositas circumpelvica bezeichnet (4).

Kritiker meinen, hierbei handele es sich um nichts anderes, als eine etwas ausgeprägtere »Rubens-Form« (3).

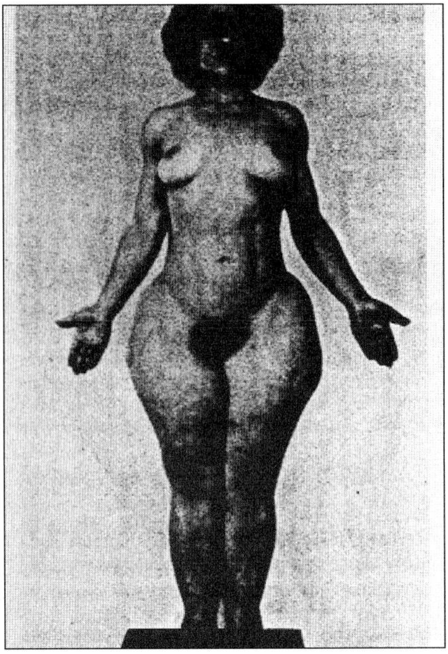

Abb. 5.1.5.1: Vague wertet die Fettvermehrung an den Beinen und im Hüftbereich bei dieser Dame als »hypergynoide Paralipodystrophie« (Abb. aus 7).

Kehrer (5) wendet dagegen zu Recht ein, dass die Rubensschen Frauen auf allen Bildern eine gleichmäßige und universelle Fettverteilung aufweisen, sich also deutlich vom beschriebenen Bild einer zonalen Vermehrung unterscheiden.

Manche Autoren betrachten eine solche vermehrte Fettablagerung im Beckenbereich als Normvariante im Sinne einer Betonung des gynoiden Typs der Fettverteilung, dem sog. Typus subtrochantericus[9] (2, 6, 7). Alquier und Humbert (1) fühlten sich gelegentlich aufgrund der *»monströsen Fettmassen«* an die Dercumsche Erkrankung erinnert und beobachteten als weitere Auffälligkeit eine leichte Ödematisierung *»au niveau des régions lipomateuses«*.

Da bei der Adipositas circumpelvica keine allgemeine Adipositas vorliegen muss, kann sie mitunter – vor allem im Alter – tatsächlich einem Lipödem stark ähneln.

[9]Vague (7) betrachtet selbst die im vorigen Abschnitt besprochene Steatopygie lediglich als Extremvariante einer hypergynoiden Fettsucht.

Referenzen

(1) Alquier L., Humbert R.: Note clinique sur dix-huit cas de Lipomatose symétrique trochantérienne. Re.v Neurol. 38 (1922) 753

(2) Bahner F.: Fettsucht und Magersucht. In: »Handbuch der Inneren Medizin«, von Bergman G., Frey W., Schwiegk H. (Hrsg.), Springer-Verlag, Berlin-Göttingen-Heidelberg, 1955, 4. Aufl. 7. Band, 1. Teil, 1026-1154

(3) Bauer J.: Aufgaben und Methoden der Konstitutionsforschung. Wiener Klin. Wochenschr. 11 (1919) 273-276

(4) Glatzel H.: Fettsucht und Magersucht. In: »Handbuch Der Inneren Medizin. 3. Aufl., 6. Band/1. Teil«, v. Bergmann G., Staehelin R., Salle V., Springer, Berlin, 1941, 477-632

(5) Kehrer F.A.: Die konstitutionellen Vergrösserungen umschriebener Körperabschnitte. G. Thieme, Stuttgart, 1948

(6) Skerlj B.: Zur physiologischen »Fettleibigkeit« des Weibes. Zugleich ein Beitrag zu J. Bauer's Habitustypen des Weibes. Arch. Frauenk. u. Konstit.-Forschg. 16 (1930) 235-246

(7) Vague J., Rubin P.H., Jubelin J., Vague Ph.: Die verschiedenen Formen der Fettsucht. Triangel 13 (1974) 41-50

5.1.6 Madelung-Syndrom

Syn.: Adénolipomatose à prédominance cervicale, Adenolipomatosis Launois-Bensaude, Adenolipomatosis symmetrica, Brodie[10]-Syndrom, gutartige (benigne) symmetrische Lipomatose, Lipomatosis Launois-Bensaude, Multiple symmetric Lipomatosis (MSL)

Im deutschsprachigen Raum gilt Madelung[11] als Erstbeschreiber eines Syndroms (im Jahre 1888) mit einer diffusen[12], schmerzlosen, nicht abgekapselten Vermehrung des Unterhautfettgewebes im Bereich von Hals (»Fetthals«), Nacken, Schultern und Interscapularregion, die er zunächst nur bei männlichen Brauereiarbeitern beobachtete (2).

In einigen Fällen kommt es zusätzlich zu so massiver Vermehrung des mediastinalen Fettgewebes, dass ein operativer Eingriff notwendig wird (3), leider oft von einem Rezidiv gefolgt (8).

Männer sind häufiger als Frauen betroffen und meist ist bei den Betroffenen ein deutlich erhöhter Alkoholkonsum zu verzeichnen (5, 7).

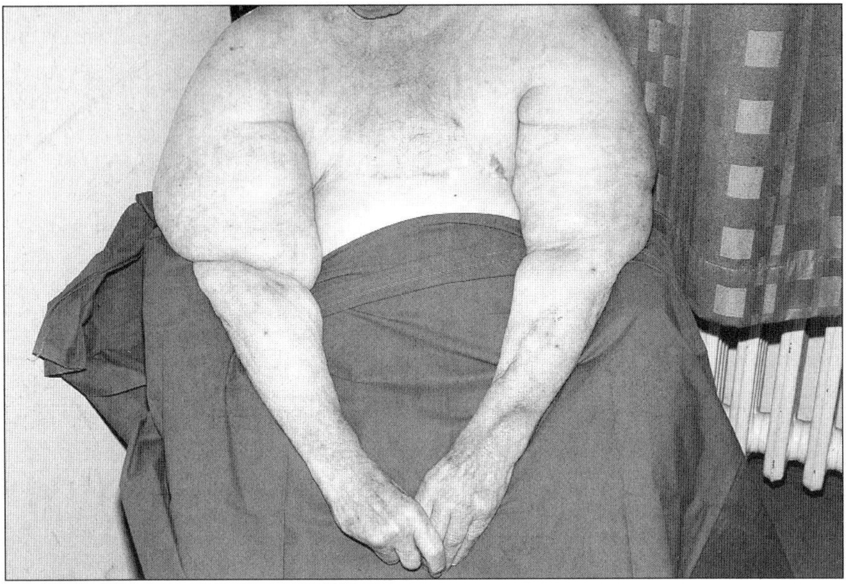

Abb. 5.1.6.1: Madelung-Syndrom bei einem 62-jährigen Patienten, schwere Alkoholkrankheit, Leberzirrhose, Beginn der Veränderungen vor ca. zwölf Jahren. Ablatio mammae beiderseits wegen exzessiver und behindernder Gynäkomastie. Im Oberarm-/Schulterbereich dreimalige Liposuktion, stets von einem Rezidiv gefolgt. An beiden Oberschenkeln lipödematöse Veränderungen (s. Abb. 2.1).

Wenngleich auf Grund der typischen Lokalisation der Fettvermehrung eine Verwechslung mit dem Lipödem unmöglich ist[13], wird dieses Syndrom wegen der teilweise doch recht ähnlichen Lokalbefunde, der ähnlichen Therapie (KPE) und möglicher pathophysiologischer Zusammenhänge an dieser Stelle mitbesprochen. Ein wesentlicher Unterschied zum Lipödem ist auch die fehlende Schmerzhaftigkeit des Fettgewebes[14].

Das Madelung-Syndrom wurde als Modellkrankheit einer Fettspeichererkrankung von verschiedenen Arbeitsgruppen untersucht, deren Ergebnisse im Folgenden aufgeführt sind:

- Zunahme der Lipidsynthese (2, 9).
- Abnahme der katecholamininduzierten Lipolyse (2, 3, 9).
- Reduzierte Zahl von ß1-Rezeptoren im betroffenen Fettgewebe (11).

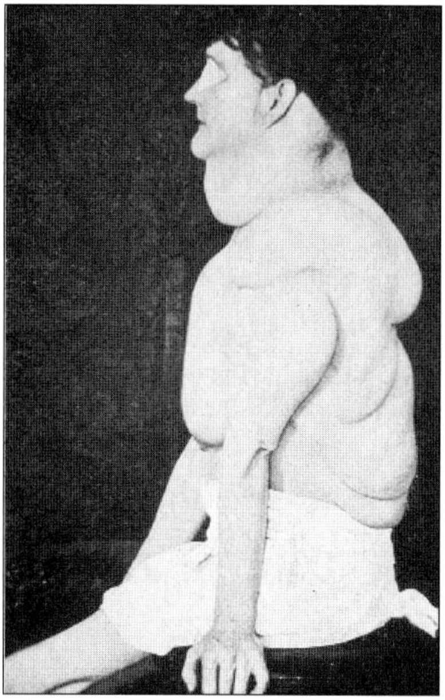

Abb. 5.1.6.2: Typisches Bild einer Patientin mit Madelung-Syndrom; 33 Jahre alt, Beginn der Veränderungen im 15. Lebensjahr, Alkoholabusus nicht gesichert, Gewicht 65 kg (aus 10).

- Mitochondriale Dysfunktionen (1, 6, 12); die daraus resultierende mangelhafte Energieversorgung (ATP) soll die Fettanhäufung begünstigen respektive die Mobilisation verschlechtern (5, 6).
- Krankhafte Veränderungen an den Insulinrezeptoren sowie post-Rezeptor-Defekte in den veränderten Gebieten (2, 3, 4, 9).
- Glucoseintoleranz und erhöhte Insulinspiegel (6).
- Das vermehrte Fettgewebe zeigte kleinere Adipozyten als im normalen weißen Fettgewebe, sodass die Massenzunahme als Folge einer Hyperplasie gedeutet wird (3, 12).
- Wegen der besonderen Lokalisation wurde vermutet, dass es sich eigentlich um braunes Fettgewebe handelt. Tatsächlich zeigten die Zellen in der Zellkultur nach etwa zwei Wochen typische Charakteristika der Adipozyten des braunen Fettgewebes. Störungen der Innervation sollen dann zur Vermehrung des Gewebes führen (12).
- Zeichen einer neurogenen Muskelatrophie (1).
- Zeichen einer peripheren Neuropathie, deren Auftreten und Symptome nicht mit dem Alkoholkonsum korrelieren müssen (6).

Die Fettmassen reduzieren sich unter einer entsprechenden Diät nicht. Bei absolutem Alkoholverzicht (sofern ein Alkoholabusus vorliegt) kann auch beim Madelung-Syndrom mittels der KPE ein deutlicher Rückgang der Gewebevermehrung erreicht werden (7, 8), wenngleich nach eigenen Erfahrungen die Erfolge wegen der Schwierigkeiten bei der Kompressionstherapie nie so beeindruckend sind, wie bei der Behandlung eines Lip- oder Lymphödems.

Der Therapieerfolg wird durch spezielle, maßangefertigte Kompressionsjäckchen konserviert, wie man sie beispielsweise auch bei schweren Verbrennungsschäden in dieser Körperregion verwendet.

---

[10]Benjamin Brodie beschrieb das Syndrom bereits im Jahre1846 (Madelungs Geburtsjahr!) – er ist also der »echte« Erstbeschreiber.

[11]1846-1926, Otto W. Madelung, Chirurg, Rostock, Göttingen, Straßburg.

[12]Die Problematik der Verwendung des Begriffs »Lipomatosis« bei einer diffusen Fettvermehrung wurde bereits im Abschnitt 5.1.3 angesprochen.

[13]Gelegentlich wird eine Unterteilung in drei Subtypen vorgenommen (8): Typ I = Madelung-Fetthals, Typ II = Schultergürteltyp, Typ III = Beckengürteltyp).

[14]Allerdings treten natürlich auch keine orthostatischen Ödeme auf, die ja beim Lipödem anscheinend mit der Schmerzhaftigkeit des Fettgewebes zusammenhängen.

Referenzen

(1) Berkovic C., Andermann F., Shoubridge E.A., Carpenter S., Robitaille J., Andermann E.: Mitochondrial dysfunction in multiple symmetric lipomatosis. Ann. Neurol. 29 (1991) 566

(2) Boland J., Wilson D.: Sporadic multiple lipomatosis: A case report and review of the literature. The West Virginia Medical Journal 90 (1994) 145-146

(3) Boozan J.A., Maves M.D., Schuller D.E.: Surgical mangement of massive benign symmetric lipomatosis. Laryngoscope 102 (1992) 94-99

(4) Calle C., Carranza M.C., Romero B., SimUn M.A., Torres A.: Changes in the mechanism of action in insulin on fatty tissue accumulations in lipomas, Madelung's Disease and liposarcoma. Anales de Medicina Interna 9 (1992) 598-602

(5) Dercum F.X., Mc Carty D.J.: Autopsy in a case of Adiposis dolorosa. Am. J. Med. Sci. 19 (1902) 994-1006

(6) Enzi G.: Multiple symmetric lipomatosis: An updated clinical report. Medicine 63(1984) 56-64

(7) Földi E., Földi M.: Die Therapiemöglichkeiten des Lipödems, dessen mit verschiedenen Erkrankungen kombinierten Formen sowie der »benignen symmetrischen Lipodermatose« (Madelung-Krankheit). Swiss. Med. 6 (1984) 19-24

(8) Földi M., Kubik S.: »Lehrbuch der Lymphologie«, G. Fischer, Stuttgart-Jena-New York, 4. Aufl., 1999

(9) Leites S.M., Davtyan N.K., Emanuel V.L.A.: Pathophysiological findings of adipose tissue in Dercum's syndrome. Patologiceskaja Fizioliogija Eksperimentalnaja Terapija 16 (1972) 47-51

(10) Lyon I.P.: Adiposis and Lipomatosis. Arch. Int. Med. 6 (1910) 28-120

(11) Smith U.: Adrenergic control of human adipose tissue lipolysis. Eur. J. Clin. In. 10 (1980) 343-344

(12) Zancanaro C., Sbarbati, A., Morroni M., Carraro R., Cigolini M., Enzi G., Cinti S.: Multiple symmetric lipomatosis: Ultrastructural investigation of the tissue and praeadipozytes in primary culture. Lab. Invest. 63 (1990) 253-258.

5.2 Hauptsymptom schmerzhaftes Fettgewebe

5.2.1 Adiposis dolorosa – Morbus Dercum[15]

Syn.: Adiposalgie, Adipose douloureuse ségmentaire, Adipositas dolorosa, Adipositas universalis, Anders[16] Krankheit, Dercum-Vitaut-Syndrom, Fibrolipomatosis dolorosa, Lipalgie, Lipomatose symétrique douloureuse, Lipomatosis dolorosa

Dercum, ein amerikanischer Psychiater, führte dieses Syndrom 1888 als eine *»connective tissue dystrophy associated with symptomes of myxoedema«* (17; S. 521) in das Schrifttum ein. Als Kardinalsymptome dieses komplexen Krankheitsbildes beschreibt er eine deutlich vermehrte, symmetrische, schmerzhafte Fettansammlung vor allem der Beine, oft aber begleitet von einer zusätzlichen allgemeinen Adipositas (17). Hände, Gesicht und Füße bleiben symptomfrei (2, 14, 15, 17, 18, 29, 37, 57, 60, 62, 63, 67, 69).

Dupré und Giroux (22) fühlen sich deshalb bei der Betrachtung der Beine an eine *»culotte adipeuse«* erinnert, Sézary (58) an eine *»pantalon de zouave«*; Debove (14) spricht von einem *»arrêt brusque de l'adipose aux malléoles«* und Kraft (42) sowie Bab (2) von einer *»wulstartig überlagerten, muff-, manschetten- oder gamaschenähnlichen Grenze«*.

Bei der Palpation zeigt das Fettgewebe eine höckerige[17] oder träubchenartige Beschaffenheit (8, 9, 18, 34). Besonders auffallend ist dabei die Druckschmerzhaftigkeit des vermehrten Fettgewebes, sogar Spontanschmerzen können auftreten (3, 7, 8, 15, 16, 19, 26, 27, 38, 42, 53, 58).

Die Erkrankung betrifft fast ausschließlich das weibliche Geschlecht und manifestiert sich zwischen dem 20. und 50. Lebensjahr, häufig mit dem Beginn der Menopause (1, 13, 14, 16, 17, 20, 21, 23, 25, 29, 34, 38, 46, 48, 50, 53, 57).

Die ersten, von Dercum beschriebenen Fälle, müssen in ihrem Gesamtaspekt betrachtet etwas sehr Außergewöhnliches gewesen sein. Diller hatte diese Patientinnen als Assistent Dercums persönlich kennen gelernt. Dreißig Jahre später noch betont er, in diesem Zeitraum nur noch einmal eine ähnliche Symptomatik erlebt zu haben, so einmalig wären diese Fälle gewesen (21). Andererseits wuchs das Schrifttum über die Adiposis dolorosa schon bald nach Dercums Veröffentlichung so enorm, dass Oppenheim (50) bereits 1908 nachdrücklich vor einer zu weiten Ausdehnung des Begriffs warnt. Indes wurden den ursprünglichen Beschreibungen nach und nach weitere Symptome hinzugefügt, sodass schließlich folgende Beschreibung des Krankheitsbildes entstand (2, 3, 6, 10, 14, 27, 32, 33, 42, 50, 56, 61, 62, 63, 64, 65, 67, 68):

- Schmerzhafte, symmetrische subkutane Fettvermehrung (vor allem) der Beine (mit Aussparung der Füße).
- In einem Teil der Fälle zusätzliche eindellbare Ödeme am Unterschenkel; eine Zunahme dieser Ödeme kann die Schmerzen verstärken und umgekehrt.
- Gelegentlich Kältegefühl und lageabhängige Zyanose im Gebiet der Fettvermehrung.

- Gelegentlich Koinzidenz mit Arthropathien (v. a. der Kniegelenke).
- Oft zusätzliche allgemeine Adipositas.
- Allgemeine Schwäche und schnelle Ermüdbarkeit.
- Emotionale Instabilität.

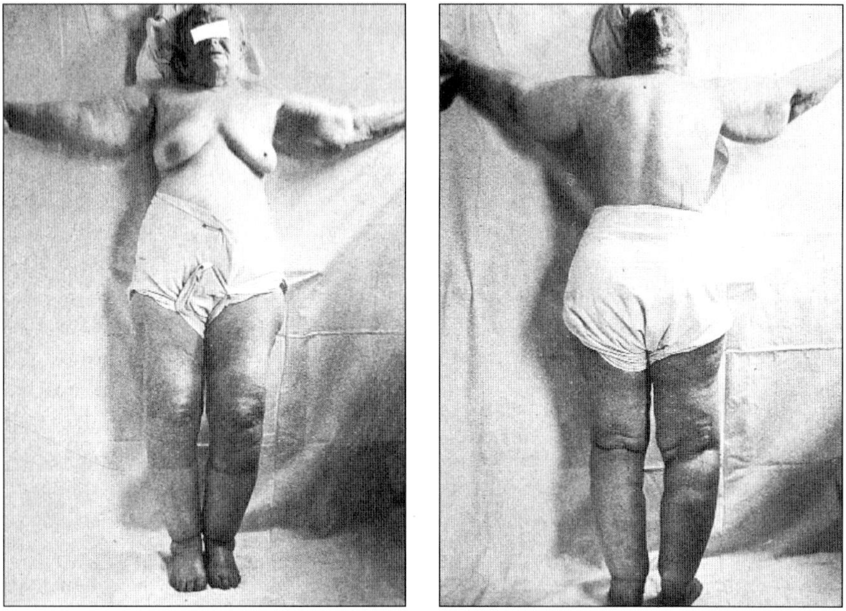

Abb. 5.2.1.1: Patientin mit Morbus Dercum (aus Lyon I.P.: Adiposis and Lipomatosis. Arch. Int. Med. 6 (1910) 28-120).

Mit Ausnahme der ersten beiden Punkte handelt es sich um eher unspezifische Merkmale, die einer exakten Diagnosestellung wenig hilfreich sind. Die angeblich »typischen« psychischen Veränderungen wertet Boller (9) z. B. lediglich als verständliche Folgeerscheinung der starken Schmerzen. Frowein (27; S. 57) merkte in diesem Zusammenhang sicherlich nicht zu Unrecht an, dass man bei *»nervösen, fettleibigen Frauen, die über Polyneuralgien klagen – und der Suggestibilität solcher Damen – gar zu leicht Anamnese und Befund der Adiposis dolorosa konstruiert«.*

Bezüglich der Ätiologie der Adipositas dolorosa gab und gibt es verschiedenste Theorien und Untersuchungen. Dercum beschrieb bei seinen drei autoptisch untersuchten Fällen stets degenerative Veränderungen der Schilddrüse (18, 20). Henry (30) sowie Loening und Fuss (45) betrachteten die Adiposis dolorosa deshalb als Variante eines Myxödems; damals bereits (im Jahre 1911) wurde ihnen widersprochen (5) und auch neuere Untersuchungen konnten diese Behauptung nicht bestätigen (6, 37, 38).

Als Nebenbefunde werden auch eine Kühle der Haut sowie eine Neigung zu kleinen Hauthämorrhagien oder Suffusionen beschrieben (16, 24, 39, 58, 66, 67, 68). Faber (24; S. 545) erwähnt gar, dass *»die Patientinnen bei unsachgemäßer Palpation aussehen, als ob sie einem 'peinlichen Inquisitionsverfahren' unterworfen waren«*.

Auch zusätzliche »echte« Ödeme der Beine, die also bei Druck mit dem Finger eine Delle hinterlassen, werden beschrieben. Diese sind jedoch meist nur passagerer Natur und reagieren gut auf Lagerung (2, 13, 28, 56, 62, 64). Strübing (62; S. 181) betont, dass diese Ödeme vor allem nach längerer Orthostase entstehen, *»so daß manche Patientin glaubt, 'wassersüchtig' zu sein«*. Die Ursache der Ödemneigung sah man entweder in *»vasomotorischen und trophischen Störungen des Sympathikus«* (12, 26, 40, 54, 62, 68) oder in einer rein *»mechanischen«* Behinderung der Zirkulation, verursacht durch die häufig zu beobachtenden überhängenden Fettlappen und -wülste (62, 63, 64, 65). Die dabei entstehende ödematöse Infiltration ist nach Potain (zit. in 62; S. 190) wiederum selbst ein Reiz *»zur Fett- und Fettzellanhäufung«*. Strübing (62; S. 189) weist auch darauf hin, dass die Zunahme des Fettgewebes oft im Bereich des Unterschenkels beginnt, sodass *»vermutlich statische, die Circulation beeinflussende Momente eine Rolle spielen«*.

Bauer (4) und Faber (24) verweisen in diesem Zusammenhang auf französische Autoren, die in der Adiposis dolorosa einen Spezialfall der »Cellulite« sehen. Die Schmerzhaftigkeit des Fettgewebes führen sie auf regressive Veränderungen im Fettgewebe zurück, entstanden durch venöse Stauung, vasomotorische Kongestionen und *»die der rheumatischen Diathese eigene Neigung zu Ödem«*.

Auch Schwenkenbecher (56) und Zondek (70) führen die Schmerzhaftigkeit der Haut auf eine Dehnung und Pressung der feineren Nervenenden zurück, die sich allmählich *»infolge des lange anhaltenden Drucks des in der Cutis abnorm vermehrten Fettgewebes sowie der durch Blut- und Lymphstauung hervorgerufenen Gewebsspannung einstellt«* (Zitat aus 56; S. 323). Schwenkenbecher (56) begründet dieselbe Auffassung mit der Beobachtung, dass bei Abnahme des Ödems eine Linderung der Schmerzen eintritt. Nach Meinung von Thimm (63), ist die Ödematisierung des Fettgewebes für die Schmerzen verantwortlich. Das Ödem wiederum sieht er als Folge der Störung der Gefäßinnervation ebenso wie Roux und Vitaut (54), die von einem *»œdéme vaso-moteurs«* sprechen.

Schwerdtner (57) vermutet als Ursache der Schmerzen eine durch Reizung des Sympathikus bedingte Vasokonstriktion der Arteriolen des Fettgewebes – widerspricht sich aber im folgenden Satz teilweise, wenn von *»ständigen Volumenschwankungen«* die Rede ist; die dann zu beobachtende Zunahme der Gewebespannung sei letztlich für die Schmerzen verantwortlich[18].

Tatsächlich lassen auch die neueren Ergebnisse von Skagen et al. (59) einen Zusammenhang zwischen Schmerzen und Störungen der Mikrozirkulation vermuten. Sie untersuchten den veno-arteriellen Reflex bei einer 81-jährigen Dame mit der Diagnose *»Dercumsche Krankheit«* vor und nach einer Lidocaininfusion. Intravenöse Lidocaininfusionen (200 bis 400 mg in 50 ml Glucose 5 % über 30 Minuten) reduzieren die Schmerzhaftigkeit des Fettgewebes bei der Dercumschen Erkrankung über einen Zeitraum von mehreren Tagen bis Monaten; eine Beobachtung mehrerer Arbeitsgruppen (1, 35, 36, 59). Die erwähnte Patientin hatte schmerzhafte Fettablagerungen *»extending from the hips to the ankles«*, eine Beschreibung, die sofort an ein Lipödem denken lässt. Vor der Infusion – also mit Schmerzen – zeigte sich nahezu kein lokaler, sympathikusvermittelter veno-arterieller Reflex beim Absenken der Beine (Patientin lag auf einer Liege, das untersuchte Bein wurde um 40 cm abgesenkt; dies entspricht in etwa einer Zunahme des Gefäßdruckes um 40 mmHg). Beim Anheben der Extremität dagegen zeigte sich eine völlig normale Autoregulation mit gleichbleibender Durchblutung. Nach der Infusion war die Patientin für etwa einen Monat schmerzfrei. Derselbe Versuch eine Woche nach der Infusion zeigte dann eine deutliche Verbesserung des VAR.

Mögliche Störungen des vegetativen Nervensystems lassen auch die Schilderungen von Boller (8) vermuten, der eine (verständliche) Schmerzlinderung *und* einen Rückgang des vermehrten Fettgewebes nach Novocaininjektionen in die betroffenen Gebiete beobachtete. Leiten et al. (43) fanden eine gestörte Lipolyse im vermehrten Fettgewebe als Folge einer herabgesetzten Sensibilität gegenüber Norepinephrin, also ebenfalls eine Störung des vegetativen Nervensystems.

Die Arbeitsgruppe von Pimenta (52) fand weiterhin erhöhte Plasmainsulinspiegel, vermutlich als Folge einer geringgradigen Insulinresistenz im schmerzhaften Fettgewebe. Unterstützt wird diese Interpretation durch die Beobachtung, dass aus der schmerzhaften Region entnommenes Fettgewebe auch in vitro kaum auf die antilipolytische Aktivität von Insulin reagierte. Weiterhin fand auch diese Arbeitsgruppe eine geringere Freisetzung von Fettsäuren nach Norepinephrinstimulation (68,5 % des Wertes bei gesunden Probandinnen).

Blomstrand et al. (6) fanden bei ihren histochemischen Untersuchungen

- eine Störung der Synthese von C-18-Fettsäuren,
- eine gestörte Utilisation langkettiger Fettsäuren,
- eine abnormale Zusammensetzung der Fettsäuren,

die nur im schmerzhaften, nicht jedoch im normalen Fettgewebe derselben Personen nachgewiesen werden konnten.

In zwei Einzelbeschreibungen wurden familiäre Häufungen der Erkrankung mit einem autosomal-dominanten Erbgang beschrieben (11), in der Mehrzahl jedoch ist die Familienanamnese negativ.

Aussagen bezüglich histologisch sichtbarer Veränderungen sind insgesamt widersprüchlich. Zum Teil fand sich in entnommenen Proben völlig unauffälliges Fettgewebe (6, 59). Aber auch vergrößerte Adipozyten (25, 33, 44, 62), perivaskuläre Infiltrate im interstitiellen Gewebe zwischen den einzelnen Fettläppchen (67), *»ein Fettgewebe von großlappiger, festerer Struktur und von deutlichen Bindegewebszügen durchzogen«* (51; S. 262), fibrinoide Degenerationen und lokale Fibrose (41), ein verwaschener Übergang zwischen Lederhaut und Subkutis (33) sowie verdickte Blutkapillaren (44) wurden beschrieben. Mehrere Autoren (17,19, 33, 54, 58, 62) beschreiben einen insgesamt phasenhaften und progredienten Verlauf der histologischen Veränderungen (Zitat Sellerin in 32; S. 121):

- *»Zunächst ein Ödem und embryonales Bindegewebe,*
- *dann eine fettige Metamorphose der Zellen,*
- *endlich eine Sklerose des Fettgewebes durch Zunahme des Bindegewebes«*[19].

Bezüglich der Therapie des Leidens finden sich nur wenige Angaben in der Literatur. Von den meisten Autoren wird in jedem Falle eine Gewichtsreduktion bei allgemeiner Adipositas als wichtig erachtet, jedoch weist Schwenkenbecher (56) darauf hin, dass diese nur selten gelingt. Der Stellenwert der oben beschriebenen Lidocaininfusionen bei der Therapie des Morbus Dercum ist noch nicht endgültig geklärt.

In einigen Fällen konnten mittels physiotherapeutischer Maßnahmen, insbesondere Massagen und Kompressionsbandagen, Erfolge erzielt werden (2, 13, 24, 31, 32, 33, 47, 49, 56, 60, 62, 70). Mehrere Autoren berichten in diesem Zusammenhang auch von einem lokalen Fettschwund unter dauerhafter Druckeinwirkung, z. B. durch Stiefel, Strümpfe oder sonstige Kleidungsstücke (2, 13, 19, 24, 56, 62).

DeFranzo (15) und Brodovski et al. (10) empfehlen bei aussichtslosen Fällen die plastisch-chirurgische Entfernung der Fettmassen. DeFranzo weist jedoch eindrücklich auf eine erhöhte Gefahr der Serombildung und der Entstehung von besonders schmerzhaftem Narbengewebe bei diesem Krankheitsbild hin. Auch er betont, dass Diät zwar eine Gewichtsreduktion auf den ganzen Körper bezogen erbringt, jedoch keine Verminderung des lokal vermehrten Fettgewebes.

Nach kritischer Analyse des Schrifttums stellte sich uns die Dercumsche Erkrankung als schlecht definiert dar. Unter diesem Begriff verbergen sich letztlich eine bunte Fülle verschiedenster Falldarstellungen, denen lediglich das vermehrte schmerzhafte Fettgewebe gemein ist.

Doch selbst bezüglich dieses Hauptsymptoms merkt Féré (26; S. 653) an, dass *»le syndrome de Dercum est alors un syndrome accidentel, l'algie peut-être considérée comme un accident nerveux chez un adipeux«* und Le Noir (zit. in 29; S. 125) kreierte eine zusätzliche *»forme non douloureuse de la maladie de Dercum«,* bei der lediglich die stark vermehrten Fettmassen auffällig seien. Auch Strübing merkt an (62; S. 187), dass der Schmerz oft unbeständig sei, *»bisweilen lancinirend, bisweilen fehlte er ... In der That gibt es Kranke, bei denen die Druckempfindlichkeit des Infiltrats so gut wie fehlt«.* Hirschfeld (32) beobachtete gelegentlich auch Schmerzen bereits vor dem Auftreten der Fettzunahme.

Eine klare Abgrenzung zu anderen Erkrankungen des Fettgewebes und speziell dem Lipödem ist somit letztlich nicht möglich.

Tab. 5.2.1.1: Morbus Dercum – Adipositas dolorosa.

Autor	Zitat
Henry 1891 (30; S. 156)	»Her malady began ... when she was 49 years old. The first thing noticed was a constant feeling of coldness about the knees, followed by swelling which gradually increased. At first she thought the swelling was due to her growing fat, but later was astonished to see that there was a localized mass on the inner aspect of each knee. At the same time there was dull arching pain in the affected parts. ... From the knees the process extended to the tighs and gave rise to the larger masses on their outer side and about the hip«.
	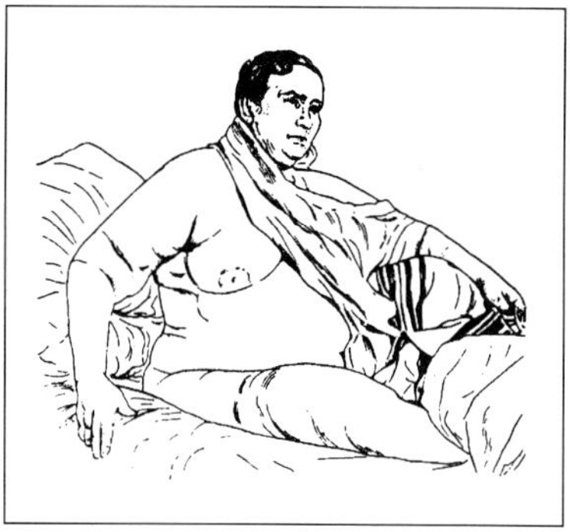 **Abb. 5.2.1.2:** Falldarstellung Morbus Dercum (aus 30).
Strübing 1902 (62, S. 175-177; 182-183)	»Die ganze Haut der Extremitäten war verdickt und prall gespannt, so dass sie sich nicht in Falten emporheben lässt; man hat das Gefühl als fasse man festen Speck an..., ... Die Haut der Füsse hinauf bis zu den Malleolen, soweit der Druck des Stiefels gereicht hatte, war frei. ... Jeder Versuch, eine, wenn auch nur grobe Falte zu erheben, ruft eine starke Schmerzäusserung hervor. ... In einigen Fällen war die Haut an den Unterschenkeln bläulich verfärbt. ... Oft beklagen die Patientinnen, daß sich bei längerem Arbeiten in den unteren Extremitäten ein unangenehmes Spannungsgefühl einstelle. Morgens ist das Befinden deshalb gewöhnlich besser, als nach der Arbeit des Tages«. »Die Patientin willigte ein, sich ein Stück der Haut und des subcutanen Fettgewebes ... behufs mikroskopischer Untersuchung desselben exstirpieren zu lassen. ... Bei der Operation ist die Blutung eine sehr mässige; Oedemflüssigkeit fehlt vollständig. Die Fettschicht ist ziemlich derb und sehr dick (5 bis 6 cm), die Fettzellen erschienen recht gross«. »Massage ... verursacht leider in der ersten Zeit sehr heftige ... Schmerzen, denen sich die Stärke des Drucks anzupassen hat. Allmählich verringern sich dann die Beschwerden bei der Massage. ... Lourier empfiehlt neben der Massage die Compression mittels Wattebandagen ... und rät zu Ausdauer, denn man hat beobachtet, dass die Besserung eine anhaltende nur war, bei einer langdauernden, unablässig sorgfältigen Behandlung. ... Bei der elephantiastischen Form bewirkt die Massage und die Compression mittels Binden natürlich nur Besserung, das Leiden ist sozusagen unheilbar«.

Schwenkenbecher 1904 (56; S.318-319)

»An Druckstellen hat sich das subkutane Fettpolster nicht so vermehrt, wie am übrigen Körper. ... besonders konstant aber zeigen sich feste Fettmanschetten an den Unterschenkeln. Ähnliche Fettwülste sind oft an den Bauchdecken, am Gesäß, an den Oberschenkeln vorhanden. ... Bei der Betastung hat man eine ähnliche Empfindung wie beim Befühlen einer Varicocele. ... Der Fingerdruck hinterläßt an der Haut über den Fettwülsten keine Delle. An den unteren Extremitäten stellen sich bisweilen neben der Fettanhäufung echte Ödeme ein, welche ... ebenso wie eine eigentümliche blaue Färbung der Haut ... mit den durch die Erkrankung veränderten Zirkulationsverhältnissen im Zusammenhang stehen dürften. ... Ferner muß noch erwähnt werden ... daß die Fettwülste von Zeit zu Zeit etwas weicher werden, die Spannung und die Beschwerden nehmen ab. ... Das zweite Hauptsymptom sind die Schmerzen, welche die Kranken sowohl spontan, als auch bei Druck in ihren Fettwülsten verspüren. Die Schmerzhaftigkeit geht zumeist mit dem Grade der Spannung von Haut und Zellgewebe parallel«.

Sézary 1907 (58; S. 62; 64)

»L'adipose siège d'abord aux membres inférieurs, ... s'arrêtant net au-dessus du cou-de-pied, en pantalon de zouave. Sa disposition est absolument characteréristique de la maladie de Dercum .... Elle est symétrique. Le système veineux superficiel paraît très développée. ..... par une pression ... ce pseudo-œdeme segmentaire est peu dépressible, le doigt n'y laissa pas son empreinte. La pression un peu forte sur les masses adipeuses détermine des douleurs vives et, le lendemain, l'apparition d'une ecchymose«.
»Observation: ... G., âgée de quatre-vingt-deux ans. Aux membres inférieurs, l'adipose s'arrète aux malléoles. Au-dessus de chaque genou, à la face interne de la cuisse, il existe une masse lipomateuse nodulaire allongée. Elle est douloureuse à la pression qui détermine régulièrement une ecchymose bien marquée, de même que le moindre traumatisme«.

Faber 1909 (24; S. 539-540)

»Über Adiposalgie: Die Krankheit oder das Symptom, welches ich Adiposalgie nenne, ist ... bei schwedischen Massageärzten ... auch unter dem Namen »Cellulitis« oder »Panniculitis« bekannt und ist wohl mit der Adiposis dolorosa identisch.
Krankengeschichte. Th. L., 51 Jahre. ... Das reichliche Fettgewebe ist an mehreren Stellen sehr schmerzhaft bei Palpation, derber und grütziger als normal. Das tritt am meisten hervor an den Außenseiten der Schultern und Oberarme sowie vor allem der Hüften und Femora, am allerstärksten um das Fußgelenk und den untersten Abschnitt der Crura, wo man ganze Polster von hervorstehendem, teigartigen, sehr schmerzhaftigen Fettgewebe findet. ... Die Behandlung bestand in Massage, besonders der Haut und des Fettgewebes, sowie in Dampfkasten und Gytjenmassagebäder. ... Die Schmerzhaftigkeit des Fettgewebes war bei der Entlassung bedeutend geringer«.

Weinberger 1910 (65; S. 989)

»Prim. Priv. Doz. Dr. Maximilian Weinberger demonstriert eine 32jährige Kranke mit Dercumscher Krankheit (Adipositas dolorosa), ... bei welcher schon vorher auch Chvostek und Prim. Ewald die gleiche Diagnose gestellt hatten. Die Kranke ... zeigt außer ihrer hochgradigen Fettleibigkeit an beiden Beinen ausgebreitete Wucherungen des Fettgewebes, welche wie große Lappen und Wülste überhängend durch tiefe Furchen voneinander getrennt sind. Schon diese bieten ein charakteristisches Bild dar. ... Diese Fettwucherungen komprimieren das Fettgewebe durchziehende Nerven- und Gefäßstämme«.

Hirschfeld 1913 (32; S. 113-118)

» ... daß nur dann mit Fug das Vorhandensein der Dercumschen Krankheit angenommen werden darf, wenn die beiden Kardinalsymptome: Fettwucherungen und Druckschmerzhaftigkeit derselben ausgeprägt vorhanden sind. Die spontanen Schmerzen können zuweilen fehlen, sind sie vorhanden, können sie dem Auftreten der Fettwucherungen vorangehen. ... Die Unterarme und Beine sind weniger häufig befallen, sind Fettablagerungen hier vorhanden, hängen sie oft manschettenförmig über Hände respektive Füße; in den meisten Fällen sind Gesicht, Hals, Hände und Füße verschont geblieben sowie die Körperregionen, welche einem ständigen Drucke ausgesetzt zu sein pflegen (durch Strumpfbänder u. ä.). Fernard sah die Hauptmasse der Fettablagerungen an dem proximalen Ende der Extremitäten. ... Die Fettablagerungen gleichen einem mit flachen Hügeln besetzten Terrain, die manchmal durch tiefe Furchen voneinander getrennt sind. ... Die Haut fühlt sich infiltriert an, der eindrückende Finger hinterläßt aber keine Delle. Etwaige Ödeme sind auf die veränderten Zirkulationsverhältnisse zurückzuführen. ... Die von der Mehrzahl der französischen Forscher vertretene Auffassung, daß die A. d. eine mit Hysterie verbundene Form der Fettsucht sei, dürfte angesichts der sich mehrenden Kasuistik mit Autopsiebefunden kaum noch viele Anhänger finden«.

[15]Dercum, Francis Xavier, amerikanischer Psychiater und Neurologe; 1856-1931.

[16]Anders, James M., amerikanischer Arzt; 1854-1931.

[17]*»Die Oberfläche der Fettwülste gleicht einem mit flachen Hügeln besetzten Terrain, die manchmal durch tiefe schmale Furchen voneinander getrennt sind.«* (33; S. 457)

[18]Eine Vasokonstriktion sollte über die Abnahme der effektiv ultrafiltrierenden Kraft eine Verminderung der Schwellung bewirken.

[19]Beobachtungen also, die durchaus an die Befunde beim Lipödem oder einer fortgeschrittenen Cellulite erinnern (55).

Referenzen

(1) Atkinson R.L.: Intravenous lidocaine for the treatment of intractable pain in adiposis dolorosa. Int. J. Obes. 6 (1982) 351-357
(2) Bab E.: Über Adiposis dolorosa (Dercumsche Krankheit). Universität, Berlin, Inaug.-Diss., 1910
(3) Ballet G.: L'adipeuse douloureuse. Presse Méd. 28 (1903) 285-288
(4) Bauer J.: Über Fettansatz. Klin. Wochenschr. 40 (1922) 1977-1983
(5) Bircher E.: Dercumsche Krankheit. In: »Ergebnisse der allgemeinen Pathologie und pathologischen Anatomie des Menschen und der Tiere – 1. Abteilung«, Lubarsch O., Ostertag R. (Hrsg.), Meyer, Wiesbaden, 1911, 15. Jahrgang, 148-149
(6) Blomstrand R., Juhlin L., Nordenstam R., Ohlsson B., Werner B., Engström J.: Adiposis dolorosa associated with defects of lipid metabolism. Acta Derm. Venereol. (Stockholm) 51 (1971) 243-250

(7) Bochroch M.H.: A case of adiposis dolorosa. Am. J. Med. Sci. (1902) 569-570
(8) Boller: Die Novocainbehandlung des Morbus Dercum. Klin. Wochenschr. 50 (1934) 1787-1789
(9) Boller: Zur Klinik und Therapie der Adipositas dolorosa (Morbus Dercum). Die Medizinische Welt 10 (1939) 328-335
(10) Browse N.L., Burnand K.G.: The cause of venous ulceration. Lancet 2 (1982) 243-245
(11) Cantu J.M, Ruiz-Barquin E., Jimenez M., Castillo L., Macotela-Ruiz, E.: Autosomal dominant inheritance in adiposis dolorosa (Dercum's disease). Humangenetik 18 (1973) 89-91
(12) Cassirer R.: Die vasomotorisch-trophischen Neurosen. Karger, Berlin, 1901, 1-100
(13) Cheinisse L.: L'identité de la lipomatose symétrique douloureuse avec la maladie de Dercum. La Semaine Médicale 27 (1903) 221-223
(14) Debove M.: L'adipose douloureuse ou maladie de Dercum. Arch. génér. de méd. (1903) 3156-3161
(15) DeFranzo A.J., Hall J.H., Herring S.M.: Adiposis dolorosa (Dercum's Disease): Liposuction as an effective form of treatment. Plast. Reconstr. Surg. 85 (1990) 289-292
(16) Delucq-Alaux V-F.: Adipose douloureuse (Maladie de Dercum) Presse Méd. 75 (1904) 594-595
(17) Dercum F.X.: Three cases of hitherto unclassified affection resembling in its grosser aspects obesity, but associated with special nervous systems – adiposis dolorosa. Am. J. Med. Sc. 104 (1892) 521-35
(18) Dercum F.X.: Autopsy in a case of adiposis dolorosa, with microscopical examination. J. Nerv. Ment. Dis. 8 (1900) 419-429
(19) Dercum F.X.: A case of adiposis dolorosa, with involvement of the joints. The Philadelphia Medical Journal 20 (1902) 1007
(20) Dercum F.X., Mc Carty D.J.: Autopsy in a case of Adiposis dolorosa. Am. J. Med. Sci. 19 (1902) 994-1006
(21) Diller Th.: Adiposis dolorosa (Dercum's disease). Abstract of discussion. J.A.M.A. 85 (1925) 1939
(22) Dupré E., Giroux: Adipeuse douloureuse segmentaire. Rev. Neurol. (Paris) (1906) 1089-1090
(23) Eisman J.M., Swezey R.L.: Juxta-articular adiposis dolorosa: What is it? Report of 2 cases. Ann. Rheum. Diss. 38 (1979) 479-482
(24) Faber E.: Über Adiposalgie. Zeitschrift für physikalische und diätetische Therapie 12 (1909) 539-548
(25) Falta W.: Die Adipositas dolorosa. In: »Handbuch der inneren Medizin, 4. Band, 2. Teil: Erkrankungen der Blutdrüsen«, Mohr L., Staehelin R. (Hrsg.), Springer, Berlin, 1913, 2. Aufl., 480-483
(26) Féré C.H.: L'adipose douloureuse (Syndrome de Dercum). Rev. de Méd. 21 (1901) 641-653
(27) Frowein B.: Zur Kenntnis der Adipositas dolorosa. Deutsche Zeitschrift für Nervenheilkunde 72 (1921) 56-65
(28) Grafe E.: Zur Kenntnis der Adipositas dolorosa. Münch. med. Wschr. 12 (1920) 339-340
(29) Günther H.: Die Lipomatosis und ihre klinischen Formen. In: Arbeiten aus der medizinischen Klinik Leipzig, Heft 5, G. Fischer, Jena, 1920
(30) Henry F.P.: A case of myxœdematoid dystrophy (Paratrophy). J. Nerv. Ment. Dis. 4(1891) 154-162
(31) Hicks P.: Adiposis dolorosa. Br. Med. J. (Dec. 24) (1910) 2005-2007
(32) Hirschfeld R.: Die Dercumsche Krankheit (Adiposis dolorosa). Z. f. d. g. Neur. u. Psych. 6 (1913) 113-128
(33) Hirschfeld R.: Dercumsche Krankheit (Adiposis dolorosa). In: »Handbuch der Neurologie, Band IV« v. Lewndowsky (Hrsg.), 1913, 455-470
(34) Hopf H.C.: Lipomatosen. In: »Neurologie in Praxis und Klinik« Hopf H.C., Poeck K., Schliack H. (Hrsg.), Georg Thieme, Stuttgart-New York, 1989, 5.15-5.17.
(35) Ito Y., Iwan, T., Maryama M., Matsuki M., Shimoji K.: Management of intractable pain in adiposis dolorosa with intravenous administration of lidocaine. Anaesth. Analg. 55 (1976) 257-259
(36) Jensen J.J, Kiilerich S.: A case od adiposis dolorosa – morbus Dercum. Ugeskr Læger. 153 (1991) 3564.

(37) Kather H., Zöllig B., Simon B.: Adipositas dolorosa. Klinik und Differentialdiagnose. Mat. Med. Nordm. 29 (1977) 213-220
(38) Kather H., Simon B.: Adiposis dolorosa (Dercumsche Erkrankung). In: »Handbuch der Inneren Medizin, Band 6, Rheumatologie 2C« Mathis K. (Hrsg.), Springer, Berlin-Heidelberg-New York, 1983, 321-323
(39) Kaufmann F.: Adipositas dolorosa. Kongreßzbl. 23 (1921) 286
(40) Kehrer F.A.: Die konstitutionellen Vergrösserungen umschriebener Körperabschnitte. G. Thieme, Stuttgart, 1948
(41) Kirpilä J., Ripatti N.: Adipositas dolorosa juxtarticularis (Dercum's Disease). Och des behandling. Nord. Med. 59 (1958) 358-360
(42) Kraft A.: Die Dercumsche Krankheit. Inaug.-Diss., Berlin, 1907
(43) Leites S.M., Davtyan N.K., Emanuel V.L.A. Pathophysiological findings of adipose tissue in Dercum's syndrome. Patologiceskaja Fizioliogija Eksperimentalnaja Terapija 16 (1972) 47-51
(44) Lemont H., Picciotti J., Pruzansky J.: Dercum's disease. J. Am. Ped.Assoc. 69 (1979) 389-391
(45) Loening K., Fuss S.: Schilddrüsenveränderungen bei Adipositas dolorosa (Dercum'sche Krankheit). Verhandl. d. Kongr. f. inn. Med. 23 (1906) 222-232
(46) Mella B.A.: Adiposis dolorosa. Univ. Mich. Med. Cent. J. 33 (1967) 79-81
(47) Middleweek F.F. : Adiposis dolorosa. Br. Med. J. (Dec. 3) (1910) 1818
(48) Mohr W.: Adipositas dolorosa (Dercumsche Erkrankung). In: »Rheumatologie, Band C« Mathies H. (Hrsg.), Springer, Berlin-Heidelberg-New York, 1983, 321-323
(49) Noorden von, K.: Die Fettsucht. In: »Specielle Pathologie und Therapie. 7. Band/4. Theil« Nothnagel H. (Hrsh.), A. Hölder, Wien, 1900
(50) Oppenheim H.: »Lehrbuch der Nervenkrankeiten , 2. Band« Karger, Berlin , 1908, 5. Aufl., 1512-1523 und 1571-1579
(51) Page I.H.: Chemische Untersuchungen bei der Dercumschen Krankheit. Virchows Arch. Path. Anat. 279 (1930) 262-264
(52) Pimenta W.P., Paula F.J.A., Dick-De-Paula I., Piccinato C.E., Monteiro C.M.C., Brandão-Neto J., Kettelhut I.C., Foss M.C.: Hormonal and metabolic study of a case of Adiposis dolorosa (Dercum's Disease). Brazilian Journal of Medical and Biological Research 25 (1992) 889-893
(53) Pouliquen A., Baize Ph., Leboss, J., Fellion G.: Que reste-t-il de la maladie de Dercum? Ann. Med. Psychol. (Paris) 142 (1984) 730-737
(54) Roux J., Vitaut M.: Maladie de Dercum (Adiposis dolorosa). Rev. Neurol. (Paris) (1901) 881-888
(55) Ryan T.J., Curri S.P.: »Clinics in dermatology 7« J.B.-Lippincott, Philadelphia, 1989
(56) Schwenkenbecher: Über die Adipositas dolorosa. Deutsches Archiv für Klinische Medizin 8 (1904) 317-332
(57) Schwerdtner U.: Kasuistische Mitteilung zur Lipomatosis dolorosa (Dercum). Zschr. inn. Med. 29 (1974) 726-728
(58) Sézary A.: Quatre cas de l'adipose douloureuse. Rev. de Méd. (1907) 59-69
(59) Skagen K., Petersen P., Kastrup J., Nœrgaard T.: The regulation of subcutaneous blood flow in patients with Dercum's disease. Acta Derm. Vernereol. (Sweden) 66 (1986) 337-339
(60) Spiller W.G.: Report of three cases of adiposis dolorosa. Medical News 26 (1898) 268-270
(61) Stern H.: Adiposis dolorosa with myxœdematous manifestations. Am. J. Med. Sci. 139 (1910) 359-363
(62) Strübing P.: Ueber »Adiposis dolorosa« (Dercum) und das »Oedème blanc et bleu« (Charcot). Arch. f. Dermatol. u. Syphil. 59 (1902) 171-195
(63) Thimm P.: Adiposis dolorosa und schmerzende symmetrische Lipome. Monatsschr. f. Prakt. Dermatol. 36 (1903) 281-291
(64) Waelsch L.: Hautkrankheiten und Stoffwechselanomalien. Prager Med. Wochenschr. 44 (1905) 607-609
(65) Weinberger M.: Demonstration eines Falles von Dercumscher Krankheit. Wiener Klin. Wochenschr. 26 (1910) 989

(66) Weiß A.: Adipositas dolorosa (Fallvorstellung). Wiener Klin. Wochenschr. 7 (1903) 203-205
(67) Weiß A.: Ueber Adiposis dolorosa (Maladie de Dercum). Wiener Klin. Wochenschr. 17 (1903) 496-500
(68) Weiß A.: Adiposis dolorosa (Maladie de Dercum). Centralbl. f. d. Gr. d. Med. u. Chir. 7 (1904) 56-72
(69) Winkelmann N.W., Eckel J.L.: Adiposis dolorosa (Dercum's disease). A clinopathologic study. J.A.M.A. 85 (1925) 1935-1939
(70) Zondek H.: Fettsucht. In: »Krankheiten innerer Drüsen« Verlag von Julius Springer, Berlin,1926, 2. Aufl., 126-164

5.2.2 Juxtaarticular adiposis dolorosa

Syn.: Fibro-fatty syndrome, Adiposalgia arthritico hypertonica

Kling (3) beschreibt die Juxtaarticular adiposis dolorosa als ein Syndrom mit besonders großen, hyperästhetischen Fettmassen an der Innenseite beider Kniegelenke sowie der Vorderaußenseite der Oberschenkel (1, 3). Er wertet diese Veränderungen als mögliche Frühsymptome einer sich entwickelnden generellen Adipositas dolorosa (M. Dercum).

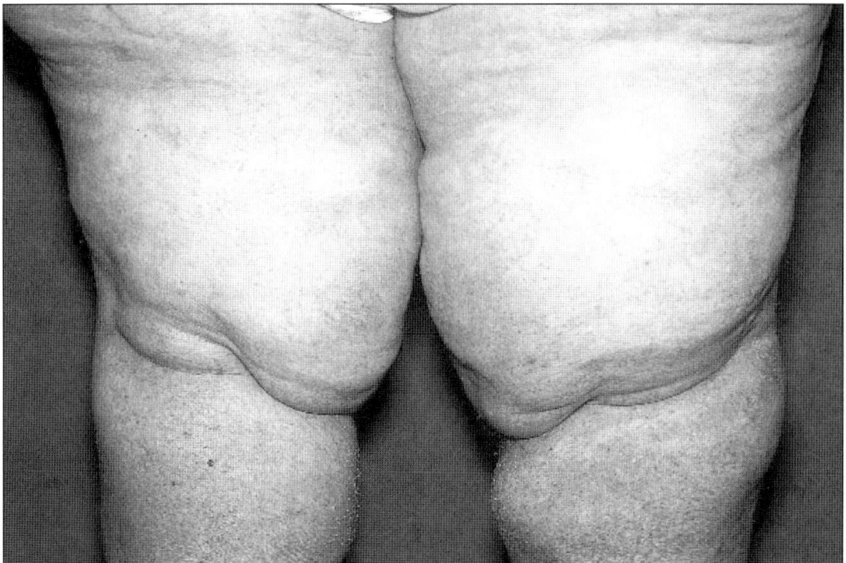

Abb. 5.2.2.1: 71-jährige Patientin mit Lipödem und Veränderungen an der Knieinnenseite, die an die Beschreibung von Kling denken lassen (Sicht von dorsal).

In etwa der Hälfte der Fälle fand er zusätzlich Fußdeformitäten und Varizen. Statische Beanspruchung führt nach seiner Auffassung in einer Art Circulus vitiosus zu Fußschmerzen, Bewegungsfaulheit, Gewichtszunahme, Verschlechterung der Zirkulation und schließlich zur Mangelernährung der Gewebe. Die vorwiegend juxtaartikuläre Lokalisation der Fettdepots verursache dann eine lokale Behinderung des venös-lymphatischen Abstroms, der Beweglichkeit sowie schmerzhafte sekundäre Gelenkveränderungen im Sinne einer Osteoarthritis – daraus resultiere eine Zunahme der Schmerzen und des Fettgewebes.

In diesem Zusammenhang muss auch noch die von Gram (2) eingeführte *»Adiposalgia arthritico hypertonica«* mit den drei Hauptsymptomen

- Adipositas dolorosa,
- Arthritis deformans genuum,
- Hypertonia arteriale

erwähnt werden. Letztlich unterscheidet sich dieses Krankheitsbild nur durch die besondere Hervorhebung des begleitenden Hypertonus von der Juxtaarticular adiposis dolorosa. Allerdings befanden sich Grams Patientinnen überwiegend im prä- oder postmenopausalen Alter, so dass ein Hypertonus bei gleichzeitiger Adipositas natürlich keine Seltenheit ist. Vermutlich handelt es sich also um dasselbe Krankheitsbild und somit fällt auch die Abgrenzung zum Lipödem schwer.

Eine wirkungsvolle Behandlung ist Kling nicht bekannt; von einem operativen Vorgehen rät er wegen starker Narbenbildung jedoch ab. Eisman und Swezey (1) erwähnen leichte Therapieerfolge mittels Kompressionsbehandlung (intermittierende pneumatische Kompression mit Drücken < 60 mmHg und Bandagen).

Tab. 5.2.2.1: Juxtaarticular adiposis dolorosa.

Autor	Zitat
Kling 1937 (3; S. 599-600; 621)	»I apply the term juxtaarticular adiposis dolorosa to accumulations of subcutaneous fat around the joints, which are markedly tender to touch or pressure. ... It is usually bilateral and the distribution is characteristic. Most frequently the masses of tender fat are at the inner side of the knee joint. ..., Inspection reveals bulging masses of fat at the inner side of the knees, sometimes the inner sides of the elbows and the external sides of the ankles and the hips. ... It is possible that the mere increase of the fat tissue and the disturbances of the circulation causes pressure on the nerves and is responsible for the symptoms of hypersensivity. Increase in the tension of the tissues is evidenced by the frequently found induration of the hypersensitive fat tissues«. »Case report: A Jewish woman 58 years of age, measuring 160 cm, weighing 102 kg, complained of pain in the legs of several years duration. ... On examination it was found that she was obese, especially in the lower half of the body. The arches were depressed, and the fat pads at the inner side of the knees were hypersensitive. Below the knees a constriction was seen which corresponded to the pressure of the garters. The fat formed folds over the ankels. The fat over the upper extremities and the chest was not increased and had normal sensivitiy«.

Referenzen

(1) Eisman J.M., Swezey R.L.: Juxta-articular adiposis dolorosa: What is it? Report of 2 cases. Ann. Rheum. Diss. 38 (1979) 479-482
(2) Gram H.C.: A symptome-triad of the post-climacteric period. Adipositas dolorosa – Arthritis genuum – Hypertensio arterialis. Acta Med. Scand. 73 (1930) 139-207
(3) Kling D.H.: Juxtaarticular adiposis dolorosa. Its significance and relation to Dercums disease and osteoarthritis. Arch. Surg. 34 (1937) 599-630

5.2.3 »Cellulitis«

Syn.: Adipositas oedematosa, Cellulalgie, Cellulitis, Dermopanniculosus deformans, Panniculopathia (fibro-) oedematicosclerotica, Pannikulose, regionale Adipositas, Zellulite, Zellulitis

Die unter Laien gebräuchliche Bezeichnung »Cellulitis« (20) beschreibt typische Veränderungen des subkutanen Gewebes, welche sich bei Frauen vor allem an den Oberschenkeln und der Gesäßregion finden. Die Betroffenen klagen über Spannungsgefühle und diffuse Schmerzen.

Erstmals findet dieser Begriff wohl in einem Handbuch über Massage im Jahre 1888 Erwähnung (Professor Salin, Stockholm), später (Wide A., Handbok i Massgae ok Sjukgymnastik, 1902) taucht er dann in den Kapiteln über *»vasomotorische und trophische Neurosen«* auf. Die Krankheit wurde damals als Schwellung des subkutanen Gewebes beschrieben, *»mit dem Charakter eines organisierten Ödems, schmerzhaft auf Druck, alles auf eine Inflammation im subkutanen Gewebe hindeutend, ausgelöst von Nutritionsveränderungen und vasomotorischen Störungen«* (zit. in 9; S. 546).

Für Faber (9) sind die Cellulitis und der Morbus Dercum identisch. Er betont auch, dass die entsprechenden Veränderungen stets an den unteren Extremitäten zuerst beobachtet werden.

Beim Zusammenschieben der sehr schmerzempfindlichen Haut, dem bereits erwähnten pinch- oder Kneif-Test, entsteht nicht nur das physiologische Bild der sogenannten Orangenhaut, sondern eine wesentlich gröbere Veränderung der Hautoberfläche, die meist als »Matratzenphänomen[20]« bezeichnet wird (2, 12, 13). Während das Orangenhautphänomen bei jeder Frau auslösbar ist und als physiologisch betrachtet werden muss, ist das Matratzenphänomen als pathologisch zu werten. Hilfreich für die Beurteilung des Verlaufs dieser Veränderungen ist die folgende Einteilung (16, 18):

Stadium 0	Normalbefund (beim Kneiftest nur Falten und Furchen bzw. einfaches Orangenhautphänomen)
Stadium I	Matratzenphänomen nur beim Kneiftest vorhanden
Stadium II	Matratzenphänomen spontan im Stehen
Stadium III	Matratzenphänomen spontan im Stehen und Liegen.

Hautbiopsien aus dem Bereich solcher gröberen Hautveränderungen zeigen bereits ab dem 35. Lebensjahr deutliche Veränderungen am kollagen-elastischen Fasergewebe von Haut- und Unterhaut sowie eine Verdünnung des Koriums (16). Veränderungen also, die sonst erst in späterem Alter auftreten (23). Beschrieben wird auch eine abnorme Zunahme des subkutanen Fettgewebes und der Adipozytengröße (2, 3, 11, 14, 17). Die Fettareale im Korium erreichen fast die Korium-Epidermis-Grenze und die vergrößerten Papillae adiposae sind durch die dünne Lederhaut leicht zu tasten (16, 23). So erklärt sich das von uns als »Styroporkügelchenphänomen« bezeichnete Tastgefühl.

Braun-Falco (2, 3, 22) beschreibt weiterhin *»auffallend erweiterte Lymphgefäße«* und *»lymphödemähnliche Stauungen«* in den entnommenen Gewebeproben.

Erstaunlicherweise wollen nun aber gerade diejenigen Autoren, die diese krankhaften Befunde beschreiben, den Veränderungen keinen Krankheitswert zuerkennen oder sprechen gar von einer *»erfundenen Krankheit«* (10; S. 4). Solche Behauptungen stützen sich dann meist auf die bereits erwähnte und häufig zitierte Arbeit von Braun-Falco (3). Dabei kann diese Veröffentlichung nicht mehr als eine Anregung für weitere Untersuchungen sein, stützt sie sich doch lediglich auf Ergebnisse bei nur sieben (!) Patientinnen und enthält keinerlei Angaben bezüglich des Stadiums (s. oben – Einteilung nach Nürnberger). Und selbstverständlich sind die bereits erwähnten *»lymphödemähnlichen Stauungen«* stets als pathologisch zu werten.

Somit liegt hier ein deutlicher Widerspruch zwischen eindeutigen Befunden und deren Interpretation vor!

Auch Nürnberger und Müller (17) verstricken sich in Widersprüche: Sie sprechen dem Matratzenphänomen zwar einen Krankheitswert ab, schreiben dann aber über die Probleme der Therapie der *»welligen Oberflächenphänomene vor allem im Oberschenkel- und Gesäßbereich, die als sogenannte Pannikulose bezeichnet werden«*. Therapiert werden muss jedoch nur das Krankhafte.

Vielleicht erklärt sich der erstaunliche Widerwille, offensichtlich pathologischen Veränderungen einen Krankheitswert zuzuschreiben, durch den tatsächlich unsinnigen Begriff »Cellulitis«, der sich leider überall festgesetzt hat, sowie die fehlende Trennung von Orangenhaut und den oben beschriebenen pathologischen Phänomenen oder aber durch die ergebnislosen Therapieversuche unsinniger Studien (4, 15)?

Erstaunlicherweise findet sich dagegen in den romanischen Ländern eine vorurteilsfreie und wesentlich objektivere Betrachtung der sog. Zellulite[21]. Curris Untersuchungen zeigen (ebenfalls)

- ein Ödem des Fettgewebes,
- eine Zunahme von Fettmasse und -zellgröße,
- die vermehrte Anwesenheit feiner, unregelmäßig verteilter Kollagenfasern um die einzelnen Adipozyten,
- pathologische Veränderungen der Blutkapillaren,
- sklerotisch veränderte Arteriolen und PAS-Anhäufungen, ähnlich wie bei der diabetischen Mikroangiopathie,

- fibrosklerotisch veränderte Gefäßwände der Venolen (5, 6, 7).

Nach Curri und Ryan sind Veränderungen des Gefäßsystems Ausgangspunkt der Erkrankung (19). Sie vermuten, dass die pathologisch veränderten Arteriolen die Durchblutung des Fettgewebes nicht mehr adäquat regulieren können.

Diese Überlegungen veranlassten uns, den veno-arteriellen Reflex auch bei Frauen mit Zellulite zu untersuchen. Mittels der Laser-Doppler-Flowmetrie wurde die Blutflussrate der Haut am Gesäß und am äußeren Oberschenkel bei 30 Frauen mit Zellulite sowie einer Kontrollgruppe von 26 Frauen ohne entsprechende Veränderungen durchgeführt (Details zu Methodik, Versuchsdurchführung, Statistik etc. finden sich im Abschnitt »Spezielle Verfahren bei der Diagnostik des Lipödems: Laser-Doppler-Flowmetrie«). Die Unterschiede zwischen den beiden Gruppen waren signifikant. Bei der Zellulite findet sich ein gestörter veno-arterieller Reflex.

Sehr deutlich lassen sich die unterschiedlichen Gefäßreaktionen im Zell-Linien-Diagramm erkennen:

- Ausgangswert bei beiden Gruppen ist jeweils eine relative Durchblutung von 100 %.
- Bei der Zellulite-Gruppe kommt es nach dem Wechsel vom Liegen zum Stehen zu einer deutlich geringeren Flussabnahme (als bei der Kontrollgruppe), was wir als Folge eines gestörten veno-arteriellen Reflexes werten.

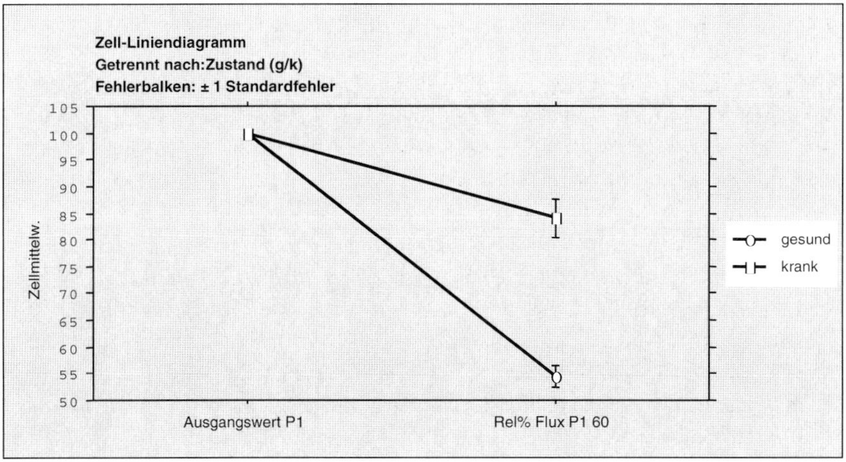

Abb. 5.2.3.1 Ergebnisse der beiden Gruppen im Vergleich: Rel% Flux = Relativer Fluss nach 60 Sekunden, bezogen auf einen Ausgangswert von 100 %. P1 = Messpunkt Mitte Gesäßregion.

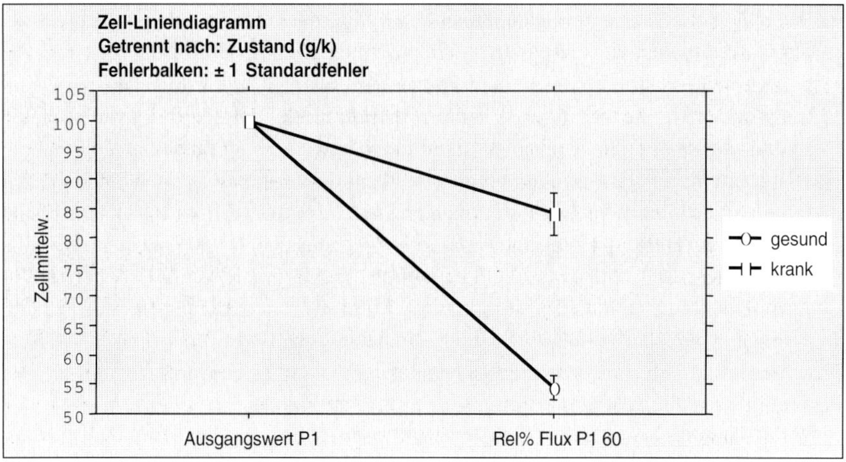

Abb. 5.2.3.2: Ergebnisse der beiden Gruppen im Vergleich: Rel% Flux = Relativer Fluss nach 60 Sekunden, bezogen auf einen Ausgangswert von 100 %. P 2 = Messpunkt äußerer Oberschenkel proximal.

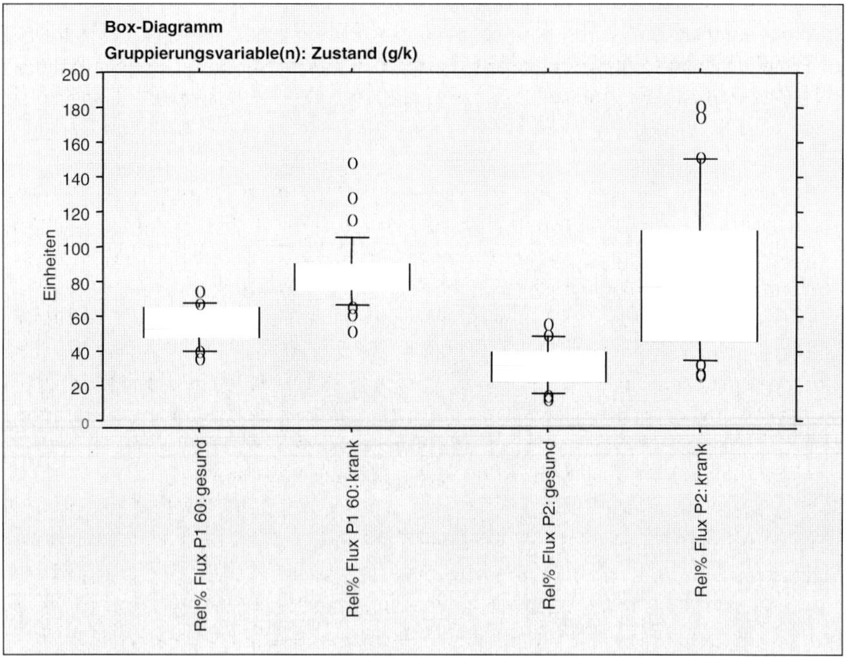

Abb. 5.2.3.3: Ergebnisse der beiden Gruppen im Vergleich: Rel% Flux = Relativer Fluss nach 60 Sekunden, bezogen auf einen Ausgangswert von 100 %. P1 = Messpunkt Mitte Gesäßregion, P 2 = Messpunkt äußerer Oberschenkel proximal.

Curris Hypothese in einer inadäquaten Durchblutungsregulation des Unterhautfettgewebes in entsprechend veränderten Gebieten konnte also durch unsere Untersuchungen bestätigt werden.

Möglicherweise führt auch die schwerkraftbedingte Protrusio der vermehrten Fettmassen zu sekundären, mechanischen Störungen des venös-lymphatischen Abflusses mit den bekannten Folgeerscheinungen (Fibrose, Fettapopherose etc.) (19), und die beschriebene Zunahme an Glykosaminoglykanen in den veränderten Bezirken begünstigt ebenfalls die Entstehung eines Ödems (8).

Somit finden sich also bei der Zellulite auch funktionelle Störungen des Gefäßsystems, ganz ähnlich denen beim Lipödem, welche die beschriebene Ödematisierung der Subkutis aber auch die histologischen (sekundären) Veränderungen erklären könnten.

Nach und nach finden sich vermehrt kollagene Fasern und schließlich sind 40–50 Adipozyten von einer dicken Kapsel sklerotischen Bindegewebes umgeben, von Curri als Mikronodulus bezeichnet (19). Diese Mikronoduli können zu Makronoduli verschmelzen (6), dem Korrelat des Tastbefundes bei der klinischen Untersuchung fortgeschrittener Stadien. Der Sichtbefund zeigt schließlich die typischen Einziehungen der Haut (»Matratzenphänomen«) als Folge der Retraktion sklerotischer Bindegewebsbündel.

Die zunehmende Liposklerose bedingt wiederum eine Deformierung der Fettzellen und damit einen immer unregelmäßigeren Verlauf der Blutkapillaren im Fettläppchen; gelegentlich finden sich dann auch Rupturen der Gefäßwand mit Mikrohämorrhagien (19). Das Gewebe wird immer empfindlicher – sogar Spontanschmerzen können auftreten (5, 19).

Fazit: Es handelt sich bei der sog. Zellulite also um eine multifaktorielle Störung der Beziehungen zwischen den Gefäßen der Mikrozirkulation und dem umgebenden Gewebe mit sekundären Gewebsveränderungen (die von einigen Autoren als *»Panniculopathia oedematico-fibro-sclerotica«* (1, 6, 19) bezeichnet werden).

Da sich tatsächlich nicht nur makroskopisch sehr ähnliche Veränderungen finden, sondern – wie von unserer Arbeitsgruppe dargestellt – sich auch die funktionellen Störungen gleichen, hat Curri (19) vielleicht wirklich Recht, wenn er im Lipödem nichts anderes als eine die gesamten unteren Gliedmaßen erfassende Cellulitis sieht (oder andersherum – die Cellulitis entspricht einem lokalen »Mikrolipödem«).

Bezüglich der Therapie der Zellulite sieht es »recht bescheiden aus«.

Wie eine Untersuchung der Stiftung Warentest ergab, sind alle (von den Herstellerfirmen) empfohlenen Salben und Cremes wirkungslos. Auch verschiedene Massagegeräte zeigten keine signifikante Wirkung. Sportliche Betätigung und die damit verbundene Gewichtsreduktion hat sicher einen positiven Einfluss. Ob das Training in einem Hypoxietrainer[22] (21) tatsächlich einen Zusatzeffekt hat, ist ebenfalls nicht erwiesen. Die Kompressionstherapie – z. B. mittels sog. Kompressionsbermudas – soll ebenfalls helfen. Tatsächlich wäre hier ein positiver Effekt vorstellbar, da zumindest beim Lipödem Kompression eine Verbesserung des gestörten VAR bewirkt (bei der

Zellulite wurde die Auswirkung von Kompression auf den VAR aber noch nicht untersucht). Zudem beschleunigt Kompression den Blutfluss, was ebenfalls den Fettabbau begünstigt (s. Kapitel 1).

Oft wird auch die Fettabsaugung empfohlen; hierzu verweise ich auf den Beitrag von Baumeister im Abschnitt »Therapie des Lipödems«.

Eines zeigt sich aber beim Studium der verschiedensten angebotenen Therapiemöglichkeiten auf jeden Fall: Der Leidensdruck der betroffenen Frauen muss enorm sein, ansonsten würde man längst nicht so viel Werbung für wirkungslose (und zum Teil sündhaft teure) Cremes, Salben und Gerätschaften in jeder Frauenzeitschrift finden.

[20]Englisch: cottage cheese thighs.

[21]Nach Curri könnte dies damit zusammenhängen, dass in Deutschland während der letzten Jahrzehnte immer öfters die »nackte Brust« auf den Titelseiten der Magazine zu finden ist und dementsprechend auch das Interesse der Ärzteschaft an Erkrankungen der Brustdrüse zugenommen habe. In Italien sei dies erst seit kürzerer Zeit der Fall; früher wären solche Abbildungen dagegen tabu gewesen, da die »streng katholischen« Italiener die Brust stets in Verbindung mit der stillenden Mutter Gottes sehen. Deswegen hätte sich die italienische Forscherschaft auf das »Verbleibende« – Gesäß und Beine – gestürzt (persönliche Mitteilung).

[22]Beim sog. Hypoxietrainer befinden sich Beine und Hüftregion der Trainierenden in einer Unterdruckkammer (bis zu 40 Millibar). Beim Radfahren in dieser Kammer soll die Durchblutung der Subkutis am Bein und damit der regionale Fettabbau gefördert werden. In jedem Falle aber fördert man das Einkommen der entsprechenden Institute: Für ein Zehnerabonnement zahlt man etwa DM 490.– (18).

Referenzen

(1) Binazzio M., Grilli-Cicilioni E.: A proposito della cosiddetta cellulite et della dermato-panniculopatia edematofibrosclerotica. Ann. It. Derm. Clin. Sper. 31 (1977) 121

(2) Braun-Falco O., Schweritz C.: Zellulitis – Round-Table-Gespräch anläßlich der Sitzung der Münchener Dermatologischen Gesellschaft. Med. Klin. 66 (1970) 827-832,

(3) Braun-Falco O., Schweritz C.: Zur Histopathologie der sog. Cellulitis. Hautarzt 23 (1972) 71-75

(4) Busch-Wilking Ch., Busch R.: Behandlung der Fettsucht und der sog. Zellulitis mit Rechteckimpulsstrom und Interferenzstrom im Halbseitenversuch. Freie Universität, Berlin, Med. Diss., 1976

(5) Curri S.B., Fernandez G.: Venous stasis and panniculopathy: a semilogic study. Angiologia 42 (1990) 127-132

(6) Curri S.B., Merlen J.F., Sarteel A.M.: Cellulitis, a conjunctive microvascular disease. Phlebol. 32 (1979) 279-282

(7) Curri S.B., Merlen J.F.: Anatomico-pathological causes of cellulite. J. Mal. Vasc. 9, Suppl A (1984) 53-54

(8) Dini G., Ghersetich, I., Grappone C, Lotti T.: Proteoglycans in so-called cellulite. Int. J. Deramtol. 29 (1990) 272-274

(9) Faber E.: Über Adiposalgie. Zeitschrift für physikalische und diätetische Therapie 12 (1909) 539-548

(10) Hopf G.: Zellulitis – eine erfundene Krankheit. Med. Heute 20 (1971) 4-5
(11) Kreindler A., Elias A.: Zur Klinik und Pathogenese der juvenilen Akrozyanose. Z. Kindhkde 50 (1931) 608-629
(12) Mathies H., Bach G., Wessinghage D.: Klinik des Weichteilrheumatismus. Internist 15 (1974) 285-296
(13) Müller W.: Die Pannikulose. Z. Rheumaforsch. 32 (1973) 169-176
(14) Müller G., Nürnberger F.: Anatomische Grundlagen der sog. »Cellulitis«. Arch. Dermatol. Forsch. 29 (1972) 171-172
(15) Nürnberger F., Mende H., Roedel P.: Behandlungsergebnisse bei der sog. »Cellulitis« mit Verteilerenzymen im einfachen Blindversuch. Arch. Dermatol. Forsch. 29 (1972) 173-181
(16) Nürnberger F., Müller G.: Subkutis und Haut im Alter. Z. f. Gerontologie 7 (1974) 410-421
(17) Nürnberger F., Müller G.: So-called cellulite: an invented disease. J. Dermatol. Surg. Oncol. 4 (1978) 221-229
(18) Paukstadt W.: Orangenhaut sorgt für ein Milliardengeschäft. MMW-Fortschr. Med. 4 (2001) 4-6
(19) Ryan T.J., Curri S.P.: »Clinics in dermatology 7«, J.B.-Lippincott, Philadelphia, 1989 (ISSN 0738-081X)
(20) Schoppe R.J.: Orangenhaut ist keine Frage des Alters. Das Neue Blatt 28 (1997) 63
(21) Schröder A.: Schlank im Überraschungsei,. SHAPE 6 (2001) 1288-131
(22) Schweritz C., Braun-Falco O.: So-called cellulite. J. Deramtol. Surg. Oncol. 4(1978) 230-234
(23) Steigleder G.K.: Verhalten von Gefässen und Bindegewebe in der Haut des menschlichen Unterschenkels in verschiedenen Altersperioden. Zbl. Phleb. 3 (1964) 231-242
(24) TEST: Cellulitemittel: »Nur das Geld ist weg!«. Zeitschrift Stiftung Warentest, 3/1996

5.3 Hauptsymptom Zyanose

5.3.1 Konstitutionelle Dickhaut (Fetthaut) der »dicken Beine bei jungen Mädchen«

Syn.: Œdema asphycticum symmetricum nach Thiebiérge und Stiaßny

Als *»konstitutionelle Fetthaut der dicken Beine«* bezeichnet Rohmich (4; S. 380) ein Syndrom, das er bei jungen Mädchen beobachtete. Hauptmerkmale sind plumpe Unterschenkel, denen *»die normale Anschwellung der Wade fehlt, wie eine ungeformte Säule ist das Bein gebaut. Die Haut ... sieht ödematös aus und ist leicht rötlich, bisweilen bläulich gefärbt. ... Auf Druck hat man das Empfinden einer prall elastischen Spannung ...«* Regelmäßig findet man kleine *»livide, hyperkeratotische Punkte«* am Unterschenkel. Besonders häufig habe er *»diese dicke Haut in Südmähren angetroffen«.*

Rohmich betont, dass es sich bei den Veränderungen nicht nur um ein *»kosmetisches Übel handle, sondern diese vielmehr auch die Grundlage für andere Erkrankungen der Haut, wie z. B. die Erythrocyanosis crurum pellarum bzw. die supramalleoläre Zyanose bilden«* (4; S. 385).

Teilweise denkt man bei seinen Schilderungen an ein primäres Lymphödem. Rohmich selbst erwähnt andere Autoren, die das Erscheinungsbild tatsächlich auch als Folge *»lymphatischer Zirkulationsstörungen«* betrachten (Thiebiérge und Stiaßny, zitiert in 4). Seine histologischen Untersuchungen zeigten jedoch eindeutig *»in keinem Fall Anzeichen einer Lymphstauung oder die bei der Elephantiasis stark ausgebildete Neubildung von Bindegewebsfasern«* (4; S. 381). Vielmehr sei den Betroffenen eine *»fettreiche dicke Hautdecke eigen«*, mit einer von der Norm abweichenden Fettverteilung. Das Fettgewebe rage *»zungenförmig ins Korium hinein oder ist inselförmig ganz in dasselbe eingelagert. Bisweilen dringt das Fettgewebe bis knapp unter die Epidermis vor«* (4; S. 381). Ähnliche Befunde kennen wir vom Lipödem (2, 5) und der Cellulitis (1, 3, 5).

Interessant sind vor allem Rohmichs Vorschläge zur Behandlung dieses Krankheitsbildes mittels *»Dauerwärme und Dauerkompression, verbunden mit Massage«* (4; S. 383). Die Kompression erzielt er mittels eines Wattekompressionsverbandes: Auf eine dicke Wattepolsterung legt er Idealbinden, *»bevorzugt gebrauchte, gewaschene, wegen der geringeren Elastizität*[23]*«* (4; S. 382). Diese Art Verbände werden über mehrere Wochen täglich neu angelegt. Großen Wert legt er auf Bewegung in der Bandage sowie zusätzliche Wärmeauflagen für etwa eine Stunde täglich.

Bezüglich des Therapiekonzeptes und -erfolges schreibt Rohmich (4; S. 383):

»Die Erfolge mit diesen Verbänden sind gut, die Abnahme des Umfanges beträgt 3–4 cm und hält viele Monate an[24]*. Nach dieser Zeit werden die Beine, wie es bei einem Krankheitszustand auf konstitutioneller Grundlage nicht anders zu erwarten ist, wieder etwas stärker, ohne jedoch die ursprüngliche Stärke zu erreichen. Dann kommen die Patienten wieder und verlangen einen neuerlichen Verband, da sie mit dem Erfolg zufrieden waren. Es hat sich die Gepflogenheit ergeben, daß die Patienten einige Jahre hindurch kommen, weil durch die Wiederholung der Behandlung der Erfolg sich nachhaltiger gestaltet.«*

Rohmich ist der einzige der in diesem Abschnitt aufgeführten Autoren, der ein konkretes und anscheinend auch erfolgreiches Therapiekonzept vorstellte. Im Wesentlichen entspricht das Therapiekonzept der heutigen Standardtherapie des Lipödems, der Komplexen Physikalischen 2-Phasen-Entstauungstherapie nach Földi. Ein wesentlicher Unterschied ist jedoch, dass Rohmich anscheinend noch keine Kompressionsstrümpfe für die Therapiephase 2 zur Verfügung stellen konnte. Insofern verwundert auch die Verschlechterung im therapiefreien Zeitraum nicht.

Inwieweit sich dieses Krankheitsbild nun vom Lipödem oder den anderen in diesem Abschnitt besprochenen Syndromen tatsächlich unterscheidet, ist aufgrund der fehlenden Patientinnenabbildungen nur schwer beurteilbar.

[23]Exakt dieselbe Empfehlung erhalten wir auch von den Fachphysiotherapeuten der Földi-Klinik und unserer eigenen Abteilung.

[24]Dies entspricht fast den durchschnittlichen Umfangminderungen bei der Therapie des Lipödems in unseren Tagen.

Referenzen

(1) Curri S.B., Merlen J.F., Sarteel A.M.: Cellulitis, a conjunctive microvascular disease. Phlebol. 32 (1979) 279-282
(2) Curri S.B., Merlen J.F.: Troubles microvasculaires du tissu adipeux. J. Mal. Vasc. 17 (1986) 303-309
(3) Nürnberger F.: Sitzungsbericht: Neue Untersuchungsergebnisse bei der sog. Zellulitis. Geburtshilfe u. Frauenheilkunde 37 (1977) 343-346
(4) Rohmich S.: Konstitutionelle Dickhaut (Fetthaut) der dicken Beine. Z. Orthop. Chir. 62 (1935) 379-385
(5) Ryan T.J., Curri S.P.: »Clinics in dermatology 7«, J.B.-Lippincott, Philadelphia, 1989 (ISSN 0738-081X)

5.3.2 Rotdickschenkel

Der Begriff »Rotdickschenkel« wurde von Kehrer (1; S. 55) eingeführt. Typische Zeichen dieses Syndroms sind:

- *»Eine auf einer Umfangsvermehrung beruhende Gestaltsveränderung der betroffenen Teile;*
- *eine eigenartige Verfärbung der Haut – beides ausschließlich im Bereich des Unterschenkels;*
- *von Fall zu Fall wechselnd ausgeprägte anderweitige Gestaltsveränderungen und innersekretorische Abweichungen;*
- *das Bestehen dieser Anomalien vorwiegend bei Jungfrauen im Reifungsalter«.*

Kehrer betont, dass die Veränderungen ausschließlich beide Unterschenkel *»in annähernd gleichem Ausmaße«* betreffen, und zwar *»wiederum ausschließlich deren unteres Drittel«* (1; S. 55).

Bei kaum einem anderen Krankheitsbild zeigt sich die Problematik der unterschiedlichen Krankheitsbezeichnungen so deutlich wie beim »Rotdickschenkel«. Kehrer geht nach seinen Literaturstudien davon aus, dass die im folgenden (nur auszugsweise!) aufgeführten Krankheitsbilder identisch mit dem »Rotdickschenkel« seien.

»Liest man die Schilderungen, welche die einzelnen Forscher unter diesen so ungewöhnlich zahlreichen Bezeichnungen gegeben haben, so ergibt sich, daß sie im Grunde ein und dasselbe Zustandsbild meinten, nur daß bei den Fällen, von denen sie ausgingen, jeweils bald dieses bald jenes Merkmal desselben stärker oder schwächer ausgeprägt war«. (1; S. 53-54)

Das in der Tabelle aufgeführte von Langfellner beschriebene »Erythema venosum« (2; S. 262) sei noch besonders hervorgehoben. Es ist gekennzeichnet durch zyanotische Verfärbungen im Unterschenkelbereich und *»einem übermässigen, schwartenmässig festen Fettansatz«* an den Oberschenkeln. Die entsprechenden Regionen *»mit diesen sonderbaren Fettschwellungen sind druckempfindlich und zeigen Kreislaufstauungserscheinungen. Andauernd fortgesetzte Ganzkörpermassagen haben in vielen Fällen Besserung erbracht«.*

Tab. 5.3.2.1: Liste der – nach Kehrer (1; S. 53-54) – mit dem »Rotdickschenkel« identischen Erkrankungen.

Balzer, Alguier (1900)	Oedèmes strumeux
Albrecht (1904)	Cyanotisches Säulenbein
Denecke (1919)	Erythema nodosum
Langfellner (1920)	Erythema venosum
Klingmüller (1921)	Frostbeulencyanose
Thibiérge, Stiaßny (1921)	Oedème cyanotique
Curshmann-Bolte (1922)	Erythro cyanosis cutis symmetrica
Bauer (1922)	Supramalleolärer Fettkragen
Hohmann (1923)	Dicke Beine
Klingmüller (1927)	Pernio follicularis accuminatus planus
Alexander (1927)	Erythrocyanosis crurum puellarum
Kreindler, Elias (1931)	Juvenile Akrozyanose
Rohmich (1935)	Konstitutionelle Dick- oder Fetthaut der jungen Mädchen
Allen, Ghormley (1935)	Lymphödema praecox
Monocorps et al. (1940)	Akrozyanotische Zustandsbilder
Hoff (1941)	Typus des dicken Beins bei jungen Mädchen

Leider gelang es nicht in allen Fällen, die aufgeführte Literatur in ihrer großen Vielfalt zu verwerten. Doch entstand der Eindruck, dass Kehrer zu sehr vereinheitlichen wollte und mit dem »Rotdickschenkel« ein Kunstprodukt schuf. So handelt es sich beispielsweise beim Lymphoedema praecox, dem Erythema nodosum oder der Frostbeulenzyanose doch recht offensichtlich um leicht zu differenzierende Krankheitsbilder.

Referenzen

(1) Kehrer F.A.: Die konstitutionellen Vergrösserungen umschriebener Körperabschnitte. G. Thieme, Stuttgart, 1948
(2) Langfellner D.: Erythema venosum. Münch. med. Wschr. 33 (1920) 962-963

5.3.3 Erythrocyanosis crurum puellarum

Syn.: Adipositas Typ rusticanus, Dermatopathie cyanotique des jambes, Erythrocyanosis cutis symmetrica, Érythrocyanosis susmalléolaire, L'érythrocyanose de jambe des filettes, Kieler Beine, Mädchen vom Typus rusticanus

Wie bereits ausgeführt, sind nach Kehrer (5) der »Rotdickschenkel« und die erstmals von Klingmüller (6, 7) beschriebene Erythrocyanosis crurum puellarum identisch.

Monocorps (11) und Olsen (12) jedoch beschreiben die Erythrocyanosis crurum puellarum als einen besonders prägnanten eigenen Symptomenkomplex.

Betroffen sind nach Monocorps (11) ausschließlich junge Mädchen. Besonders typisch für diese Erkrankung seien (1, 2, 9, 11):

- eine symmetrische, polsterförmige Schwellung der Unterschenkel bis zu den Malleolen reichend;
- beim Betasten erscheint das Gewebe teigig und sulzig, es ist kein Ödem nachweisbar (Fingerdruck hinterlässt keine Delle); Hautfalten sind nur schlecht abhebbar;
- die Unterschenkel sind leicht zyanotisch, zusätzlich finden sich blaurote Flecken und Infiltrate;
- die betroffene Region ist von eigenartigen, an eine Keratosis rubra pilaris erinnernden Follikeln besetzt.

Lediglich Klüken (in 3; S. 12) erwähnt auch gelegentliche Veränderungen an den Füßen; die Verdickung des Unterhautfettgewebes imponiere dabei *»wie ein Schwellungszustand, manchmal ähnlich einem Ödem«*. Bolte (2) berichtet von zwei Fällen mit Beteiligung der Gesäßregion und der Innenseite des Kniegelenks. Isotopenlymphographische Untersuchungen erbrachten unauffällige Ergebnisse (14). Primär wurde dieses Erscheinungsbild den Kälteschäden zugeordnet (1, 6).

Klükens kapillarmikroskopische Untersuchungen (in 3) lassen Kälteschäden unwahrscheinlich erscheinen. Am Unterschenkel zeigen sich funktionelle Störungen der Mikrozirkulation, die sich von denen nach Erfrierungen deutlich unterscheiden. Klüken beschreibt eine Engstellung der arteriellen Teile der Endstrombahn sowie eine ausgeprägte venöse Dilatation und spricht deshalb von einem *»atonisch-hypertonischen Symptomenkomplex«* (Klüken in 3; S. 11). Diese Befunde erklären die kühle und zyanotisch verfärbte Haut (8, 12).

Später sprach man von einer nicht näher definierten »endogenen« oder hormonellen Genese (1, 2, 11, 12, 13), vermutlich, da bei fast allen betroffenen Mädchen unterschiedlichste Menstruationsstörungen zu finden waren.

Behandlungsversuche mit Hormonpräparaten führten zu einer *»Erweiterung der terminal-peripheren Strombahnen und damit zu klinischer Besserung«* (11; S. 213; leider keine genaueren Angaben); die Menstruationsstörungen wurden durch diese Therapie nicht beeinflusst (2, 8, 11).

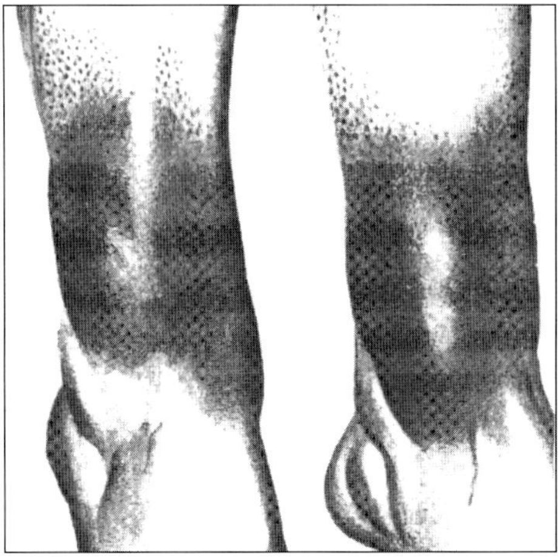

Abb. 5.3.3.1: Typisches Bild einer Erythrocyanosis crurum puellaris: »Bemerkenswert ist der steile Abfall der polsterartig geschwollenen blauroten Partien ins Gesunde und die Keratosis-pilaris-artigen Effloreszenzen.« (aus 1; S. 603).

In diesem Zusammenhang sind die Beobachtungen von Marañon (10) von Interesse, der eine Vermehrung des Subkutangewebes und Zyanose im Köchelbereich bei Patientinnen mit Ovarialinsuffizienz beobachtete.

Monocorps (11; S. 209) vermutet, dass es sich bei den Betroffenen um einen besonderen *»Konstitutionstypus«* handle, mit einer *»lebhaften Rötung des Gesichts und einem meist gedrungenen, kräftigen Körperbau«*. Er beschreibt bei diesem *»Mädchen-*

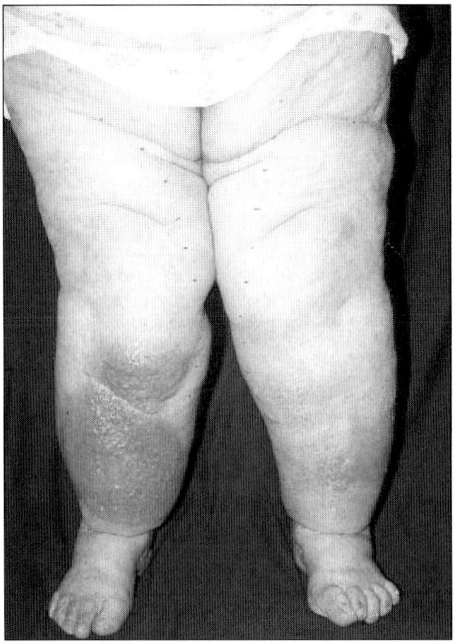

Abb. 5.3.3.2: 76-jährige Patientin mit einem Lipo-Lymphödem beider Beine. An beiden Unterschenkeln ventral zyanotische Verfärbungen, die nach Aussage der Patientin Folge von Erfrierungen im Alter von 10 Jahren sind und sich nicht mehr zurückbildeten. Seit diesem Zeitpunkt »Schwellneigung in beiden Füßen«, ab der Pubertät im Bereich der Oberschenkel zunehmend auch Veränderungen im Sinne eines Lipödemsyndroms. Nach einer dreiwöchigen KPE rechts eine Volumenminderung von 4,7 Litern, links von 3,8 Litern.

typus« einen für das Alter ungewöhnlichen Fettansatz an Mammae, Nates und auch über den Hüftkämmen. An Armen und Beinen zeige sich ein *»die Muskelkonturen verwischender Fettansatz«*, im Vergleich zum Unterkörper erscheine der Oberkörper jedoch trotzdem fast grazil. Diese Beobachtungen vermittelten ihm das Bild eines *»gesundheitsstrotzenden Bauernmädels«;* als Charakterisierung wählte er deshalb die Bezeichnung *»Mädchen vom Typus rusticanus«*.

Die klinische Abgrenzung gegenüber dem Lipödem ist nicht immer einfach (14). Klükens Auffassung zufolge (in 3; S. 12) sind Lipödem und Erythrocyanosis crurum puellarum jedoch, trotz einiger Gemeinsamkeiten, wie z. B. der Vermehrung des Unterhautfettgewebes, zwei unterschiedliche Erkrankungen:

»Beim Lipödem ist die Mikrozirkulation in der Art und Weise, wie bei ...... der Erythrocyanosis crurum puellarum ***nicht*** *verändert. Hieraus ergeben sich die entscheidenden Kriterien zur Definition und Differenzierung der Erythrocyanosis crurum puellarum und des Lipödems.«*

Weiterhin, wie bereits eingangs erwähnt, ist bei der Erythrocyanosis crurum puellarum gelegentlich auch der Fußrücken betroffen (12), nicht jedoch beim Lipödem. Vor allem aber finden sich die als typisch beschriebenen blauroten Infiltrate und Keratosen nicht beim Lipödem.

Vollmar (15) betont ebenfalls, dass das »Fettbein« zwar gelegentlich mit einer Erythrocyanosis crurum puellarum vergesellschaftet ist, es sich jedoch um zwei verschiedene Krankheiten handelt. Gregl (4) dagegen sieht in der Erythrocyanosis crurum puellarum nur eine Untergruppe des Lipödemsyndroms.

Referenzen

(1) Alexander A.: Zur Klinik und Pathogenese der Erythrocyanosis crurum puellaris. Dermatol. Wochenschr. 18 (1927) 601-611

(2) Bolte F.: Erythrocynosis cutis symmetrica. Klin. Wochenschr.12 (1922) 578-580

(3) Földi M., Tischendorf F.: »Lipödem und »Zellulitis««, Erdmann-Brenger, München, 1983

(4) Gregl A.: Das Lipödem. Z. Lymphol. XI (1987) 41-43

(5) Kehrer F.A.: Die konstitutionellen Vergrösserungen umschriebener Körperabschnitte. G. Thieme, Stuttgart, 1948

(6) Klingmüller V.: Pernionen an den Unterschenkeln. Arch. f. Dermatol. u. Syphil. 135 (1921) 256-259

(7) Klingmüller V., Dittrich O.: Periniosis or erythrocyanosis. Archives of Dermatology and Syphilology (Chic.) 22 (1927) 615-619

(8) Klüken N.: Contribution à l'étude des troubles de la circulation périphérique des états acrocanotiques et la livedo. Phlébologie 4 (1967) 347-352

(9) Kreindler A., Elias A.: Zur Klinik und Pathogenese der juvenilen Akrozyanose. Z. Kindhkde 50 (1931) 608-629

(10) Marañon G.: La main hypogénitale. Rev. de Méd. 70 (1922) 578-584

(11) Monocorps C., Brinkhaus G., Herfeld-Münster F.: Experimentelle Untersuchungen zur Frage akrozyanotischer Zustandsbilder. Arch. f. Dermatol. u. Syphil. 180 (1940) 209-215

(12) Olsen G.: Das dicke Bein! Zbl. Phleb. 2 (1963) 52-57

(13) Schneider W.: Ätiologie und Pathogenese der Kälteschäden der Haut. Arch. f. Dermatol. u. Syphil. 186 (1948) 3-31

(14) Tiedjen K.U., Schultz-Ehrenburg U.: Isotopenlympho-graphische Befunde beim Lipödem. In: »Dermatologie und Nuklearmedizin«, Holzmann H., Altmeyer P., Hör G., Hahn K. (Hrsg.), Springer-Verlag, Berlin-Heidelberg, 1985, 432-438

(15) Vollmar J.: Massenzunahme der Beine beim sogenannten Säulen- bzw. Fettbein, beim umschriebenen Riesenwuchs und Tumoren. In: »Das dicke Bein«, Brunner U., Kappert A., May R., Witzleb E. (Hrsg.), Hans-Huber, Bern-Stuttgart-Wien, 1970,183-191

5.3.4 Zyanotisches Säulenbein

Syn.: Blutstockungen der Beine

Der Begriff des »zyanotischen Säulenbeins« wird ausschließlich von Albrecht (1) verwendet. Wenngleich er die Besonderheit »seines« Krankheitsbildes betont, fällt eine Abgrenzung gegen die anderen in diesem Kapitel besprochenen Krankheitsbilder – insbesondere die Erythrocyanosis crurum puellarum – sehr schwer.

Interessanterweise werden erneut physiotherapeutische Behandlungsansätze aufgeführt.

Tab. 5.3.4.1: Zyanotisches Säulenbein.

Autor	Zitat
Albrecht 1940 (5; S. 378)	**»Frage:** Welche Behandlung verspricht wirklichen Erfolg bei den häufigen sog. »Blutstockungen« der Beine? Die Erkrankten sind meist junge Mädchen, manchmal auch Frauen. Befund: Beine im ganzen verdickt, bis zu den Knien bläulichrot verfärbt, oft dichte blaue Flecken, mehr oder weniger Schmerzen in den Beinen«. **»Antwort:** Bei den sog. Blutstockungen der Beine (zyanotische Säulenbeine) junger Mädchen und Frauen handelt es sich um Lipodystrophie mit venöser Stauung der Kapillargebiete an den unteren Extremitäten, wie sie als hereditäre Eigentümlichkeiten der Fettverteilung, besonders in der Pubertät, oft auch mit Eintritt der ersten Schwangerschaft, in Erscheinung tritt. Die besonders in der Pubertät auftretenden »Wachstumsschmerzen« gehen oft mit Zyanose und roten oder blauen Flecken an der unteren Extremität einher ... Als Behandlung kommt neben Massage und Gymnastik zeitweise Anlegung von Druckverbänden (täglich einstündige, straffe Einwickelung mit in kaltes Wasser getauchter Trikotbinde) in Betracht; außerdem bei allgemeiner Adipositas die Darreichung von Schilddrüsenpräparat. Neuerdings wird auch Provenase 3-mal täglich 1–2 Dragées gegen venöse Zirkulationsstörungen der unteren Extremitäten empfohlen«.

Referenzen

(1) Albrecht H.: Fragekasten: Blutstockungen der Beine (zyanotische Säulenbeine) junger Mädchen. Münch. med. Wschr. 14 (1940) 378

6 Pathophysiologie und weiterführende Überlegungen

R. H. K. Strößenreuther

Compliancestörung der Haut

Haut und Subkutis der Beine – als Ort der vermehrten Fettansammlung – weisen bei Lipödembetroffenen eine verminderte Elastizität[1] respektive erhöhte Compliance auf (10, 45, 75, 76, 143). Bei Kontraktion der Beinmuskulatur fehlt deshalb das nötige Widerlager von normaler straffer Haut und Unterhaut – es kommt zur Unterfunktion der venösen Beinpumpe mit einer relativen Insuffizienz der den venösen Rückstrom unterstützenden Mechanismen, also der Muskel- und Gelenkpumpen (45, 75, 90). Im Alter, aber auch nach erfolgreicher Entstauungstherapie, nimmt die Elastizität der Haut noch weiter ab (22, 90), der Zustand verschlechtert sich.

Ambulatorische venöse Hypertension

Folge der Compliancestörung ist u. a. eine leichte ambulatorische venöse Hypertension, also eine mangelhafte Reduktion des bei Orthostase erhöhten Blutkapillardruckes bei Bewegung (4, 43, 45, 75, 76, 143) – und somit ein Anstieg der lymphpflichtigen Wasserlast (45, 80, 81, 96, 124).

Der daraus resultierende Anstieg des interstitiellen und des kolloid-osmotischen Druckes im venösen Kapillarschenkel sowie den postkapillären Venolen sollte dann die Einstellung eines neuen Gleichgewichtes zwischen Ultrafiltration und Resorption bewirken (4, 44, 45).

Aufgrund der krankhaft erhöhten Compliance von Haut und Unterhaut versagen diese passiven ödemprotektiven Mechanismen aber bei Lipödembetroffenen; es wird wesentlich mehr Flüssigkeit bis zum Erreichen eines neuen Gleichgewichtszustandes abfiltriert (4, 44, 45, 75, 76, 143). Waterfield (138) beschreibt bei Orthostaseversuchen ebenfalls eine stärkere Volumenzunahme (also kein sichtbares Ödem; die Messung erfolgte mittels Flüssigkeitsverdrängung) bei *»individuals with fat, 'flabby' legs«*, während es ansonsten über den *»counteract of the physiological œdema of the posture«* zu einer Abnahme der effektiv ultrafiltrierenden Kraft kommt (80, 81, 128, 138). Bei generalisierten Ödemen kann es, abhängig von der Körpermasse, zu einer Flüssigkeitseinlagerung von 2–6 Litern kommen, bevor ein Ödem für die palpierende Hand erkennbar wird!

Störungen der Hämodynamik

Im Zusammenhang mit den Störungen der venösen Hämodynamik (gestörte Wadenmuskelpumpe, mechanische Behinderung bei Fettlappenbildung etc.) sei auch nochmals auf die bereits im Kapitel 1 erläuterten Zusammenhänge zwischen Blutflussrate und Lymphzeitvolumen einerseits und lokaler Fettgewebsvermehrung andererseits hingewiesen: Blutflussrate und Lymphabstrom verhalten sich umgekehrt proportional zur Zunahme des Fettgewebes (33, 37, 45, 109, 135).

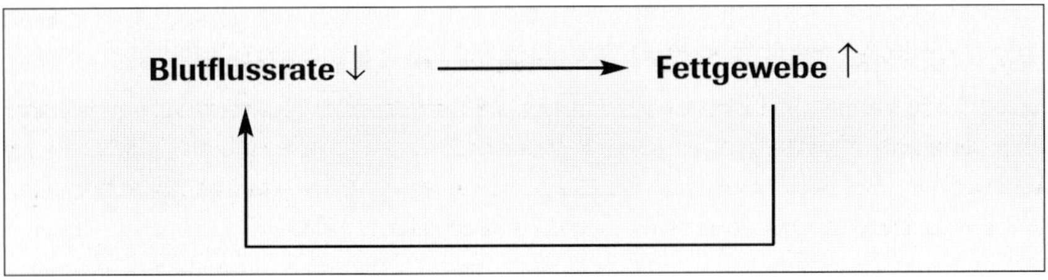

Abb. 6.1: »Teufelskreis«: Abnahme der Blutflussrate bedingt Zunahme des Fettgewebes.

Beim Lipödemsyndrom spielen diese Zusammenhänge vermutlich eine besondere Rolle, da sich in den veränderten Regionen nicht nur vermehrt Fettgewebe, sondern auch übernormal große Adipozyten finden (109) und auch eine umgekehrte Korrelation zwischen Blutfluss und Fettzellgröße (108) sowie Blutfluss und der Dicke der Subkutanschicht (82) beschrieben wurde: Je größer die Adipozyten und je dicker das subkutane Fettgewebe, umso langsamer und geringer der Blutfluss im Subkutangewebe[2] (53). Somit wird auch verständlich, warum es beim Lipödem im Rahmen einer sich zusätzlich entwickelnden allgemeinen Adipositas stets zu einer deutlichen Verschlechterung der Symptomatik kommt (43, 45).

Wir beobachteten bei unseren Untersuchungen mit der Laser-Doppler-Flowmetrie auch eine negative Korrelation (- 0,74) zwischen der Höhe der mittleren Durchblutung im Bereich der lipödematösen Veränderungen der Malleolarregion (nicht aber am unauffälligen Vorfuß) und dem BMI, was diese Überlegungen stützt.

Allerdings bleibt ein Widerspruch: Warum führt eine venös-kapilläre Hypertension beim Lipödem zur Vermehrung des Fettgewebes – bei der CVI aber entwickelt sich eine Lipodermatosklerose?

Gestörter veno-arterieller Reflex (VAR)

Wie in Abschnitt 3.5 dargestellt, findet sich bei Lipödembetroffenen ein deutlich verzögerter und verminderter VAR und somit eine weitere Erklärung für die orthostatischen Ödeme, da, wie bereits erwähnt, der VAR als wichtiger ödemprotektiver Mechanismus gilt (9–15, 62, 69, 100, 104, 145).

Seine diesbezügliche Wirkung entfaltet dieser Gefäßreflex dabei nicht nur über die Abnahme der durchbluteten Kapillaroberfläche, sondern auch über die Begrenzung der

Zunahme des kapillären Druckes (52, 62, 64). Bei Diabetikern mit gestörtem VAR stieg der Druck in den Nagelfalzkapillaren bei Orthostase auf durchschnittlich 93 mmHg, bei gesunden Probanden mit normalem VAR nur auf 85 mmHg (gemessen mit der Mikroinjektionstechnik nach Landis) (104).

Die Blutkapillaren werden beim Lipödem also als Folge des gestörten VAR und der leichten ambulatorisch-venösen Hypertension von der arteriellen und der venösen Seite aus dauerhaft einem erhöhten Druck ausgesetzt, was zur Schädigung von Blutgefäßen führen sollte.

Geschädigte Blutgefäße im Bereich der Mikrozirkulation

Tatsächlich konnten Wienert und Leemann (142) mittels der Fluoreszenzangiographie eine vermehrte Kapillarperfusion und Perfusionsdefekte in den lipödematösen Regionen nachweisen. Die Kapillaren dort sind auch besonders fragil – was das Entstehen blauer Flecken bereits bei leichter Gewalteinwirkung erklärt (45).

Histologische Untersuchungen des lipödematösen Gewebes (s. a. Kap. 3.7) zeigen fibrotische Veränderungen der Arteriolen, dilatierte Kapillaren und Venolen (20, 109, 126). Da diese krankhaften Veränderungen im Gebiet der Endstrombahn beim fortgeschrittenen Lipödem denen beim Diabetes mellitus ähneln (37–39, 103), könnte man auch an ähnliche pathophysiologische Zusammenhänge denken. Die Veränderungen bei der diabetischen Mikroangiopathie finden sich tatsächlich in erster Linie im Bereich der Unterschenkel und Füße (130), also dort, wo wegen des ebenfalls reduzierten VAR sowohl eine erhöhte hydrostatische Belastung der Gefäße vorliegt als auch orthostatische Ödeme entstehen. Verdickungen der Basalmembrane der kleineren Gefäße behindern wiederum die Dynamik der Mikrozirkulation (109).

Bei Diabetikern mit peripherer Polyneuropathie konnte übrigens eine stärkere Verminderung des VAR sowie ausgeprägtere orthostatische Ödeme der Beine beobachtet werden als bei Diabetikern ohne periphere Polyneuropathie (10, 14, 66, 104, 145). Der VAR gilt deshalb auch als sensitiver Parameter für die Unterscheidung zwischen Gesunden sowie Diabetikern mit und ohne Polyneuropathie (14, 66, 104).

Störungen des VAR bei venöser Hypertension

Bei Patienten mit ambulatorischer venöser Hypertension konnte ein direkter, linearer Zusammenhang zwischen einer Verschlechterung des VAR und einer entsprechenden Zunahme von Ödemen beobachtet werden[3] (14). Kompressionstherapie bewirkte eine Verbesserung des VAR (s. u.).

Erstaunlicherweise fanden wir aber bei gesunden Probandinnen eine Verschlechterung des VAR unter Kompression. Eine Erklärung dieses Widerspruches bieten möglicherweise die Ergebnisse von Henriksen et al., die auch bei Patientinnen mit progressiver systemischer Sklerose einen verminderten VAR fanden. Zwar könnten bei dieser Systemerkrankung auch direkte Gefäßveränderungen Ursache dieser Beobachtung sein – jedoch fand sich bei den untersuchten Patientinnen ansonsten eine unauffällige

Autoregulation der Arterien (z. B. konstante Durchblutung bei Elevation der Extremität, reaktive Hyperämie bei Wärmeapplikation). Die Arbeitsgruppe interpretierte die Befunde als Folge einer Abnahme der Gewebscompliance, so dass eine Erweiterung der Venenwand bei Orthostase nicht mehr möglich ist.

Die Erklärung für die beobachtete Verschlechterung des VAR bei Gesunden wäre somit die Abnahme des transmuralen Druckes in den Venen unter Kompression (93). Die entsprechenden Dehnungsrezeptoren werden nicht mehr erregt und der lokale sympathische Reflexbogen nicht ausgelöst. Auch andere Arbeitsgruppen konnten eine solche Abschwächung des VAR bei lokalem Gegendruck nachweisen (62, 63, 100). Da die Aufgabe des VAR die Aufrechterhaltung der Homöostase ist, wird ihm durch die Bandage sozusagen ein Teil seiner Arbeit abgenommen.

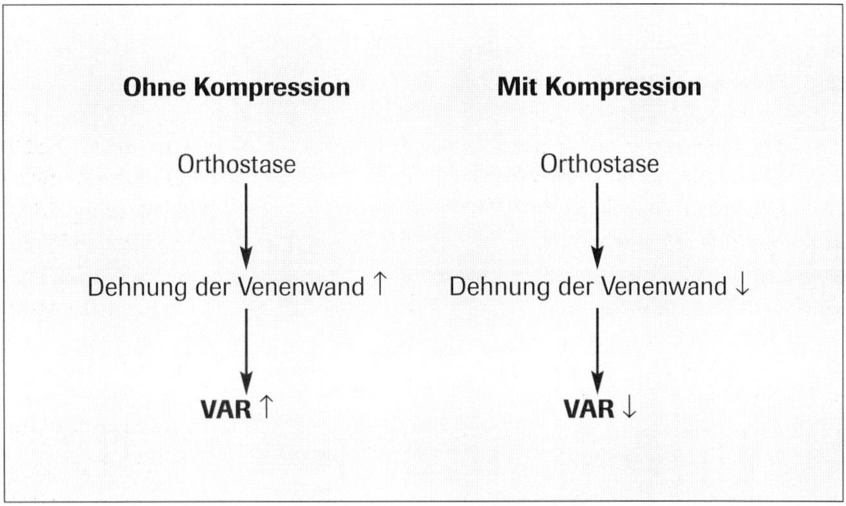

Abb. 6.2: Flussschema zur Erläuterung des Einflusses von Kompression auf den VAR beim Gesunden.

Da Kompression aber bei der Patientinnengruppe zur Verbesserung des VAR führte, muss es Unterschiede zwischen den beiden Gruppen geben, die dieses gegensätzliche Verhalten erklären.

Eine Arbeit von Cheattle et al. (32) trägt möglicherweise zur Klärung bei. Ein mit Hilfe einer Blutdruckmanschette erzeugter venöser Stau der Beine über 30 Minuten führte zu einer deutlich reduzierten Reagibilität der Gefäße im Staugebiet. Das Ergebnis wurde wie folgt interpretiert: Der venöse Stau bewirkt eine Zunahme der sympathischen Aktivität und damit eine mangelnde Relaxation der sympathisch kontrollierten Arteriolen und präkapillären Sphinktern; die Dauerstimulation wiederum führt schließlich zur Tachyphylaxie und somit zum Verlust der Kontraktionsfähigkeit.

Eine ähnliche Situation findet sich letztlich auch bei der chronisch venösen Insuffizienz. Bewegung führt hier, anders als beim Gesunden, nicht zur Abnahme des venösen Druckes (45). Da der venöse Druck also erhöht bleibt, sollte ein kräftiger VAR zu erwarten sein (beim Gesunden käme es als Folge der Druckabnahme bei Bewegung und der daraus resultierenden Abnahme der Venenwandspannung zur Verminderung des VAR). Wie bereits erwähnt, findet sich bei der Veneninsuffizienz jedoch ein verminderter VAR (3, 10–13, 30).

Shami et al. deuten die beobachtete Abschwächung des VAR bei der chronischen Veneninsuffizienz als Folge einer Dauerüberreizung entsprechender Rezeptoren. Nach ihrer Auffassung resultiert daraus ein lokaler Mangel an den für den VAR notwendigen Neurotransmittern in den zuständigen sympathischen Nervenfasern (116).

Auch Freedmann et al. (49–50) beobachteten eine verminderte Ansprechbarkeit der glatten Gefäßmuskulatur bei länger anhaltenden Zuständen mit erhöhter Sympathikusaktivität; die Arbeitsgruppe deutete den Befund jedoch als Folge einer down-regulation der entsprechenden Rezeptoren.

Es wäre also denkbar, dass sich beim Lipödem als Folge der venös-kapillären Hypertension und des geringeren interstitiellen Gegendruckes bei Orthostase eine höhere Venenwandspannung als beim Gesunden aufbaut (4, 75, 76, 143) und es somit zu einer Überreizung des vegetativ-sensorischen Systems[4] kommt. Eine kurzzeitige Überreizung führt zur Tachyphylaxie; eine chronisch erhöhte lokale Katecholaminkonzentration als Folge des erhöhten Sympathikustonus könnte längerfristig aber auch zu einer down-regulation der Rezeptorenzahl führen. Eine verminderte Zahl der alpha-Rezeptoren wiederum wäre eine Erklärung für die reduzierte reaktive Vasokonstriktion bei Orthostase (und den gestörten Fettabbau – s. hierzu auch Seite 20 ff.: Katecholaminrezeptoren des Fettgewebes).

Die positiven Auswirkungen der Kompression auf den gestörten VAR bei Lipödembetroffenen würde sich folglich auch durch die Normalisierung der Venenwandspannung und damit des lokalen Aktivitätsgrades des vegetativen Nervensystems erklären.

Bei Patienten mit chronischer Veneninsuffizienz und Ulcus cruris venosum sowie solchen mit einer diabetischen Mikroangiopathie und begleitenden Ödemen wurden die Auswirkungen einer Dauerkompression mittels medizinischer Kompressionsstrümpfe auf die krankhaft veränderte Mikrozirkulation der Haut bereits untersucht (10–14, 55). Der reduzierte VAR normalisierte sich nach dreiwöchiger Kompressionstherapie – im selben Maße verschwanden die begleitenden Knöchelödeme. Zudem kam es zu einer signifikanten Verbesserung der ambulatorischen venösen Hypertension. Vor Behandlungsbeginn kam es bei Bewegung nur zu einer Druckreduktion von 17 %, nach sechs Monaten regelmäßigen Tragens der medizinischen Kompressionsstrümpfe stieg der Wert auf 21 % (28). Entsprechende Untersuchungen beim Lipödem stehen noch aus, sind jedoch von unserer Seite bereits geplant.

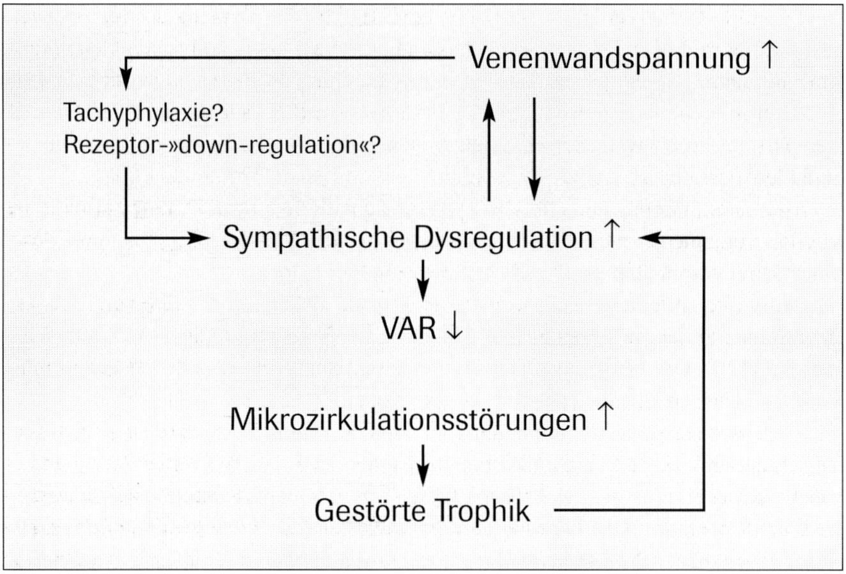

Abb. 6.3: Flussschema zur Erläuterung der möglichen Folgen einer sympathischen Dysregulation.

Erwähnt werden müssen in diesem Zusammenhang die Überlegungen von Lourier (87; S. 5–6), der bereits im Jahre 1897 bestimmte Ödemformen als Folge nervöser Störungen deutete (und ebenfalls eine Behandlung *»avec les bandes de cautchouc et massage«* empfahl):

»Ranvier, dans des expériences restées mémorables, démontra l'influence des lésions nerveuses sur la production de l'hydropsie du tissu cellulaire: la ligature de la veine cave inférieure chez un chien ne provoque pas l'œdème des régions sous-jacentes, tandis que la section d'un des nervs sciatiques amena avec une tuméfaction qui rendit ce membre cylindrique du genou au calcanéum. L'œdeme névropathique ... resulte d'une hypertension dans les artérioles et les vaisseaux capillaires: hypertension due tantôt à une paralysie des vaso-constricteurs, tantôt à une excitation des vaso-dilatateurs«.

Beeinflussen Schmerzen den VAR?

Löw, ebenfalls im Jahre 1897, wies darauf hin, *»dass eine längere Zeit fortgesetzte Reizung eines sensiblen Nerven eines Gliedes eine andauernde reflectorische Dilatation seiner Gefäße und gleichzeitig Ödem hervorruft«*. Angesichts dieser Tatsache stand für

Löw der *»Einfluß des Nervensystems für gewisse Formen von Oedem wohl außer Zweifel«* (86).

Und auch die Beobachtungen von Blumberg und Wallin (21) geben Hinweise auf eine gestörte Gefäßregulation bei Schmerzen. Elektrische Reizung des N. peronaeus löste bei ihren Probanden Schmerzen aus und führte zur Hyperämie und Ödembildung am Fußrücken – obwohl die Reizung der sympathischen Fasern eigentlich zu einer Vasokonstriktion führen müsste. Nach Lidocain-Nerven-Blockade proximal der Reizstelle verspürt der Proband bei derselben elektrischen Stimulation keinen Schmerz mehr – und die Arteriolen am Fußrücken reagieren nun mit einer Vasokonstriktion.

Afferenter Schmerz und efferente sympathische Entladungen scheinen also diesbezüglich Kontrahenten zu sein und die Gefäßweite letztlich das Ergebnis einer komplexen Interaktion vasodilatierender und -kontrahierender Faktoren.

Beim Morbus Dercum konnte andererseits nach systemischer Gabe von Lidocain[5] eine Schmerzlinderung[6] (6, 68, 77, 120) *und* eine Verbesserung des VAR[7] beobachtet werden (120). Der Wirkmechanismus ist noch unklar[8]; der schnelle Wirkungseintritt lässt aber eher an eine funktionelle Störung denken.

Auch wenn letztlich einige Fragen offen bleiben, scheint es doch so zu sein, dass eine schmerzinduzierte Sympathikustonuszunahme zur nervalen Dysregulation und einer Verschlechterung des VAR führen kann. *Es muss aber nochmals erwähnt werden, dass die Schmerzhaftigkeit des Fettgewebes beim Lipödem nicht in allen Fällen gleich stark ausgeprägt ist[9] und auch beim einzelnen Individuum Schwankungen unterliegt, diese Zusammenhänge also zumindest nicht als alleinige Erklärung dienen können.*

Eine Erklärung dieser wechselnden Schmerzsymptomatik bietet möglicherweise auch die bereits diskutierte Korrelation zwischen dem Grad der Ödematisierung des Fettgewebes und seiner Schmerzhaftigkeit. Insofern verwundert die oft zu beobachtende vermehrte Empfindlichkeit am Abend oder an heißen Sommertagen nicht. Auch Günther (57) berichtet von *»Schwankungen im Wassergehalt des lipödematösen Gewebes der Frau«*, und erklärte sich so *»das plötzliche Auftreten von Schmerzen«*. Von Interesse wären Untersuchungen wie im Abschnitt 3.4 dargestellt, bei denen die Druckschmerzhaftigkeit am Morgen und Abend, bei verschiedenen Umgebungstemperaturen sowie zu verschiedenen Zeitpunkten des Menstruationszyklus verglichen wird.

Schmerz und Ödem

Schmerzen könnten aber auch durch eine damit verbundene vermehrte Freisetzung von Neuropeptiden die Entstehung eines (weiteren) Teufelskreises mit einer antidromen neurogenen Entzündung begünstigen (aktive Hyperämie, Zunahme des Kapillarfiltrationskoeffizienten etc. [5, 31, 45, 71, 72, 108, 109]) und führen auch zu Lymphangiospasmen und somit zu einer Herabsetzung der lymphatischen Transportkapazität (45).

Fraglich ist allerdings, ob die Intensität der Schmerzen beim Lipödem ausreicht, um diesen Circulus vitiosus zu unterhalten.

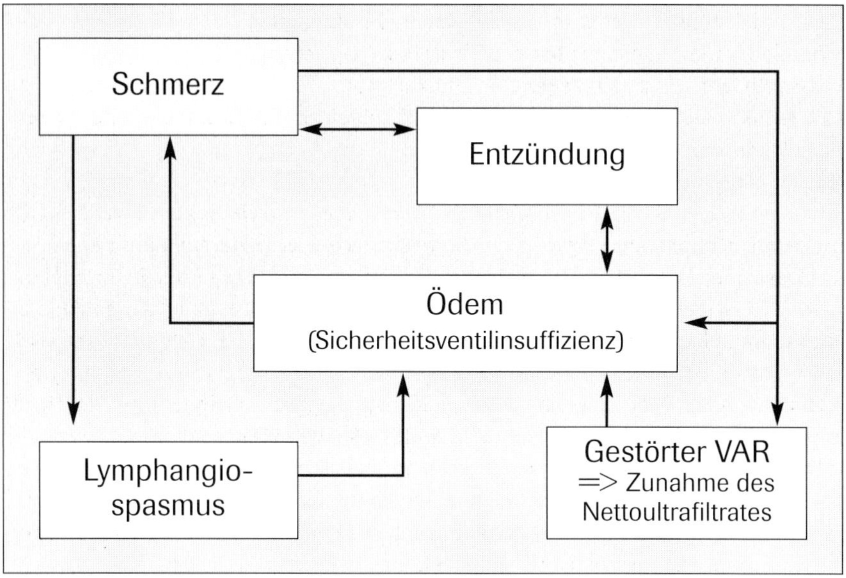

Abb. 6.4: Folgen und Zusammenhänge zwischen Schmerz, vaskulärer Fehlregulation und Ödem.

Nervale Steuerung des Fettgewebes

Störungen der das Fettgewebe versorgenden vegetativen Nerven sind aber nicht nur bezüglich vaskulärer Irritationen, sondern auch wegen der bereits im Abschnitt 2.1.3 angesprochenen »trophischen Funktion« des Nervengewebes von Interesse. Die wichtigsten diesbezüglichen Erkenntnisse seien an dieser Stelle nochmals kurz zusammengefasst:

- Zustände mit erhöhter Sympathikusaktivität und/oder erhöhter Sekretion des Nebennierenmarkes steigern den Fettabbau (49, 61, 85, 108, 134), antiadrenerge Substanzen blockieren ihn dagegen (89, 109, 134).
- Lähmungen oder isolierte Denervation von Fettgewebe führt zu vermehrter Fettablagerung und gestörtem Abbau (18, 56, 60, 88).
- Der Abbau von Fettgewebe wird also durch ein intaktes vegetatives Nervensystem begünstigt respektive erleichtert (18).

Experimentell konnte gezeigt werden, dass die Reizung sympathischer Nervenfasern oder eine allgemeine Sympathikusaktivierung (z. B. sportliche Betätigung, Wechsel vom Liegen zum Stand, Kälteexposition etc.) eine Steigerung der Lipolyse und eine vasokonstriktive Reaktion bewirken (49, 61, 85, 108, 134). Katecholamine wirken im Fettgewebe dabei sowohl auf β- als auch auf α-Rezeptoren (49).

Prinzipiell ergeben sich also folgende mögliche Störungen:

- verminderte/erhöhte Rezeptorenzahl oder Rezeptordefekte;
- intrazelluläre Postrezeptordefekte (Enzymsystem);
- gesteigerte oder verminderte Konzentration eines Effektors und/oder eines Antagonisten.

Die Verteilung der α-2-Rezeptoren, welche die Hemmung der Lipolyse vermitteln, zeigt deutliche regionale Unterschiede. So finden sich z. B. in der Subkutis des Oberschenkels wesentlich mehr α-2-Rezeptoren als im Fettgewebe des Abdominalbereiches (89, 109). In-vitro-Untersuchungen zeigten auch, dass nach Gabe von Adrenalin die Lipolyse im Subkutangewebe des Oberschenkels geringer ausfiel (109). Es liegt also bereits physiologischerweise eine gewisse Resistenz der Oberschenkeladipozyten gegenüber einem lipolytischen Reiz vor. Eine ausgeprägtere Fehlverteilung oder auch qualitative Veränderungen der Rezeptoren bei Lipödembetroffenen könnten so die »Lipophilie« der unteren Körperabschnitte erklären. Diesbezügliche Untersuchungen liegen zwar bislang noch nicht vor, aber tatsächlich verlieren Lipödembetroffene unter Diät kaum Fett an den Beinen, wohl aber an der oberen Körperhälfte (das lipödemspezifische »fat pattern« bleibt also nicht nur erhalten, es verstärkt sich).

Eine Verminderung der Rezeptorenzahl konnte im Tierexperiment durch chronischen Alkoholabusus künstlich erzeugt werden. Es kam dabei zu einer deutlichen Abnahme der Zahl peripherer β-Rezeptoren und somit zur Abschwächung der Lipolyse; dieser Zusammenhang wird auch beim Madelung-Syndrom vermutet.

Die praktische Konsequenz dieser Überlegungen wäre u. a. auch der Verzicht auf eine Hypertonustherapie mit β-Blockern bei Lipödembetroffenen (s. a. Kapitel 7.), da diese die lipolytische Wirkung einer Sympathikusaktivierung dämpfen könnten (109, 121). Andererseits muss ein arterieller Hypertonus aber nicht nur wegen der kardialen Risiken behandelt werden – er verschlechtert auch den VAR (9).

Obwohl diese Zusammenhänge zunächst logisch erscheinen, bleibt ein Widerspruch: Einerseits soll sich als Folge der Schmerzen und der Überreizung von Dehnungsrezeptoren der Venenwände eine überhöhte Sympathikusaktivität einstellen – und andererseits dadurch der Fettabbau gehemmt werden?

Eine mögliche Erklärung bieten die Ergebnisse von Fredholm und Rosell (49), die mittels elektrischer Stimulation sympathischer Nervenfasern die Lipolyse im Fettgewebe von Hasen steigern konnten. Auffallend war dabei jedoch, dass es bei höheren Stimulationsfrequenzen (mehr als 5 Hz; die normale Entladungsrate sympathischer Neurone liegt zwischen 1–3 Hz [70]) zu einer Abnahme der lipolytischen Aktivität kam.

Der scheinbare Widerspruch könnte somit ähnlich wie bereits bei den vaskulären Regulationsstörungen aufgelöst werden: lokal dauerhaft erhöhte Katecholaminspiegel, als Folge der gesteigerten Entladungsrate sympathischer Nervenfasern[10], führen beim Lipödem zu einer tachyphylaktischen Reaktion und/oder einer sog. down-regulation der Rezeptorenzahl. In beiden Fällen wäre eine geminderte Lipolyse die Folge. Tatsächlich wurden entsprechende Zusammenhänge auch für das menschliche Fettgewebe beschrieben (121). Erwähnt seien in diesem Zusammenhang auch Bollers Angaben (23), wonach wiederholte Novocaininjektionen (bis zu zwanzigmal) in das veränderte Fettgewebe nicht nur eine lokale Schmerzlinderung, sondern auch eine lokale Verminderung des vermehrten Fettgewebes bewirkt hatten.

Im Prinzip könnte also eine sympathische Dysregulation nicht nur die gestörte Gefäßregulation, sondern auch den gehemmten Fettabbau erklären helfen – und andersherum auch die positiven Auswirkungen der Physiotherapie beim Lipödem.

Veränderungen des Lymphgefäßsystems

Es finden sich beim Lipödem aber auch Auffälligkeiten am Lymphgefäßsystem.

Der Anstieg der lymphpflichtigen Wasserlast und die damit verbundene Erhöhung des interstitiellen Druckes sind normalerweise der adäquate Reiz für eine vermehrte Aufnahme lymphpflichtiger Lasten in die initialen Lymphgefäße und letztlich einer Zunahme des Lymphzeitvolumens. Beim Lipödem wird aber anscheinend der für die Lymphbildung benötigte Gewebedruck erst dann erreicht, wenn sich bereits deutlich mehr Flüssigkeit als beim Gesunden im Gewebe angesammelt hat – also erst dann, wenn ein sichtbares Ödem vorliegt.

Erwähnenswert in diesem Zusammenhang sind die Beobachtungen von Partsch und Stöberl (127), die bei Lipödembetroffenen mittels der indirekten Lymphographie pathologisch veränderte *»pfützenartig aufgeweitete Kontrastmitteldepots«* fanden, die sie als *»flammenzungenartig und gefiedert«* beschrieben und als pathologisch strukturiertes prälymphatisches Kanalsystem interpretierten[11]. Das Gewebe setzte nach Angabe der Autoren der Infusion des Kontrastmittels dabei nur geringen Widerstand entgegen; die Infusionsdauer betrug nur die Hälfte der üblichen Zeitdauer. Diese Beobachtung unterstützt die oben aufgeführten Überlegungen bezüglich der Gewebeelastizität und bestätigt die Ergebnisse von Jagtman (74–75).

Auch frühere Autoren machten solche *»Veränderungen des Gewebedruckes – z. B. das Nachlassen der Bindegewebsspannung im Alter und bei Abmagerung«* (Rößle: zit. in 57; S. 98) und den *»damit verbundenen Ausfall der Funktion des elastischen Gewebes sowie die daraus resultierende Störung der Regulierung der Lymphzirkulation«* für das Entstehen lipomatöser Veränderungen verantwortlich (Aievoli und Morgagni: zit. in 57; S. 99)[12].

Im Bereich der Lymphkapillaren ergaben mikrofluoreszenzlymphographische Untersuchungen Hinweise auf pathologisch veränderte initiale Lymphgefäße (s. Abschnitt 3.4), was auf eine gestörte Lymphbildung auch aus diesem Grunde schließen lässt.

Mit Hilfe der direkten öligen Lymphographie sowie der indirekten Lymphographie (127, 132) konnte ein abnormer korkenzieher- respektive girlandenartig gewundener Verlauf größerer Lymphkollektoren in den lipödematösen Beinen nachgewiesen werden. Möglicherweise ist dies eine Folge der Verdrängung der ansonsten geradlinig verlaufenden Kollektoren durch die vermehrten Fettmassen. Auffallend war ferner ein etwas geringeres Lumen der Kollektoren (141). Die funktionelle Bedeutung dieser Beobachtungen ist letztlich noch unklar, wenngleich man sich gut eine daraus entstehende Lymphabflussstörung vorstellen könnte.

Einige Arbeitsgruppen beschrieben tatsächlich auch einen verzögerten Lymphabfluss[13] – wenngleich nicht in dem Maß wie beim Lymphödem[14] (20, 132, 141). Die diesbezüglichen Ergebnisse sind jedoch sehr widersprüchlich[15] (25) und lassen sich vermutlich, wie von Brauer im Abschnitt 3.2 dargestellt, durch die fehlende Korrelation von Alter und lymphszintigrafisch gemessenem Abfluss erklären. Auch andere Autoren beschrieben nämlich bereits eine beschleunigte Abnahme der lymphatischen Transportkapazität bei Lipödembetroffenen (45, 132). Möglicherweise ist diese vorzeitige Alterung eine Folge der andauernden Überlastung der Kollektoren bei stark erhöhten lymphpflichtigen Lasten. Wie in Abschnitt 1.3 dargestellt, kann es bei einer Dauerüberlastung der Lymphgefäße zu einer Erweiterung der Klappenringe und somit zu einer Klappeninsuffizienz kommen. Im weiteren Verlauf führt eine überdruckbedingte Durchtränkung der Lymphgefäßwand zur Lymphangiosklerose und einer perilymphvaskulären Fibrose.

Lipo-Lymphödem

Bei Kenntnis dieser Zusammenhänge verwundert es nicht, wenn sich zum Lipödem der Beine im Alter oft ein Lymphödem hinzugesellt; man spricht in diesem Falle von einem Lipo-Lymphödem. Es kommt dann auch zur Mitbeteiligung des Vorfußes mit positivem Stemmer-Zeichen und der Gesamtbefund verschlechtert sich meist drastisch. Insbesondere das gleichzeitige Vorliegen einer zusätzlichen allgemeinen Adipositas begünstigt das Entstehen dieser kombinierten Erkrankung (43, 114, 143), während bei Normalgewichtigen das Lipödem meist lange Jahre unverändert besteht (45, 114).

Welche Insuffizienzform des Lymphgefäßsystems findet sich beim Lipödem?

Bei Lipödembetroffenen sind die lymphpflichtigen Lasten erhöht. Unklar ist aber, ob zudem die Transportkapazität des Lymphgefäßsystems vermindert ist und somit bei Orthostase eine Sicherheitsventilinsuffizienz des Lymphgefäßsystems vorliegt. Dies scheint auf den ersten Blick den bereits erwähnten lymphszintigrafischen Befunden zu widersprechen, wonach beim Lipödem (zumeist) ein erhöhter Abstrom gemessen wurde (26) (s. a. Abschnitt 3.2).

Wie aber bereits im Abschnitt 1.3. dargelegt, ist eine sog. Sicherheitsventilinsuffizienz keineswegs »nur« die Kombination aus mechanischer und dynamischer Insuffizienz. Man sollte vielmehr verschiedene Schweregrade einer Sicherheitsventilinsuffizienz unterscheiden (45).

Die Lymphgefäße sind beim Lipödem, anders als beim Lymphödem mit seiner mechanischen Insuffizienz[16], sicher nicht so stark geschädigt, dass eine Sicherheitsventilfunktion überhaupt nicht mehr möglich wäre.

Wie aber im Abschnitt 1.3 dargelegt, verhalten sich Lymphangione ähnlich wie unser Herz (Frank-Starling-Mechanismus): Ein Anstieg der lymphpflichtigen Lasten führt nicht unbegrenzt zum parallelen Anstieg des Lymphzeitvolumens. Nach dem Erreichen einer gewissen Höhe des transmuralen Druckes sinkt die lymphatische Transportkapazität. Somit erklärt sich sehr einfach die Entstehung eines Ödems trotz eines lymphszintigrafisch gemessenen erhöhten Lymphabflusses[17].

Die Bedeutung der Kompressionstherapie beim Lipödem wird dadurch offensichtlich. Da es unter Kompression zur Abnahme der lymphpflichtigen Lasten und somit auch zur Minderung des transmuralen Druckes kommt, verbessert sich die Arbeitsleistung der Lymphangione wieder. Auf die Therapie von Herzerkrankungen übertragen, entspricht die Kompression beim Lipödem also des Gabe eines »Vorlastsenkers«.

Folgen des Fettgewebsödems

Jedes Ödem führt zu einer verschlechterten Nährstoff- und Sauerstoffversorgung der Gewebe. Eine Hypoxidose wiederum scheint undifferenzierte Mesenchymzellen zur Umwandlung in Lipoblasten zu zwingen (37, 109) – fördert also eine abnorme Lipoblastogenese (wenngleich dieser Aspekt noch nicht vollständig geklärt ist[18]; s. Kapitel 2.1.1)[19].

Da es im Fettläppchen keine Lymphgefäße gibt, der interstitielle Raum zwischen den Adipozyten also als prälymphatisches Kanalsystem gedeutet werden muss (Kubik in 45), begünstigen ein eiweißreiches Ödem und die damit einhergehende Hypoxidose eine Gewebsneubildung im Sinne eines Granulationsgewebes und eine progrediente Fibrosklerose (45, 109, 112). Die Gefäße in diesem Gebiet weisen eine erhöhte Eiweißpermeabilität auf. Wassermann (136; S. 277) betonte aufgrund seiner Untersuchungen, dass eine *»Neubildung von Fettlagern nicht möglich sein kann, wenn nicht die uns bekannten Reaktionen am Gefäßmesenchymapparat die Grundlage dafür schaffen; ... nicht die vermehrte Fettspeicherung löst also ein Gefäßwachstum aus, sondern letzteres schafft erst die Möglichkeit der Fettspeicherung«*.

Fibrosklerotische Veränderungen beeinträchtigen aber auch Lymphbildung und -angiomotorik (45); der Kreis schließt sich also auch hier. In der Tat finden sich beim Lipödem im Krankheitsverlauf zunehmend fibrosklerotische Veränderungen (39, 109), deren tast- und sichtbares Korrelat die bereits beschriebenen, zunehmend verhärtenden kugeligen Strukturen im Fettgewebe sowie die Verziehungen der Hautoberfläche sind (109).

Möglicherweise führt also ein eiweißreiches Ödem in den Fettorganen zur Gewebs- und Gefäßneubildung, und schafft damit die Voraussetzungen für ein hyperplastisches Fettwachstum von Adipozyten (wobei die Adipozyten des neuen Fettgewebes zum Teil auch aus bis dahin undifferenzierten Mesenchymzellen entstehen könnten; 136, 137).

Dies wäre auch eine Erklärung für die beim Lymphödem beobachtete Fettphanerose und lipomatöse Umwandlung des Gewebes (43, 45).

Im Fettgewebe von Lipödem- und Cellulitis-Patientinnen fand sich teilweise auch eine erhöhte Zahl von Mastzellen (37–38, 72, 109). Die Degranulation dieser Zellen wird durch ein lokales Ödem begünstigt und führt zu einer lokalen Entzündungsreaktion mit Zerstörung von Kollagenfasern der interstitiellen Matrix. Dies bewirkt möglicherweise eine weitere Abnahme des Gewebedruckes sowie eine Zunahme der Eiweißpermeabilität der Blutkapillaren – beides ödembegünstigende Faktoren.

Diese Überlegungen erklären aber nicht nur die Entwicklung der klinischen Befunde beim Lipödem, sondern auch die massive Verschlechterung des Zustandes, die beim Lipödem dann eintritt, wenn sich die Lymphabflussstörungen deutlich verschlechtern (mechanische Insuffizienz) und ein Lipo-Lymphödem entsteht.

Lokales Lymphödem in Fettlappen

Diese pathophysiologischen Zusammenhänge manifestieren sich besonders deutlich in den beim fortgeschrittenen Lipödem oft zu beobachtenden, großen herabhängenden Haut- bzw. Fettlappen. Münster (91; S. 230–231) berichtet von einer Patientin, bei der ein großer herunterhängender Fettlappen operativ entfernt wurde. Die histologische Untersuchung zeigte *»fibrotische Veränderungen und die interstitiellen Lücken erweitert, die Lymphwege klaffend«*. Er nahm an, dass *»durch das Herabhängen des Gewebes, bedingt durch die Gewichtszunahme des Unterhautfettgewebes, Stauungsvorgänge im Gewebe entstanden sind, die durch die Zirkulationsstörung im Lymphgefäßsystem bedingt waren«*. In der Folge sei dann ein lokales Lymphödem entstanden *»und dieser Zustand hat dann infolge Überernährung des Bindegewebes Wucherung desselben hervorgerufen im Sinne einer Organisation des Ödems, das durch eine rein mechanisch bedingte Abflußstauung verursacht war«*.

Auch Weinberger (140) und Thimm (131) äußerten die Vermutung, dass *»mechanische Zirkulationsstörungen als Folge der häufig zu beobachtenden überhängenden Fettlappen und -wülste«* entstehen (Zitat Weinberger). Die daraus resultierende ödematöse Infiltration ist nach Potain (zitiert in 129) ein Reiz *»zur Fett- und Fettzellanhäufung«*.

Eine solche Zunahme des Gewebewassers müsste wiederum über den Abfall der Sauerstoffkonzentration und die Akkumulation vasodilatierender Metaboliten eine weitere Verschlechterung des VAR bewirken (34); es entsteht ein »kutanes Mikropooling« (12) – und in diesem »gepoolten« Blut steigt die CO_2-Konzentration noch weiter. Der verlangsamte Blutfluss im vermehrten Fettgewebe bewirkt aber auch einen Anstieg der Blutviskosität und begünstigt somit ebenfalls die Entstehung einer lokalen Azidose.

Den Fettpolstern der medialen Knieregion kommt dabei vermutlich eine besondere Bedeutung zu, da sich dort eine physiologische Engstelle des Lymphabflusses der unteren Extremitäten befindet (99), von Brunner (27) als *»Flaschenhals«* des ventro-medialen Lymphgefäßbündels bezeichnet. Die mechanische Kompression der Blut- und

Lymphgefäße durch die herabhängenden Lappen könnte dann auch zu einer Lymphostase der Gelenkkapsel und der Bandstrukturen führen (7, 45, 67, 133) und das Entstehen sekundärer Gelenksveränderungen begünstigen (143). Daraus resultierende Gangstörungen und begleitende Schmerzen führen zu einer weiteren Herabsetzung des veno-lymphatischen Transportes. In der Tat beobachtet man bei vielen Lipödembetroffenen Knieschmerzen und die Ausbildung eines Genu valgum (siehe hierzu auch Abschnitt 5.2.2).

Nach Ryan (109) kann der in einem solchen herabhängenden Fettlappen entstehende Distorsions- bzw. Distensionsstress auch zu einer Dysbalance der Kollagenab- und -anlagerung führen. Diese Kräfte scheinen aber auch zu einer Steigerung der Proteolyse und Verminderung der Kollagen- bzw. Zytoskelettproduktion zu führen. Schwerkraftbedingte Formveränderungen der Adipozyten begünstigen ebenfalls eine lokale Proteolyse[20] (109, 122). Der aus diesen Vorgängen resultierende progrediente Zellkontaktverlust hat aber auch eine Zunahme der lokalen Compliance zur Folge und begünstigt somit die ödematöse Durchtränkung des Fettgewebes.

Hormone und Fettgewebe

Zwar ist, wie bereits besprochen, das sog. Orangenhautphänomen ein weibliches Spezifikum ohne Krankheitswert; das Verhältnis der Geschlechtshormone spielt eine wesentliche Rolle für die geschlechtsspezifische Fettverteilung und die Struktur der Subkutis[21]. Erhalten Männer im Rahmen einer Malignombehandlung weibliche Geschlechtshormone oder werden die männlichen Hormone blockiert (94), kommt es – wie beim weiblichen Geschlecht – zu einer Fettvermehrung in der Gesäß-Hüft-Region und auch die Struktur der Subkutis ähnelt dann mehr und mehr der weiblichen.

Androgene werden zum Großteil im Hoden des Mannes gebildet. Ein kleiner Anteil entstammt den Nebennieren; bei Frauen werden sie auch im Ovar gebildet. Die tägliche Produktion der Frau beträgt nur etwa ein Zehntel der des Mannes (47). Testosteron ist zu etwa 98–99 % an ein Transportprotein gebunden (SHBG = Sexualhormon-bindendes Globulin). Biologisch wirksam ist nur der freie, also nicht SHBG-gebundene Anteil des Geschlechtshormons. Hätten Lipödembetroffene im erkrankten Gebiet nun zu wenig Androgenrezeptoren respektive lägen Defekte am Rezeptor oder ein zu hoher SHBG-Spiegel[22] vor, würde dies die spezifische Fettverteilung und -struktur (Matratzenphänomen) erklären können.

Beim Vorliegen eines sog. Matratzenphänomens sind aber anscheinend progrediente pathologische Veränderungen als Folge der aufgeführten Zusammenhänge gleichsam programmiert. Die subkutanen Mikronoduli im ersten Stadium des Lipödems können dann zu Makronoduli verschmelzen. Der Sichtbefund zeigt dann immer tiefere Einziehungen der Haut (Matratzenphänomen) als Folge der Retraktion sklerotischer Bindegewebsbündel (109) sowie der ödembedingten Verzerrung der Bindegewebszüge (Binazzi und Papini, zit. in 109; S. 116).

Die immer gröber werdenden Hautverziehungen sowie die vermehrte Protrusio der Fettkammern bedingen Mikrozirkulationsstörungen, die sich bei Orthostase dann noch verstärken. Das Gewebe wird schließlich zunehmend druckempfindlich – sogar Spontanschmerzen können jetzt auftreten (351, 352).

Hormone und Ödeme

Hormonelle Einflüsse könnten auch bezüglich der oft von den Patientinnen beschriebenen Gewichtsschwankungen eine Rolle zu spielen. Keates und Fitzgerald (78) maßen die Volumenänderungen der Beine bei Frauen während des Menstruationszyklus.

Der Großteil der Probandinnen zeigte dabei einen zweigipfeligen Verlauf mit je einem Volumenanstieg zum Zeitpunkt des Eisprunges (ca. + 60 ml), einem zwischenzeitlichen Abfall in der Zyklusmitte (– 40 ml) sowie eine erneute Zunahme am Ende des Zyklus (ca. + 20 ml); der höchste Schwellungszustand wird meist 1–2 Tage vor dem Eintreten der Regelblutung erreicht (58, 147). Mit deren Eintreten verschwand der Volumenanstieg. Man weiß, dass diese Flüssigkeitseinlagerungen unter anderem auch auf eine erhöhte Permeabilität der Blutkapillaren während der entsprechenden Zyklusphase zurückzuführen sind (58, 78, 105). Hassan und Tooke (59) fanden weiterhin eine Verschlechterung des VAR im Zyklusverlauf. Während in der ersten Zyklushälfte bei Orthostase eine Flussminderung von etwa 78 % beobachtet wurde, kam es in der zweiten nur noch zu einer Abnahme von 49 %. Die Autoren sehen darin eine Erklärung für das Auftreten von Ödemen beim prämenstruellen Syndrom respektive zyklisch-idiopathischen Ödemsyndrom.

Das Lipödem kommt nahezu ausschließlich bei Frauen vor (nur sehr selten auch bei Männern mit massiven hormonellen Störungen); in einem Teil der Fälle gesellt sich ein zyklisch-idiopathisches Ödemsyndrom als zusätzliche Erkrankung hinzu (42, 43, 45). Diese Zusammenhänge lassen selbstverständlich auch an hormonelle Störungen als Ursache der Veränderungen denken.

Etwa 90 % der Patientinnen wiesen nach E. Földi leichte hormonelle Dysbalancen mit Störungen der hypophyseal-ovariellen, der hypophyseal-thyreoidalen oder beider hormonellen Regelkreise auf (42). Allgemeine therapeutische Konsequenzen und Erfolge oder pathophysiologische Zusammenhänge haben sich daraus jedoch bislang nicht ergeben.

Beim primären Lymphödem der Frau vermutet man einen Kausalzusammenhang zwischen der Erstmanifestation und dem Zeitpunkt der Menarche. Die Überlegung dabei ist, dass in der zweiten Zyklushälfte der Kapillarfiltrationskoeffizient hormonbedingt zunimmt. Beim Vorliegen einer Lymphangiopathie mit zuvor noch suffizientem Lymphgefäßsystem soll der periodische Anstieg lymphpflichtiger Lasten schließlich zur Dekompensation und zum Auftreten eines Lymphödems führen (45). Tatsächlich tritt ein solches Lymphödem auffallend oft etwa 2–3 Jahre nach der Menarche erstmals auf (27). Auch Lipödembetroffene berichten meist von einem Beginn der Beschwerden mit der Pubertät, epidemiologische Studien hierzu liegen aber derzeit noch nicht vor.

Jedenfalls ist es offensichtlich, dass eine Beurteilung der Untersuchungsbefunde beim Lipödem nur nach gründlicher Anamnese möglich ist.

Stoffwechsel und Lipödem

Stallworth und Mitarbeiter (123) beschreiben auch leicht erhöhte Plasmalipidwerte. Da jedoch keinerlei Angaben zur Altersverteilung der Kontroll- und Patientinnengruppe gemacht werden, ist diese Aussage nur von begrenztem Nutzen (117). Bei unseren Patientinnen fanden wir diesbezüglich keine Auffälligkeiten. Im bioptisch entfernten Subkutangewebe fand die Arbeitsgruppe von Stallworth zudem eine leicht veränderte Fettzusammensetzung: Triglyceride zeigten einen erhöhten Gehalt ungesättigter Fettsäuren – für den die Autoren allerdings keine Erklärung anbieten; zudem widersprechen diese Befunde denen von Curri (46).

Beim Morbus Dercum, der überwiegend Frauen betrifft, fielen erhöhte Insulinspiegel und eine Insulinresistenz im Fettgewebe auf. Björntop beschrieb bei Adipösen eine positive Korrelation zwischen Plasmainsulinspiegel und Größe der Fettzellen; bei Lipödembetroffenen stehen diesbezügliche Untersuchungen noch aus. Ähnliche Mechanismen auch beim Lipödem vorausgesetzt, würde ein Diabetes mellitus einerseits eine Zunahme der Adipozytengröße und der Fettspeicherung verursachen und andererseits eine Abnahme der relativen Kapillardichte bzw. des Stromzeitvolumens (bezogen auf die Zellvolumina).

Alter und Lipödem

Abschließend müssen auch noch altersspezifische Veränderungen, die eine Verschlechterung des Lipödemsyndroms begünstigen, angesprochen werden.

Mit zunehmendem Alter kommt es meist zu einer allgemeinen Gewichtszunahme. Földi und Tischendorf (43) betonen, dass eine sich bei Lipödempatientinnen entwickelnde zusätzliche allgemeine Adipositas ein Hauptrisikofaktor für die Entstehung eines Lipo-Lymphödems sei[23]. Einhergehend mit einer solchen Gewichtszunahme entwickelt sich dann nicht selten ein begleitender Diabetes mellitus mit einem relativen Insulinmangel bei absoluter Hyperinsulinämie (47). Insulin beeinflusst ebenfalls den Fettstoffwechsel und scheint sogar ein Hauptfaktor der Steuerung zu sein (47, 109): es hemmt sehr rasch die Lipolyse und stimuliert Fettaufbau (Lipogenese) und Wachstum des Fettgewebes (47, 61, 109).

In den Beinen finden sich im Alter auch zunehmend Gefäße mit verdickter Wand und damit verminderter Reagibilität und Vasomotionsamplitude (125). Damit reduziert sich auch ein die Lymphbildung fördernder Mechanismus (45) (sowie möglicherweise auch die Effizienz des VAR). Weiterhin kommt es im Alter stets zu einer Abnahme der lymphatischen Transportkapazität (45). Lymphszintigraphische Untersuchungen zeigten, dass dies bei Lipödembetroffenen früher als bei Gesunden geschieht (45; s. auch Kapitel 3.2).

Generell verschlechtert sich bereits ab dem 30. Lebensjahr die Gefäßversorgung der Subkutis und ab dem 50. Lebensjahr ist eine kontinuierliche Erweiterung und zahlenmäßige Abnahme der Gefäße zu beobachten (95). Aber auch die elastische Spannung der Haut vermindert sich im Alter und es kommt zum zunehmenden Schwund der von der Kutis in die Subkutis ausstrahlenden kollagenen Septen (22). Da aber die Kutis insgesamt im Alter schmäler wird (95), bewirkt dies eine Zunahme der Protrusio cutis und somit der Mikrozirkulationsstörungen.

Die therapeutischen Konsequenzen sind eindeutig: ein Lipödem muss so früh wie möglich behandelt werden – und stets auch eine begleitende Adipositas.

---

[1] *»Elasticität ist definiert als diejenige Eigenschaft eines Körpers, auf Grund derer er befähigt ist, äusseren Kräften, die seinen natürlichen Zustand verändern, innere Kräfte entgegen zu setzen, die die Wiederherstellung des natürlichen Zustandes oder wenigstens eine Annäherung an ihn erstreben.«* (110; S. 370).

[2] Di Girolamo et al. sprechen in diesem Zusammenhang von einer »functional hypothermia« des Fettgewebes (53).

[3] In diesem Zusammenhang müssen aber auch einige (scheinbar) widersprüchliche Ergebnisse bei Patienten mit chronischer Veneninsuffizienz geklärt werden. Belcaro (9–12) beschreibt einen verminderten, Creutzig (35) und Leu (84) dagegen einen normalen VAR. Die Arbeitsgruppe von Belcaro ließ ihre Patienten bei den Messungen stehen, bei Creutzig dagegen wurden die Beine beim liegenden Patienten lediglich abgesenkt und bei Leu die Patienten sogar nur auf der Untersuchungsliege aufgesetzt, die Beine wurden also nicht einmal abgesenkt. Die Erklärung für die widersprüchlichen Studienergebnisse liefert vermutlich die Betrachtung der unterschiedlichen Beinvenendrücke beim Liegen, Sitzen und Stehen. Im Bereich des oberen Sprunggelenks misst man in der Vena saphena magna im Liegen einen durchschnittlichen Druck von etwa 12 mmHg, im Sitzen von 56 mmHg und im Stehen von 87 mmHg (101). Es dauert dabei übrigens etwa 60 Sekunden, bis nach dem Wechsel von der Horizontalen in die Vertikale der Enddruck erreicht wird (101) (was in etwa dem Zeitraum entspricht, nach welchem in unseren Versuchen die gesunden Probandinnen einen stabilen Ruhefluss erreichten). Wie bereits erläutert, kann aber erst bei höheren venösen Drücken der »echte« VAR ausgelöst werden; bei niedrigeren Drücken dominiert dagegen die schwächere myogene Gefäßwandreaktion (Bayliss-Effekt) (3, 9, 12, 65, 109). Für weiterführende Untersuchungen sollte wegen der größeren Praxisrelevanz deshalb stets der VAR bei echter orthostatischer Belastung beurteilt werden.

[4] Tatsächlich gibt es, wie man heute weiß, afferente vegetative Fasern im Subkutangewebe – das sympathische Nervensystem ist also keineswegs rein efferent; s. a. Abschnitt 6.3.3 (41, 54, 72, 109).

[5] Lidocain verhindert die Auslösung respektive Ausbreitung eines Aktionspotentials durch Hemmung spannungsabhängiger Natriumkanäle; es kommt weiterhin zu einer leichten Beschleunigung der Repolarisation (47). Zwar ließe sich somit eine Schmerzlinderung erklären – nicht jedoch die Verbesserung des VAR, da eine solche Hemmung den Verlust des Vasokonstriktoren-Tonus zur Folge haben müsste. Auch erklären diese Überlegungen letztlich nicht die lang anhaltende Schmerzlinderung nach einmaliger Infusion von Lidocain (Halbwertszeit ca. 120 Minuten; 47). Zudem erreicht man mit 200 mg Lidocain systemisch gegeben wohl kaum eine Blockade peripherer Nerven. Hierbei gilt es jedoch zu bedenken, dass Lidocain seine volle Wirkung nur entwickelt, wenn es nicht von seiner

Bindungsstelle dissoziieren kann; eine Hypoxidose beispielsweise schafft ein solches Milieu (47). Infolgedessen könnte natürlich eine besondere Wirksamkeit im ödematösen Gebiet des schmerzhaften Fettgewebes erzielt werden.

[6]Atkinson (6) infundierte 200 mg Lidocain in 60 ml Glucose-5 %-Lösung über 30 Minuten. Eine Schmerzlinderung begann nach 15 Minuten; mit Beendigung der Infusion war die Patientin für 12 Monate schmerzfrei. Eine Kontrollinfusion mit Placebo zeigte dagegen keinerlei Wirkung! Auch wir versuchten bei einigen Patientinnen die Schmerzsituation durch solche Lidocain-Infusionen günstig zu beeinflussen. Allenfalls in 50–60 % der Fälle konnten wir eine Zustandsverbesserung erzielen – und in keinem Fall so lange anhaltend wie von Atkinson beschrieben.

[7]Die orale Gabe von Mexitil (ebenfalls ein Klasse-IB-Antiarrhythmikum) erbrachte ebenfalls eine deutliche Schmerzlinderung; die Auswirkungen auf den VAR wurden hierbei nicht untersucht.

[8]Auch in der Schmerztherapie wird bei therapieresistenten Schmerzen verschiedener Genese gelegentlich der Versuch einer Behandlung mit Lidocain-Infusionen (in ähnlicher Dosierung wie oben angegeben) durchgeführt. Persönliche Mitteilung: Palutke, I., Leiter der Schmerzambulanz des Klinikums der Stadt Gera, Thüringen.

[9]E. Földi vertritt die Auffassung, dass man aber – bei entsprechend langer Beobachtungszeit – fast immer die »Umwandlung« vom nicht schmerzhaften zum schmerzhaften Lipödem feststellen kann (persönliche Mitteilung).

[10]Zudem – wie bereits ausgeführt – bedingt eine Zunahme der sympathischen Aktionspotentiale auch eine Steigerung der Kapillarpermeabilität für Eiweiß – ein daraus möglicherweise entstehendes Ödem begünstigt dann wieder die Fettvermehrung (108; S. 1089).

[11]Interessanterweise spiegeln die Kontrastmittelablagerungen die typische Struktur des weiblichen Subkutangewebes mit den großen, stehenden Fettkammern wider (s. Kapitel 1). Beim Lipödem sind diese Kammern deutlich vergrößert.

[12]Unna (zit. in 57; S. 96) beobachtete *»eine Stauung fetthaltiger Lymphe in vermehrtem Fettgewebe ..... eventuell als Folge einer Obliteration von Lymphgefäßen und Venen«*. Seine Überlegungen sind auch deshalb von Interesse, da die Rolle des Lymphgefäßsystems bei der Aufnahme von Fett außerhalb des Darmes noch nicht ausreichend untersucht wurde. Sollte das Lymphgefäßsystem tatsächlich auch an einem extraenteralen Fetttransport beteiligt sein, käme es somit bei gestörtem Lymphabtransport nicht nur zu einem die Fettvermehrung begünstigenden eiweißreichen Ödem (33, 45, 57, 109), sondern zusätzlich auch zur Anhäufung von »Fett« im Gewebe – und dies ist ebenfalls ein die Fettvermehrung fördernder Faktor (109).

[13]Auch Jansen (zit. in 57; S. 96) vermutete als Ursache lokaler Fettgewebsvermehrung eine *»Atonie der Lymphgefäße«*.

[14]Interessanterweise zeigt sich trotz des typischen symmetrischen Sicht- und Tastbefundes gelegentlich eine Asymmetrie des Lymphabflusses (2).

[15]Auch wenn einige Arbeitsgruppen lymphszintigraphisch einen normalen oder gar einen erhöhten Lymphabstrom beschreiben, bleibt letztlich trotz solcher Untersuchungen unklar, ob die Transportkapazität nicht doch reduziert ist – da es bislang keine Möglichkeit zur exakten Bestimmung dieser Größe gibt.

[16]Nach Cornely (Journal f. Lymphologie, 1/2001, 32-33) ist *»die Druckschmerzhaftigkeit beim Lipödem*

offensichtlicher Ausdruck eines lymphostatischen Ödems«. Somit läge nach seiner Auffassung beim Lipödem eine mechanische Insuffizienz vor. Doch er widerspricht sich dann im selben Artikel gleich selbst, da er andererseits von einer *»deutlich höheren Transportkapazität für Lymphe in der indirekten Lymphszintigraphie«* beim Lipödem spricht. Um solche Verwirrungen zu vermeiden, sollte man sich an die international gebräuchlichen Definitionen der lymphatischen Insuffizienzformen halten.

[17]Eine vergleichbare Situation findet sich auch bei der chronischen Veneninsuffzienz: Die Tatsache einer erhöhten lymphszintigraphisch gemessenen Lymphströmungsgeschwindigkeit bedeutet nicht, dass das Lymphgefäßsystem intakt ist, da einerseits eine erhöhte Abflussgeschwindigkeit nichts über das eigentlich interessante Lymphzeitvolumen aussagt und andererseits das Verhältnis von Last zu Transportkapazität nicht bekannt ist!

[18]Eine Hypoxidose führt wahrscheinlich auch zur vermehrten anaeroben Energiegewinnung und zu einem Anstieg der lokalen Laktatkonzentration. Wie bereits erwähnt, führt dies aber im Fettgewebe – im Gegensatz zu anderen Geweben – nicht zur Vasodilatation und somit nicht zur Mehrdurchblutung.

[19]In diesem Zusammenhang sei an die beim Madelung-Syndrom beschriebene mitochondriale Dysfunktion erinnert (16, 40, 146), die – wegen der daraus resultierenden mangelhaften Energieversorgung (ATP) – eine Fettanhäufung begünstigen und die Mobilisation verschlechtern soll (40).

[20]Ryan und Curri untersuchten Gewebeproben aus »Hängebrüsten« von Frauen, die über Schmerzen und Spannungsgefühl in der Brust klagten; in der prämenstruellen Phase kam es zu einer Verschlechterung der Symptomatik. Histologisch fanden sich dann ganz ähnliche Veränderungen wie bei der sog. Cellulitis (109).

[21]Aber auch bezüglich vaskulärer Reaktionen scheint ein deutlicher Einfluss der Geschlechtshormone zu bestehen (51, 139).

[22]Letzters entspräche somit einem relativen Androgenmangel.

[23]Möglicherweise ist aber das Lipödem für sich alleine bereits eine lymphostasebegünstigende Erkrankung, soll doch beim unbehandelten Lipödem in durchschnittlich 17 Jahren ein Lipo-Lymphödem entstehen (45).

Referenzen

(1) Abu-Own A., Scurr J.H., Coleridge Smith P.D.: Effect of leg elevation on the skin microcirculation in chronic venous insufficiency. J. Vasc. Surg. 20 (1994) 705-710
(2) Abu-Own A., Shami S.K., Chitenden S.J., Farrah J., Scurr J.H., Smith P.D.: Microangiopathy of the skin and the effet of leg compression in patients with chronic venous insufficiency. J. Vasc. Surg. 19 (1994) 1074-1083
(3) Allen A.J., Wright D.H., McCollum C.N., Tooke J.E.: Impaired postural vasoconstriction: a contributory cause of oedema in patients with chronic venous insufficiency. Phlebol. 3 (1988) 163-168
(4) Allen E.V., Hines E.A.: Lipedema of the legs. Proc. Staff. Mayo Clin. 15 (1940) 184-187
(5) Arnold J.: Über Diapedesis: 1. und 2. Mitteilung. Virchows Arch. 58 (1873) 231-254
(6) Atkinson R.L.: Intravenous lidocaine for the treatment of intractable pain in adiposis dolorosa. Int. J. Obes. 6 (1982) 351-357
(7) Baum H.: Die Lymphgefäße des Kniegelenkes, des Tarsalgelenkes und der Zehengelenke des Menschen. Anat. Anz. 67 (1929) 301-318

(8) Bayliss W.M.: On the local reaction of the arterial wall to changes of internal pressure. J. Physiol. (London) 28 (1902) 220-231
(9) Belcaro G., Cesarone M.R., DeSanctis M.T., Incandela L., Laurora G.: Microcirculation in high perfusion microangiopathy. J. Cardiovasc. Surg. (Italy) 8 (1995) 393-398
(10) Belcaro G., Gaspari A., Legnini M., Napolitano M., Marelli C.: Evaluation of the effects of elastic compression in patients with venous hypertension by laser-doppler flowmetry. Acta Chir. Belg. 88 (1988) 163-167
(11) Belcaro G., Grigg M., Vasdekis S., Rulo A., Christopulos D., Nicolaides A.: Evaluation of the effects of elastic compression in patients with postphlebitic limbs by laser-doppler flowmetry. Phlébologie 41 (1988) 792-802
(12) Belcaro G., Grigg M., Rulo A., Nicolaides A.: Blood flow in the perimalleolar skin in relation to posture in patients with venous hypertension. Ann. Vasc. Surg. 1 (1989) 5-7
(13) Belcaro G., Laurora G., Cesarone M.R., De Sanctis M.T., Incandela L.: Microcirculatory effects of elastic stockings in diabetic microangiopathy: a 24-week study. J. Cardiovasc. Surg. (Italy) 34 (1993) 479-482
(14) Belcaro G., Nicolaides A.: The venoarteriolar response in diabetics. Vasa 10 (1991) 827-835
(15) Belcaro G, Nicolaides A., Volteas N., Leon M.: Skin flow, the venoarterial response and capillary filtration in diabetics. A 3-year follow-up. Angiology 6 (1992) 490-495
(16) Berkovic C., Andermann F., Shoubridge E.A., Carpenter S., Robitaille J., Andermann E.: Mitochondrial dysfunction in multiple symmetric lipomatosis. Ann. Neurol. 29 (1991) 566
(17) Bevan J.A.: Basaltone in resistance arteries: role of wall stretch, flow and receptor specialisation. In: »Vascular Neuroeffector Mechanisms«, Beven JA, Majewski H, Maxwell RA, Dstory DF (Eds.), IRL Press, Oxford-Washington DC, 1988, ICSU Symposium Series Vol. 10, 1-14
(18) Beznák A.B.L, Hasch Z.: Effect of sympathectomy on fatty deposit in connective tissue.
Q. J. Exp. Physiol. 27 (1937) 1-15
(19) Bilancini S., Lucchi M., Tucci S.: El lipedema: criterios clinicos y diagnosticos. Angiologia (Spain) 42 (1990) 133-137
(20) Bilancini S., Lucchi M., Tucci S., Eleuteri P.: Functional lymphatic alterations in patients suffering from lipedema. Angiology 46 (1995) 333-339
(21) Blumberg H., Wallin B.G.: Direct evidence of neurally mediated vasodilatation in hairy skin of the human foot. J. Physiol. 382 (1987) 105-121
(22) Bönninger M. : Die elastische Spannung der Haut und deren Beziehung zum Ödem. Zeitschrift für experimentelle Pathologie und Therapie 1 (1905) 163-183
(23) Boller: Die Novocainbehandlung des Morbus Dercum. Klin. Wochenschr. 50 (1934) 1787-1789
(24) Bollinger A., Fischer M., Leu A.J., Hoffmann U., Franzeck U.K.: Morphologische und dynamische Untersuchungen an der initialen Lymphstrombahn. In: »Lymphologica, Jahresband 1996«, Tiedjen K.U., Heimann K.D. (Hrsg.), Kagerer Kommunikation, Bonn, 1997, 1-4
(25) Bräutigam P., Földi E., Schaiper, I., Krause T., Vanscheidt, W., Moser E.: Analysis of lymphatic drainage in various forms of leg edema using two compartment lymphoscintigraphy. Lymphology 31 (1998) 43-45
(26) Brauer J.: Lipo-Lymphödem der Beine in Kombination mit hohem Lymphtransport – Fallbericht. LymphForsch 1 (1999) 23-24
(27) Brunner U.: Vaskuläre Erkrankungen bei Lipödem der Beine. Spezielle Symptome, allgemeine therapeutische Konsequenzen, gefäßchirurgische Gesichtspunkte. Schweiz. Med. Wochenschr. 112 (1982) 1130-1137
(28) Burnand K.G., Clemenson G., Morland M., Jarrett P.E.M., Browse N.L.: Venous lipodermatosclerosis: treatment by fibrinolytic enhancement and elastic compression. Br. Med . J. 280 (1980) 7-11
(29) Cervero F., Jänig W.: Visceral nociceptors: a new world order? T.I.N.S. 15 (1992) 374-378
(30) Cesarone M.R., Laurora G., De Sanctis M.T., Belcaro G.: Capillary filtration and ankle edema in patients with venous hypertension: effects of daflon. Angiology 1 (1993) 57-61

(31) Chal L.A.: Antidromic vasodilatation and neurogenic inflammation. Pharmac. Ther. 37 (1988) 275-300
(32) Cheatle T.R., Chittenden S.J., Coleridge Smith PD., Scurr J.H.: The effect on skin blood flow of short-term venous hypertension in normal subjects. Angiology 42 (1991) 114-122
(33) Clark E.R., Clark E.L.: Microscopic studies of new formation of fat in living adult rabbits. Am. J. Anat. 67 (1940) 255-281
(34) Cobbold A., Folkow B., Kiellmer I., Mellander S.: Nervous and local chemical control of precapillary sphincters in skeletal muscle as measured by changes in filtration coefficient. Acta Physiol. Scand. 57 (1963) 180-192
(35) Creutzig A., Caspary L., Alexander K.: Disturbances of skin microcirculation in patients with chronic arterial occlusive disease and venous incompetence. Vasa 17 (1988) 77-82
(36) Curri S.B.: »Ödem, Lymphödem und perivaskuläre Grundsubstanz«. Haug-Verlag, Heidelberg, 1988
(37) Curri S.B., Fernandez G.: Venous stasis and panniculopathy: a semilogic study. Angiologia 42 (1990) 127-132
(38) Curri S.B., Merlen J.F., Sarteel A.M.: Cellulitis, a conjunctive microvascular disease. Phlebol. 32 (1979) 279-282
(39) Curri S.B., Merlen J.F.: Anatomico-pathological causes of cellulite. J. Mal. Vasc. 9, Suppl A (1984) 53-54
(40) Enzi G.: Multiple symmetric lipomatosis: An updated clinical report. Medicine 63(1984) 56-64
(41) Fishman R.B., Dark J.: Sensory innervation of white adipose tissue. Am. J. Physiol. 22 (1987) R942-R944
(42) Földi E.: Das Lipödem des Mannes und das Launnois-Bensaudé-Syndrom. In: »Lymphologica, Jahresband 1996«, Tiedjen K.U., Heimann K.D. (Hrsg.). Kagerer Kommunikation, Bonn, 1997, 167-169
(43) Földi E., Földi M., Tischendorf F.: Adipositas, Lipödem und Lymphostase. Med. Welt 34 (7) (1983) 198-200
(44) Földi M.: Einige Probleme der Physiologie und Pathophysiologie der Austauschprozesse zwischen Blutkapillaren, Interstitium und initialen Lymphgefäßen. Cardiologisch-Angiologisches Bulletin 26 (1989) 48-53
(45) Földi M., Kubik S.: »Lehrbuch der Lymphologie«, G. Fischer, Stuttgart-Jena-New York, 4. Aufl., 1999
(46) Földi M., Tischendorf F.: »Lipödem und »Zellulitis««, Erdmann-Brenger, München, 1983
(47) Forth W., Henschler D., Rummel W., Starke K.: »Allgemeine und spezielle Pharmakologie und Toxikologie«, Spektrum Akad., Heidelberg-Berlin-Oxford, 1996, 7. Aufl.
(48) Franzeck U.K., Bollinger A.: Diagnostik von Mikrozirkulationsstörungen. Deutsches Ärzteblatt 30 (1993) B1505-B1509
(49) Fredholm B., Rosell S.: Effects of adrenergic blocking agents on lipid mobilization from canine subcutaneous adipose tissue after sympathetic nerve stimulation. J. Pharmacol. Exp. Ther. 159 (1968) 1-7
(50) Fredholm B.B.: The effect of lactate in canine subcutaneous tissue in situ. Acta Physiol. Scand. 81 (1971) 110-123
(51) Freedman R.R., Sabharwal S.C., Desai N.: Sex differences in peripheral vascular adrenergic receptors. Circ. Res. 61 (1987) 581-585
(52) Gaskell P., Burton A.C.: Local postural vasomotor reflexes arising from the limb veins. Circ. Res. 1 (1953) 27-39
(53) Di Girolamo M., Skinner N.S. Jr., Hanley H.G., Sachs R.G.: Relationship of adipose tissue blood flow to fat cell size and number. Am. J. Physiol. 220 (1971) 932-937
(54) Glynn C.J., Basedow R.W., Walsh J.A.: Pain relief following post-ganglionic sympathetic blokkade with i.v. Guanethidin. J. Anaesth. 53 (1981) 1297-1302
(55) Gniadecka M., Gniadecka R., Serup J.: The effect of leg oedema and compressive bandaging on postural vasoconstriction in humans. Arch. Dermatol. Res. 283 (1991) 485-486

(56) Goering D.: Über den Einfluß des Nervensystems auf das Fettgewebe. Z. Anat., 2. Abt. Z. f. Konstitlehre 8 (1922) 312-335
(57) Günther H.: Die Lipomatosis und ihre klinischen Formen. In: Arbeiten aus der medizinischen Klinik Leipzig, Heft 5, G. Fischer, Jena, 1920
(58) Hamilton T., Rankin M.E.: Changes in volume of the breast during the menstrual cycle (abstract). Br. J. Surg. 62 (1975) 660
(59) Hassan A.A.K., Tooke J.E.: The relationship between foot swelling rate and postural vasoconstriction in man. J. Physiol. 76P (1987) 387
(60) Hausberger F.X.: Über die Innervation der Fettorgane. Zeitschrift f. mikr.-anat. Forschung 36 (1934) 231-266
(61) Havel R.J.: Autonomic nervous system and adipose tissue. In: »Handbook of physiology – Section 5: Adipose Tissue«, Renold A.E., Cahil jr. G.F. (Eds.), American Physiological Society, Washington DC, 1965, 575-577
(62) Henriksen O.: Local reflex in microcirculation in human subcutaneous tissue. Acta Physiol. Scand. Suppl. 450 (1977) 1-48
(63) Henriksen O., Amtorp O., Faris I., Agerskov K.: Evidenve for a local sympathetic veno-arteriolar »reflex« in the dog hindleg. Circ. Res. 52 (1983) 534-542
(64) Henriksen O., Sejrsen P., Paaske W.P., Eickhoff J.H.: Effect of chronic sympathetic denervation upon transcapillary filtration rate induced by venous stasis. Acta Physiol. Scand. 117 (1983) 171-176
(65) Heyman F., Strid K.G.: Pressure induced local venous constrictor responses in human fingers. Acta Physiol. Scand. 151 (1994) 301-308
(66) Hilsted J.: Decreased sympathetic vasomotor tone in diabetic orthostatic hypotension. Diabetes 28 (1979) 970-973
(67) Hoggan G., Hoggan F.E.: On the lymphatics of cartilage or of the perichondrium. Journ. of Anat. and Phys. 15 (1880) 121-136
(68) Ito Y., Iwane T., Maryama, M., Matsuki M., Shimoji K.: Management of intractable pain in adiposis dolorosa with intravenous administration of lidocaine. Anaesth. Analg. 55 (1976) 257-259
(69) Jacobs M.J., Ubbink D.T., Kitslaar P.J., Tordoir, J.H., Tangelder G.J., Reneman R.S.: The relevance of the posturally induced microvascular constriction after revascularisation in patients with chronic leg ischemia. Eur. J. Vasc. (England) 6 (1992) 525-532
(70) Jänig W.: Functions of the sympathetic innervation of the skin. In: »Central regulation of autonomic functions«, Loewy A., Spyer K.M. (Eds.), University Press, Oxford, 1990, 334-348
(71) Jänig W., Koltzenburg M., Lisney S.J.W.: Small diameter myelinated afferents produce vasodilatation but not plasma extravasation in rat skin. J. Physiol. 415 (1989) 477-486
(72) Jänig W., Koltzenburg M.: What is the interaction between the sympathetic terminal and the primary afferent fiber? In: »Towards a new pharmacotherapy of pain – Dahlem Workshop reports« Basbaum A.I., Besson J.-M. (Eds.), John Wiley & Sons Ltd., Chichester, 1991, 331-352
(73) Jänig W., McLachlan E.M.: Characteristics of function-specific pathways in the nervous system. T.I.N.S. 15 (1992) 475-481
(74) Jagtmann B.A.: Clinical investigation of skin elasticity: an in vivo study of patients with varicose veins and certain connective tissue disorders. Profeschrift, 1983 (ISBN 90-9000508-0)
(75) Jagtmann B.A., Kuiper J.P.: Lipo-oedeem' van de benen. Ned. Tijdschr. Geneeskd. (Netherlands) 131 (1987) 345-348
(76) Jagtmann B.A., Kuiper J.P., Brakkee A.J.: Measurements of skin elasticity in patients with lipedema of the Monocorps »rusticanus« type. Phlébologie (France) 37 (1984) 315-319
(77) Jensen J.J, Kiilerich S.: A case of adiposis dolorosa – morbus dercum. Ugeskr Læger. 153 (1991) 3564
(78) Keates J.S., Fitzgerald D.E. Limb volume and blood flow changes during the menstrual cycle. Angiology 20 (1969) 618-623

(79) Krief S., Lönnqvist F., Raimbault F., Baude B., van Spronsen A., Arner P., Strosberg A.D, Ricquier D., Emorine L.J.: Tissue distribution of beta 3-adrenergic receptor in mRNA in man. J. Clin. Inves. 91 (1993) 344-34
(80) Landerer A.: Die Gewebsspannung in ihrem Einfluss auf die örtliche Blut- und Lymphbewegung. Verlag F.C.W. Vogel, Leipzig, 1884
(81) Landis E.M., Gibbon J.H. Jr.: The effects of temperature and of tissue pressure on the movement of fluid through the human capillary wall. J. Clin. Invest. 12 (1933) 105-138
(82) Larsen O.A., Lassen N.A., Quaade F.: Blood flow through human adipose tissue determinded with radioactive Xenon. Acta Physiol. Scand. 66 (1966) 337-345
(83) Lean M.E.J.: Brown adipose tissue and obesity. In: »Obesity: Basic concepts and clinical aspects. Vol. 11« Belifore F., Jeanrenaud B., Papalia D. (Eds.) Karger, Basel, 1992, 37- 49
(84) Leu A.J., Yanar A., Pfister G., Geiger, M., Frankzeck, U.K., Bollinger A.: Mikroangiopathie bei chronischer venöser Insuffizienz. Dtsch. Med. Woschenschr. 116 (1991) 447-453
(85) Linde B., Hjemdahl P.: Effect of tilting on adipose tissue vascular resistance and sympathetic activity in humans. Am. J. Physiol. 242 (1982) H161-H167
(86) Löw J.: Über das Auftreten von Oedemen bei Morbus Basedowii. Wiener Med. Presse 23 (1897) 723-729
(87) Lourier A.: Étude sur l'œdeme nérvopathique éléphantiasique. Thèses de Paris, 1897
(88) Mansfeld G., Müller F.: Der Einfluss des Nervensystems auf die Mobilisierung von Fett. Ein Beitrag zur Physiologie der Fettwanderung. Pflugers Arch. 152 (1913) 61-67
(89) Mauriege P., Galitzky J., Berlan M., LaFontan M.: Heterogenous distribution of beta and alpha-2 adrenozeptor binding sites in human fat cells from various fat deposits: functional consequences. Euro. J. Clin. Invest. 17 (1987) 156-165
(90) Molen H.R., van der: Elastizitätsveränderungen der Haut und ihre Bedeutung für die Entstehung der Phlebopathien. Zbl. Phleb. 5 (1966) 75-82
(91) Münster H.: Grobe Hautlappenbildung bei der Recklinghausenschen Krankheit. Arch. f. Dermatol. u. Syphil. 165 (1930) 225-231
(92) Murray S.J., Shephard R.J., Greaves S., Allen C., Radomski M.: Effects of cold stress and exercise on fat loss in females. Eur. J. Appl. Physiol. 55(1986) 610-618
(93) Nielsen H.V.: Effects of externally applied compression on blood flow in subcutaneous and muscle tissue in the human supine leg. Clin. Physiol. 2 (1982) 447-457
(94) Nürnberger F.: Sitzungsbericht: Neue Untersuchungsergebnisse bei der sog. Zellulitis. Geburtshilfe u. Frauenheilkunde 37 (1977) 343-346
(95) Nürnberger F., Müller G.: Subkutis und Haut im Alter. Z. f. Gerontologie 7 (1974) 410-421
(96) Pappenheimer J.R.: Passage of molecules through capillary walls. Physiol. Rev. 33 (1953) 387-423
(97) Peritz G.: Hypophysenerkrankungen. Monatsschr. f. Psych. u. Neurol. 33 (1913) 404-439
(98) Peters K., Sindrup J.H., Petersen, L.J., Olivarius F., Danielsen L., Kristensen, J.K.: Lower leg subcutaneous blood flow rate during walking and passive dependency in chronic venous insufficiency. Brit. J. Dermatol. 124 (1991) 177-180
(99) Pfleger L.: Histologie und Histopathologie cutaner Lymphgefäße der unteren Extremitäten. Arch. klin. exp. Derm. 221 (1964) 1-22
(100) Pistorius M.A., Planchon B.: Évaluation des réflexes vasomoteurs posturaux des membres inférieurs chez le sujet sain. J. Mal. Vasc. 19 (1994) 126-131
(101) Pollack A.A., Wood E.H.: Venous pressure in the saphenous vein at the ankle in man during exercise and changes in posture. J. Appl. Physiol. 1 (1949) 649-662
(102) Rank B.K., Wong C.S.C.: Lipoedema. Austr. N. Z. J. Surg. 35 (1966) 165-169
(103) Rayman G., Hassan A., Tooke J.E.: Blood flow in the skin on the foot related to posture in diabetes mellitus. Br. Med. J. 292 (1986) 87-90.
(104) Rayman G., William S., Hassan A., Gamble J., Tooke J.E.: Capillary hypertension and over perfusion in the feet of young diabetics (Abstract). Diabetic Med. 2 (1985) 304A

(105) Reid R.L., Yen S.S.C.: Microlymphatics of human skin. Int. J. Microcirc. Clin. Exp. 12 (1991) 1-15
(106) Reinharez D.: Lipœdème et cellulite. Soins 402(1983) 25-28
(107) Reite O.B., Millard R.W., Johansen K.: Effects of low tissue temperature on peripheral vascular control mechanisms. Acta Physiol. Scand 101 (1977) 247-253
(108) Rosell S., Belfrage E.: Blood circulation in adipose tissue. Physiol. Rev. 59 (1979) 1078-1104
(109) Ryan T.J., Curri S.P.: »Clinics in dermatology 7« J.B.-Lippincott, Philadelphia, 1989 (ISSN 0738-081X)
(110) Schade H.: Mitteilung über Untersuchungen zur Organfunktion des Bindegewebes: Die Elasticitätsfunktion des Bindegewebes und die intravitale Messung ihrer Störungen. Ztschr. f. Exper. Path. u. Therap. 25 (1912) 369-399
(111) Schlenzka K., Bäthge A., Mülller D., Zeiske D., Wendekamm, U.: Chronisch venöse Insuffizienz und periphere Neuropathie. Phlebol. 22(1993) 214-217
(112) Schmid-Schönbein H., Ziege St., Rütten W., Heidtmann H.: Active and passive modulations of cutaneous red cell flux as measured by Laser Doppler manemometry. Vasa, Suppl. 34 (1992) 38-47
(113) Schmitz R.: Lipödem – das dicke Bein der gesunden Frau. Z. Lymphol. 5 (1981) 26-29
(114) Schuchhardt C., Weissleder H.: Lipoedème et lymphostase. In: »XXth meeting of the European Group of Lymphology. Abstracts« Földi E., Földi M. (Hrsg.), Titisee-Deutschland (1995) 44
(115) Shami S.K., Scurr J.H., Smith P.D.: The veno-arteriolar reflex in chronic venous insufficiency. Vasa 22 (1993) 227-231
(116) Shami S.K, Shields, D.A., Farrah J., Scurr J.H., Colbridge-Smith P.D.: Peripheral nerve function in chronic venous insufficiency. Eur. J. Vasc. Surg. 7 (1993) 195-200
(117) Singer A.: Letter: Lipedema. J.A.M.A. 229 (1974) 1420
(118) Skagen K.: Sympathetic reflex control of blood flow in human subcutaneous tissue during orthostatic maneuvres. Dan. Med. Bull. 30 (1983) 229-241
(119) Skagen K., Henriksen O., Amtorp F., Fog-Møller F., Lam H.: Local regulation of blood flow in subcutaneous tissue in patients with acute myocardial infarction. Clin. Sci. 60 (1981) 157-164
(120) Skagen K., Petersen P., Kastrup J., Nœrgaard T.: The regulation of subcutaneous blood flow in patients with Dercum's disease. Acta Derm. Vernereol. (Sweden) 66 (1986) 337-339
(121) Smith U.: Adrenergic control of human adipose tissue lipolysis. Eur. J. Clin. In. 10 (1980) 343-344
(122) Spiegelmann B.M., Ginty C.: Fibronectin modulation of cell shape and lipogenic gene expression in 3T3-adipozytes. Cell 35 (1983) 657-666
(123) Stallworth J.M., Hennigar G.R., Jonsson jr. H.T., Rodriguez O.: The chronically swollen painfull extremity: A detailed study for possible etiological factors. J.A.M.A. 228 (1974) 1656-1659
(124) Starling E.H.: On the absorption of fluids from the connective tissue spaces. J. Physiol. 19 (1896) 312-326
(125) Steigleder G.K.: Verhalten von Gefäßen und Bindegewebe in der Haut des menschlichen Unterschenkels in verschiedenen Altersperioden. Zbl. Phleb. 3 (1964) 231-242
(126) Stenger D., Bahmer F.A.: Das Lipödem. Eine wenig geläufige Form der symmetrischen Beinschwellung. Akt. Dermatol. 11 (1985) 51-54
(127) Stoberl C.H., Partsch H., Urbanek A.: Indirekte Lymphographie beim Lipödem. In: »Ödem« Jahresband Lymphologica
(128) Strößenreuther R.H.K.: Die Behandlung des Lipödems. In: »Lehrbuch der Lymphologie« Földi M., Kubik S. (Hrsg.), G. Fischer, Stuttgart-Jena-New York, 1999, 4. Auflage, 600-602
(129) Strübing P.: Über »Adiposis dolorosa« (Dercum) und das »Oedème blanc et bleu« (Charcot). Arch. f. Dermatol. u. Syphil. 59 (1902) 171-195
(130) Sueki H.: Microangiopathy in subcutaneous fatty tissue. J. Cutan. Pathol. 14 (1987) 217-222
(131) Thimm P.: Adiposis dolorosa und schmerzende symmetrische Lipome. Monatsschr. f. Prakt. Dermatol. 36 (1903) 281-291

(132) Tiedjen K.V., Knorz S.: Different Methods of diagnostic imaging in lymphedema, lipedema and venous disorders: Indirect lymphography, xeroradiography, CT and isotope lymphography. In: »Progress in lymphology: XIII, Int. Congress of Lymphology« Cluzan R.V., Pecking A.P., Lokiec, F.M. (Eds.), Elsevier Science Publishers B.V., Amsterdam, 1992, 521-524; Földi E. (Hrsg.), Perimed, Erlangen, 1986, 129-132
(133) Tillmanns H.: Die Lymphgefäße der Gelenke. Arch. f. mikr. Anat. 12 (1876) 649-664
(134) Trayhurn P., Ashwell M.: Control of white and brown adipose tissues by the autonomic nervous system. Proc. Nutr. Soc. 46 (1987) 135-142
(135) Vague J., Fenasse R.: Energy storage. In: »Handbook of physiology – Section 5: Adipose Tissue« Renold A.E., Cahil jr. G.F. (Eds.), American Physiological Society, Washington DC, 1965, 25-36
(136) Wassermann F.: Die Fettorgane des Menschen. Entwicklung, Bau und systematische Stellung des sogenannten Fettgewebes. Zeitschrift f. Zellforsch. 3 (1926) 235-328
(137) Wassermann F.: The development of adipose tissue. In: »Handbook of physiology – Section 5: Adipose Tissue« Renold A.E., Cahil jr. G.F. (Eds.), American Physiological Society, Washington DC, 1965, 87-100
(138) Waterfield R.L.: The effect of posture on the volume of the leg. J. Physiol. 72 (1931) 121-131
(139) Webb R.C., Rusch N.J., Vanhoutte P.M.: Influence of sex difference and oral contraceptives on forearm reactive hyperaemia. Blood Vessels 18 (1981) 161-170
(140) Weinberger M.: Demonstration eines Falles von Dercumscher Krankheit. Wiener Klin. Wochenschr. 26 (1910) 989
(141) Weissleder H., Schuchhardt Ch.: »Erkrankungen des Lymphgefäßsystems: Lipödem.« Viavital Verlag, Köln, 2000
(142) Wienert V., Leeman S.: Das Lipödem. Hautarzt 42 (1991) 484-486
(143) World L.E., Hines Jr. E.A., Allen E.V.: Lipedema of the legs: A syndrome characterized by fat legs and edema. Ann. Intern. Med. 34 (1949) 1243-1250
(144) Yamada S., Burton A.C.: Effect of reduced tissue pressure on blood flow of the fingers; the veni-vasomotor reflex. J. Appl. Physiol. 6 (1954) 501-505
(145) Yosipovitch G., Schneidermann J., van Dyk D.J., Chetrit A., Milo G., Boner G.: Impairment of the postural venoarteriolar response in young type 1 diabetic patients. A study by laser doppler flowmetry. Angiology 47 (1996) 687-691
(146) Zancanaro C., Sbarbati A., Morroni M., Carraro R., Cigolini M., Enzi G., Cinti S.: Multiple symmetric lipomatosis: Ultrastructural investigation of the tissue and praeadipozytes in primary culture. Lab. Invest. 63 (1990) 253-258.
(147) Zeppa R.: Vascular response of the breast to estrogen. J. Clin. Endocrinol. 29 (1969) 695-700

7 Die Therapie des Lipödems

R. H. K. Strößenreuther

Da »die« Ursache des Lipödems nicht bekannt ist, gibt es auch keine echt kausale Therapie. Jedoch spielen die krankhaften Veränderungen des Gefäßsystems im Fettgewebe sicher eine entscheidende Rolle für die Pathophysiologie des Lipödems, sodass ein wesentliches Ziel der Therapie die positive Beeinflussung der krankhaften Mikrozirkulation sein muss.

Als bewährter Standard der Lipödemtherapie gilt die sog. »Komplexe Physikalische Entstauungstherapie – KPE« nach Földi. Hauptbestandteile dieses 2-Phasen-Therapiekonzeptes sind die Manuelle Lymphdrainage (ML) nach Vodder und die Kompressionstherapie. In einer Phase 1 der Therapie versucht man mit 1–2 Behandlungseinheiten pro Tag eine größtmögliche Volumenminderung zu erzielen; die Kompression erfolgt dabei mittels jeweils neu angelegter Kompressionsbandage.

In der nachfolgenden Phase 2 gilt es, den Therapieerfolg weiter zu verbessern oder zumindest zu konservieren. Die Kompression erfolgt dann mittels maßangefertigter Kompressionsstrümpfe (sowie gelegentlichen Selbstbandagen zur Nacht).

In beiden Therapiephasen komplettieren Hautpflege, Trainingstherapie, Entstauungs- und Krankengymnastik die Methode.

In den nachfolgenden Abschnitten werden die Grundlagen dieses Therapiekonzepts sowie weitere ergänzende Behandlungsmaßnahmen besprochen.

7.1 Manuelle Lymphdrainage (ML)

H. Blietz, C. Emde, O. Gültig, J. Kunst, K. Schichler, R. H. K. Strößenreuther

Anders als beim Lymphödem, spielt die Manuelle Lymphdrainage (ML) bei der Therapie des Lipödems eher eine untergeordnete Rolle (1, 2). Die Manuelle Lymphdrainage hilft aber, als additive Maßnahme, das Gewebe zu entstauen und so die Bandagetoleranz zu verbessern (deutliche Verminderung der lipödemtypischen Druckempfindlichkeit).

Die ML ist eine spezielle Massagetechnik, bei der mit vorwiegend kreisförmig und relativ leicht ausgeführten Griffen gearbeitet wird (3). Dabei orientiert man sich stets am anatomischen Verlauf der Lymphkollektoren (Abb. 7.1.1).

Über die damit erzielte Dehnung, vor allem der epifaszialen Lymphgefäße, kommt es zur Erhöhung der Lymphangiomotorik und des Lymphzeitvolumens (1).

Grundsätzlich beginnt man bei der ML-Behandlung einer Gliedmaße stets proximal; durch diese sog. zentrale Vorbehandlung wird einerseits Platz geschaffen für die distal liegende abzutransportierende Ödemflüssigkeit und andererseits erhöht man die

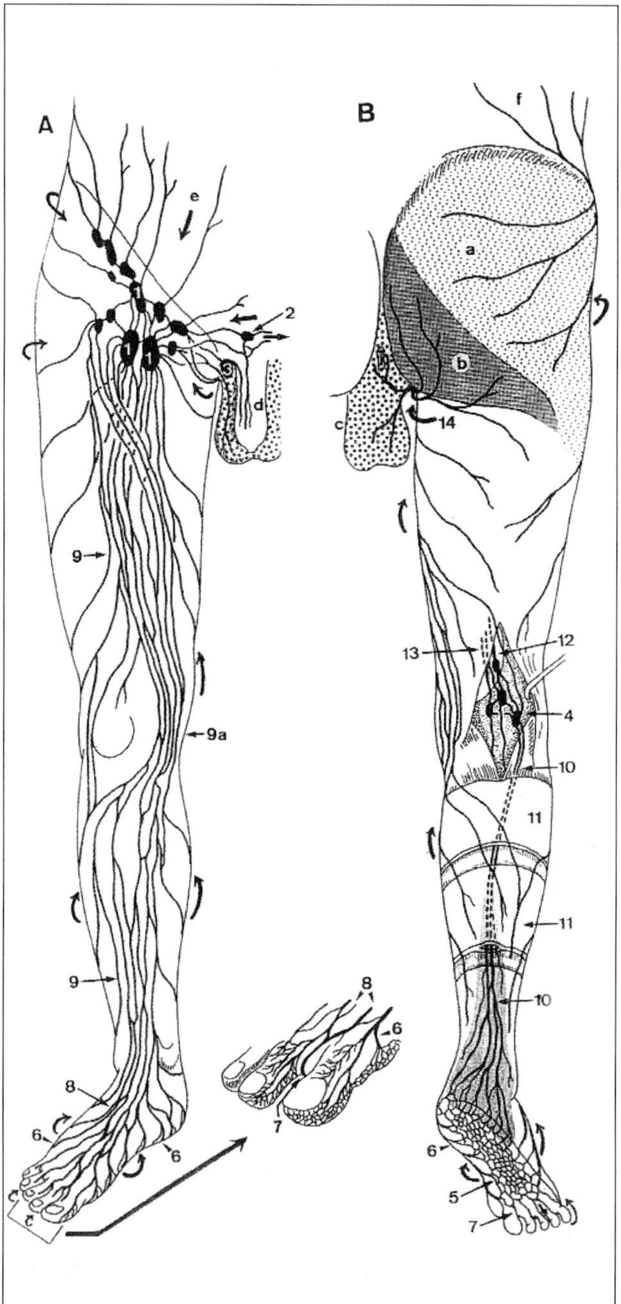

Abb. 7.1.1: Drainagegebiete des oberflächlichen Lymphgefäßsystem an der unteren Extremität (mit freundlicher Genehmigung von S. Kubik)
1-3) Oberflächliche Leistenlymphknoten (verschiedene Untergruppen)
4) Kniekehlenlymhknoten
5) Plexus lymphaticus 'plantaris
6-8) Lymphgefäße der Fußregion
9) Ventromediales Bündel (mit 9a »physiologischer Flaschenhals«)
10) Dorsolaterales Bündel
11) Fascia cruris superficialis
12) Hiatus canalis adductorii
13) Vasa lymphatica femoralia
14) Sulcus genitofemoralis
a, b) Glutealregion
c) Perineum, Anus, Scrotum
d) Äußere Genitale
e) Vordere Bauchwand
f) Rücken.

lymphangiomotorische Aktivität der zentral befindlichen Lymphgefäße für längere Zeit (sog. Sogwirkung) (2).

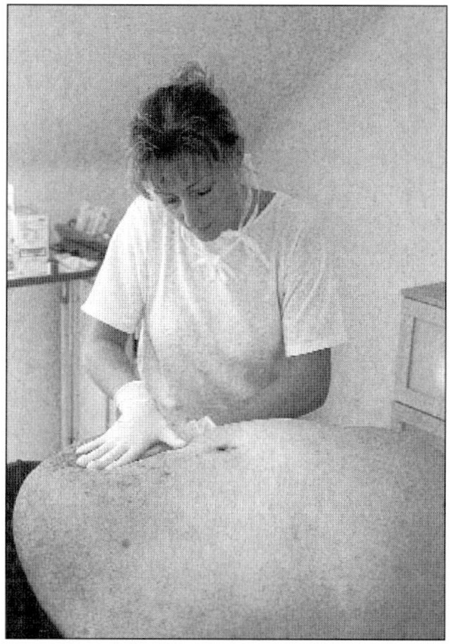

Abb. 7.1.2: »Bauchtiefdrainage«.

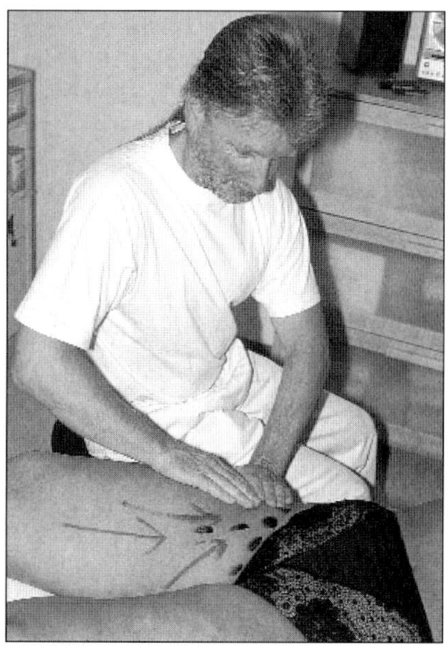

Abb. 7.1.3: Behandlung der Leistenlymphknoten.

Bei der Behandlung eines Lipödems wird folglich zunächst das Lymphzeitvolumen der großen Lymphstämme mittels einer sog. Bauchtiefdrainage und entsprechender Atmungstherapie erhöht.

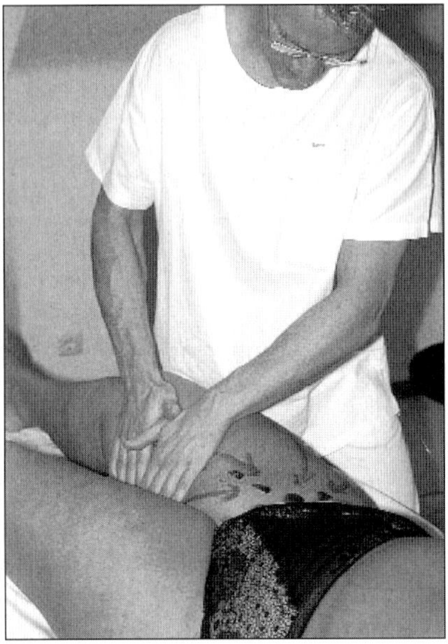

Abb. 7.1.4: Oberschenkelbehandlung.

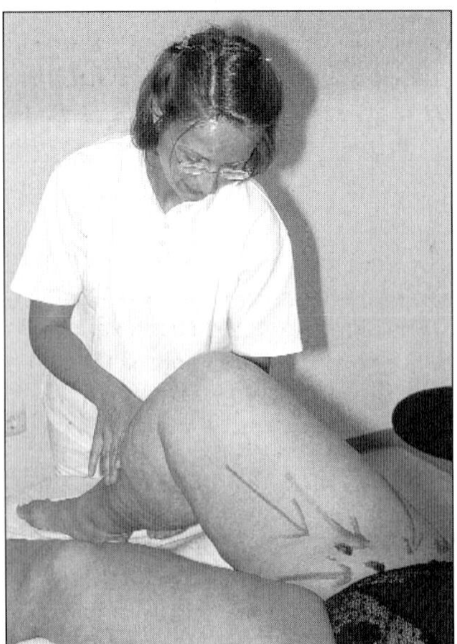

Abb. 7.1.5: Unterschenkelbehandlung.

Es folgt die Behandlung der inguinalen Lymphknoten und erst im Anschluss daran die Behandlung der Beine von proximal nach distal sowie die Behandlung der Gesäß-Lendenregion (s. Abbildungen 7.1.3 bis 7.1.5).

Referenzen

(1) Földi M., Strößenreuther R.H.K.: »Grundlagen der manuellen Lymphdrainage«. G. Fischer, Stuttgart-Jena-Ulm, 1996

(2) Strößenreuther R.H.K.: Die Behandlung des Lipödems. In: »Lehrbuch der Lymphologie«. Földi M., Kubik S. (Hrsg.), G. Fischer, Stuttgart-Jena-New York, 1999, 4. Auflage, 600-602

(3) Vodder E., Vodder E.: Die technische Grundlage der manuellen Lymphdrainage. Physik. Therap. 4 (1983) 17-18

7.2 Kompressionstherapie

7.2.1 Theoretische Grundlagen

R. H. K. Strößenreuther

Die klinische Erfahrung zeigt, dass sich Kompressionstherapie in Verbindung mit einer ML beim Lipödem positiv auswirkt: die Schmerzhaftigkeit des Fettgewebes lässt schnell und oft dauerhaft nach, die orthostatischen Ödeme bilden sich nicht mehr aus und längerfristig kann man auch eine Rückbildung des vermehrten Fettgewebes beobachten.

Vorsicht ist bei der Therapie älterer Patientinnen angesagt: Die Flüssigkeitsverschiebungen und der zumeist zu beobachtende Blutdruckanstieg unter Kompression könnten, vor allem zu Beginn der Therapie, zur Dekompensation einer latenten Herzinsuffizienz führen. Vor Beginn einer KPE muss deshalb stets eine umfassende internistische Untersuchung erfolgen.

Anstieg des interstitiellen Druckes

Unter Kompression kommt es zum Anstieg des interstitiellen Druckes und somit zur Abnahme der effektiv ultrafiltrierenden Kraft; beim Lipödem mit seiner erhöhten Gewebs-Compliance ein wichtiger Punkt. Die Bandage konserviert aber auch den Behandlungserfolg, da die durch ML, Nachtruhe oder Lagerung verschobene Flüssigkeit am Zurücklaufen gehindert wird; das lockere Fettgewebe beim Lipödem begünstigt einen solchen Rückfluss.

Blutflussrate und Lymphabfluss

Wie bereits ausgeführt, verhalten sich Blutflussrate und Lymphabstrom umgekehrt proportional zur Zunahme des Fettgewebes (s. Kapitel 6). Unter Kompression erhöht sich in Venen und Lymphgefäßen das für den Abstrom nach proximal erforderliche Druckgefälle und damit auch die lokale Blutflussrate[1] und Flussgeschwindigkeit. Allein ein

Kompressionsverband, also ohne zusätzliche Bewegung, steigert die venöse Strömungsgeschwindigkeit bereits um das 1,5fache (8, 17). Durch die Kompressionsbandage (3, 4, 14) oder den Kompressionsstrumpf (11) wird den Muskelpumpen auch wieder das notwendige Widerlager gegeben, das ansonsten bei der schlaffen Haut des Lipödems fehlt. Die Effizienz der rückstromfördernden Muskelarbeit wird damit wiederhergestellt. Zusätzlich kommt es zu einer Steigerung der Resorption lymphpflichtiger Lasten und des Lymphzeitvolumens (6, 16)[2].

Als Akuteffekt einer Kompressionsbandage konnten wir mittels der Laser-Doppler-Flowmetrie eine Zunahme der Vasomotionsamplitude bei Orthostase beobachten, was einer Unterstützung der Lymphbildung gleichkommt (5).

Auswirkungen der Kompression auf den gestörten VAR bei Lipödembetroffenen

Auch unsere Ergebnisse bezüglich der Auswirkungen von Kompression auf Ruhedurchblutung und VAR beim Lipödem helfen, die therapeutischen Erfolge zu erklären. Unter Kompression normalisierte sich der VAR bei der Patientinnengruppe, der zuvor signifikante Unterschied zur Kontrollgruppe war nicht mehr nachweisbar[3].

Temperaturveränderungen unter einer Kompressionsbandage

Von Interesse sind auch die Beobachtungen von Thoma (15): Er fand, dass unter einer Kompressionsbandage (solcherart wie sie auch im Rahmen unsere Versuche verwendet wurde und im folgenden Abschnitt erläutert wird) bereits eine Stunde nach Anlage die Hauttemperatur von initial durchschnittlich 30,5 °C auf bis zu 35,5 °C steigt.

Low et al. (9) fanden einen optimalen VAR zwischen 34–35 °C – also in dem Temperaturbereich, den wir mit der Bandage erreichen – sowie eine Verschlechterung des VAR bei darüber oder darunter liegenden Temperaturen (1, 9, 12). Eine physiologische Erklärung für dieses Phänomen könnte die beobachtete erhöhte Kontraktionsbereitschaft der Arteriolenmuskulatur bei Temperaturen um 35 °C[4] und die entsprechende Erniedrigung bei 25 °C sein (2)[5].

[1]In unseren Untersuchungen bewirkte Kompression sowohl bei Lipödempatientinnen als auch bei gesunden Frauen aber auch eine Zunahme der mittleren Durchblutung in Ruhe.

[2]Stenger und Bahmer (13; S. 53–54)) sind diesbezüglich ganz anderer Ansicht: *»Eine Kompressionstherapie ist für die Lipödempatienten quälend, schmerzhaft und pathophysiologisch wirkungslos, da Fettgewebe nicht komprimierbar ist. .... Auch die heute so in Mode gekommene manuelle Lymphdrainage (ML) ist wirkungslos, genauso wie die Einnahme von Diuretika«*. Diese Aussagen beruhen auf etlichen Denkfehlern. Wie bereits ausgeführt, lindert die ML beim Lipödem die enorme Druckschmerzhaftigkeit des Fettgewebes – erst dadurch wird eine adäquate kräftige Kompressionstherapie ermöglicht! Zudem wird die Wirkungsweise der Kompressionstherapie beim Lipödem nicht verstanden. Selbstverständlich kann Fett nicht komprimiert werden – aber Kompression ermöglicht die Auspressung von Ödemflüssigkeit aus den prälymphatischen Strukturen im Fettläppchen mit konsekutiver Verdrängung derselben in Bereiche mit Lymphkapillaren –

also in die bindegewebigen Septen. Weiterhin verhindert eine Bandage die Protrusio der Fettmassen (speziell im Stand) und die daraus resultierenden mechanischen Störungen der Mikrozirkulation. Übereinstimmen kann man also lediglich mit der Auffassung, dass die Gabe von Diuretika beim Lipödem abzulehnen ist.

[3]Über die Reduktion der Venenwandspannung unter Kompression könnte sich auch die postulierte Überreizung und daraus resultierende nervale Dysregulation normalisieren und der VAR sich dann wieder verbessern.

[4]Auch das Lymphgefäßsystem würde bei einer Temperatur von 35 °Celsius eine höhere Arbeitsleistung als bei 25 °Celsius bieten (10).

[5]Allerdings berichten immer wieder Patientinnen über die wohltuende Wirkung kühler Kneipp-Güsse. Bekannt ist, dass sich bei einer milden Abkühlung der Haut auf etwa 24 °C die Vasokonstriktion epifaszialer Venen verbessert (220). Sollte beim Lipödem die länger dauernde Orthostase tatsächlich eine Überreizung der Dehnungsrezeptoren der Venenwand bewirken, könnte man sich also durchaus einen positiven Effekt einer Kneipp-Therapie vorstellen, doch können bei solch komplexen Zusammenhängen letztlich nur weiterführende Untersuchungen Klarheit schaffen.

Referenzen

(1) Belcaro G., Cesarone M.R., DeSanctis, M.T., Incandela L., Laurora G.: Microcirculation in high perfusion microangiopathy. J. Cardiovasc. Surg. (Italy) 8 (1995) 393-398

(2) Cassell J.F., McLachlan E.M., Sittiricha T.: The effect of temperature on neuromuscular transmission in the main caudal artery of the rat. J. Physiol. 397(1988) 31-34

(3) Földi E., Földi M.: Die anatomischen Grundlagen der Lymphödembehandlung. Schweiz. Rundschau Med. (Praxis) 72 (1983) 1459-1464

(4) Földi M., Kubik S.: »Lehrbuch der Lymphologie«. G. Fischer, Stuttgart-Jena-New York, 4. Aufl., 1999

(5) Gniadecka M, Gniadecka R.: Alterations of skin microcirculatory rhythmic oscillations in different positions of the lower extremity. Acta Derm. Venerol. (Sweden) 72 (1992) 259-260

(6) Haid H., Lofferer O., Mostbeck A., Partsch H.: Die Lymphkinetik beim postthrombotischen Syndrom unter Kompressionsverbänden. Med. Klin. 63 (1968) 754-757

(7) Janssens W.J., Vanhoutte P.M.: Instantaneous changes of alpha-receptor affinity caused by cooling in canine coutaneous veins. Am. J. Physiol. 3, Suppl. 4 (1978) 330-337

(8) Lofferer O., Mostbeck A., Partsch H.: Nuklearmedizinische Untersuchungen in der Phlebologie. Phlebol. u. Proktol. 7 (1978) 220 – 248

(9) Low P.A., Neumann C., Fealey R.D.: Evaluation of skin vasomotor reflexes by using laser Doppler velocimetry. Mayo Clin. Proc. 58 (1983) 583-592

(10) Mislin H.: Die Motorik der Lymphgefäße und die Regulation der Lymphherzen. In: »Handbuch der allgemeinen Pathologie – Lymphgefäss-System, 3. Band, 6. Teil«, Altmann H.W., Büchner F., Cottier H., Grundmann E., Holle G., Letterer E., Masshoff W., Meesen H., Roulet F., Seifert G., Diebert G. (Hrsg.), Springer, Berlin-Heidelberg, 1972, 219-237

(11) Partsch H.: Verbesserte Förderleistung der Wadenmuskelpumpe unter Kompressionsstrümpfen bei Varizen und Venöser Insuffizienz. Phlebol. u. Proktol. 7 (1978) 58-66

(12) Reite O.B., Millard R.W., Johansen K.: Effects of low tissue temperature on peripheral vascular control mechanisms. Acta Physiol. Scand 101 (1977) 247-253

(13) Stenger D., Bahmer F.A.: Das Lipödem. Eine wenig geläufige Form der symmetrischen Beinschwellung. Akt. Dermatol. 11 (1985) 51-54

(14) Strößenreuther R.H.K.: Physikalische Maßnahmen bei Venenerkrankungen – spezielle Aspekte der Prophylaxe und Therapie. In: »Lymphologica, Jahresband 1996«, Tiedjen K.U, Heimann K.D. (Hrsg.), Kagerer Kommunikation, Bonn, 1997, 110-113

(15) Thoma H.: Kompressionsbandage im Rahmen der KPE des Lymphödems unter besonderer Berücksichtigung sekundärer Gewebsveränderungen. In: »Lymphologica, Jahresband 1996«, Tiedjen

K.U., Heimann K.D. (Hrsg.), Kagerer Kommunikation, Bonn 1997, 164-166
(16) Tillmanns H.: Die Lymphgefässe der Gelenke. Arch. f. mikr. Anat. 12 (1876) 649-664
(17) Watanuki S., Murata H.: Effects of wearing compression stockings on cardiovascular responses. Ann. Physiol. Anthrop. (Japan) 13 (1994) 121-127

7.2.2 Tricks und Tipps beim Bandagieren von Lipödemen

H. Thoma

Um eine gute Kompressionstherapie durchführen zu können, ist eine sorgfältige Hautpflege erforderlich – besonders in den Falten von lobulären Bereichen. Leisten, Knie-

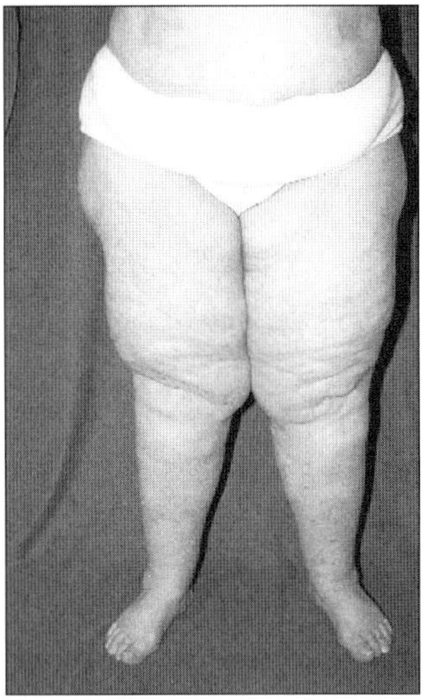

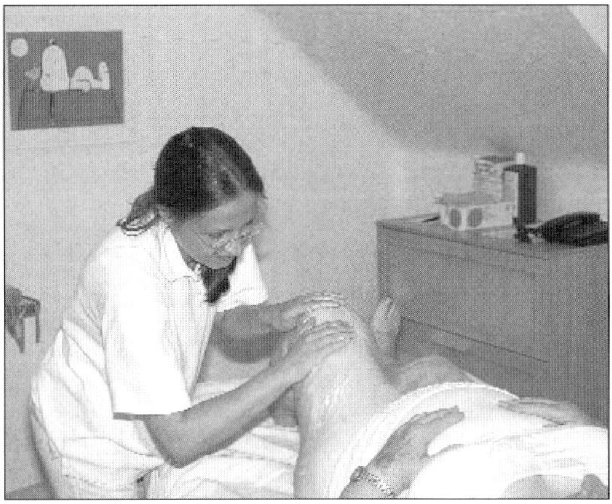

Abb. 7.2.2.1: Links - Patientin mit typischem Lipödem. **Rechts** - gründliche Hautpflege vor dem Anlegen der Bandage.

kehlen sowie die meist tiefen Falten im Sprunggelenksbereich müssen gepflegt aber auch geschützt werden.

Beim Lipödem ist die Haltbarkeit der Oberschenkelbandage meist das größte Problem. Das sehr weiche Gewebe, die großen Umfangsdifferenzen sowie die anfänglich oft sehr schmerzhaften Bereiche machen es notwendig, einige Besonderheiten beim Bandagieren zu beachten.

Da die Fettgewebsvermehrung beim Lipödem in der Regel erst über den Sprunggelenken beginnt, ist hier die erste Schwierigkeit zu überwinden. Wie in Abb. 7.2.2.2 gezeigt, sollte man ein Schaumstoffteil verwenden, welches das weiche Gewebe des

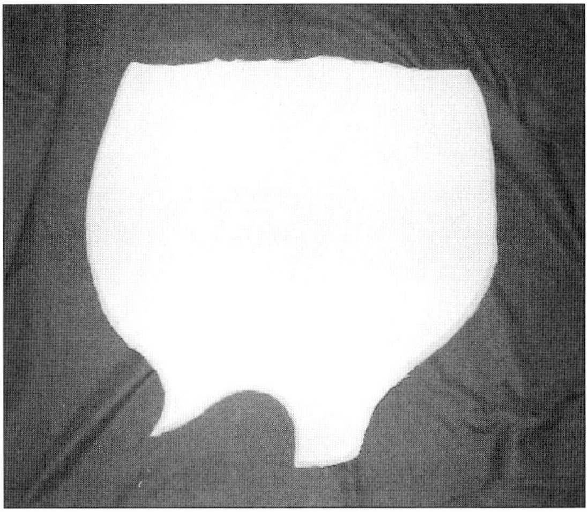

Abb. 7.2.2.2:
Unterschenkelschaumstoffteil.

Unterschenkels gut umhüllt und gleichzeitig den Übergang respektive die Kalibersprünge im Bereich Fuß-Knöchel-Unterschenkel etwas ausgleicht. Sind hier tiefe Falten durch überhängendes Gewebe vorhanden, muss ein geeignetes Schaumstoffteil extra zur Auspolsterung verwendet werden, damit die tiefe Falte ausgefüllt ist und die betroffenen Hautpartien auseinander gehalten werden.

Die Bandage am Fuß sollte möglichst dünn gehalten werden, um die Verwendung von »normalem Schuhwerk« sicherzustellen und um Gangunsicherheiten zu vermeiden.

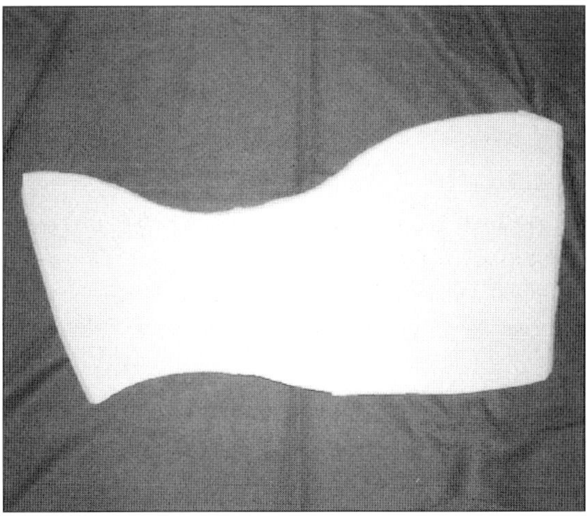

Abb. 7.2.2.3:
Oberschenkelschaumstoffteil.

Die Bandage um das obere Sprunggelenk herum muss mit langen 8er-Touren so angelegt werden, dass ein » Zusammensacken« von Gewebe, Polster und Binden nicht möglich ist. Ein Ankerzug mit einer Binde vom Knie nach distal und wieder zurück mit einer nur wenig dehnbaren Binde macht dies möglich.

Das abgebildete Schaumstoffteil umhüllt nicht nur den Unterschenkel sondern reicht über das Knie hinweg. Das Schaumstoffteil überlappt sich auf der Außenseite, sodass die oft schwierige Innenseite des Knies mit eingehüllt wird.

Der Bandage um das Knie kommt ebenso große Bedeutung zu:

- Erstens sollte die Beweglichkeit möglichst wenig eingeschränkt werden;
- zweitens darf Bewegung die Bandage aber nicht allzu sehr lockern und
- drittens müssen die Lobuli an den Knieinnenseiten gut »eingefangen« werden.

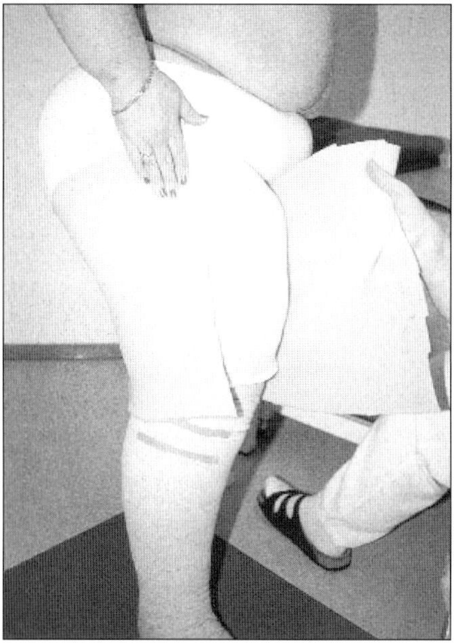

Abb. 7.2.2.4: Oberschenkelschaumstoffteil unter Zug ansetzen.

Eine sich lockernde Kniebandage macht eine optimale Oberschenkelbandage unmöglich! Die Binden sollen immer in 8er-Touren geführt werden. Dies stellt sicher, dass die Einschnürungen in der Kniekehle nicht so stark werden. Ein zusätzliches Schutzteil aus Schaumstoff sorgt hier für Schutz.

Die Oberschenkelbandage verlangt ebenso ein »Einfangen« des weichen Gewebes, wie Abb.7.2.2.4 zeigt. Schaumstoff darf nicht nur um den Oberschenkel herum gelegt werden, sondern muss mit »Zug« angelegt werden (siehe Abb.7.2.2.5).

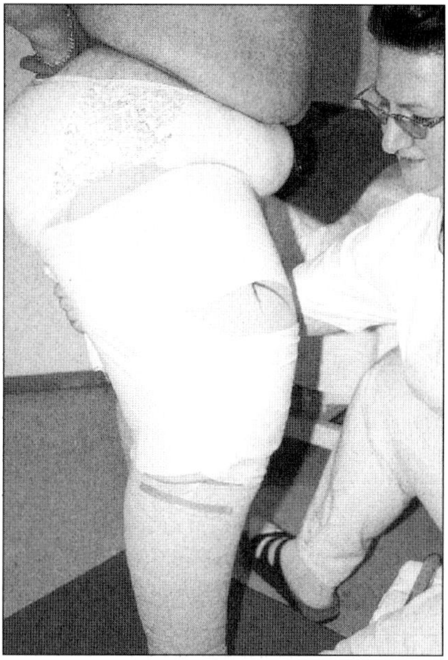

Abb. 7.2.2.5: Fixieren und Unterbandage.

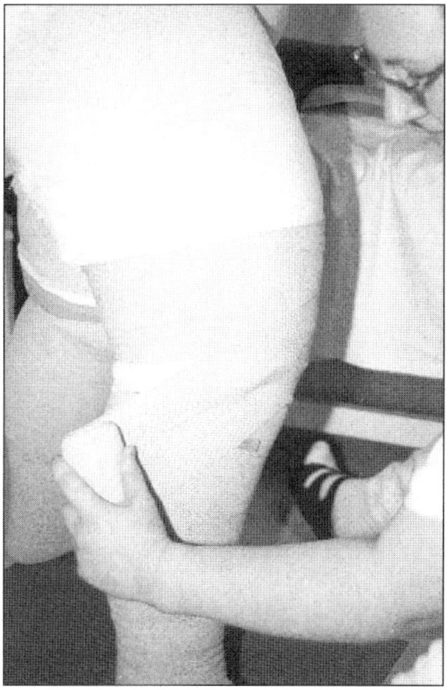

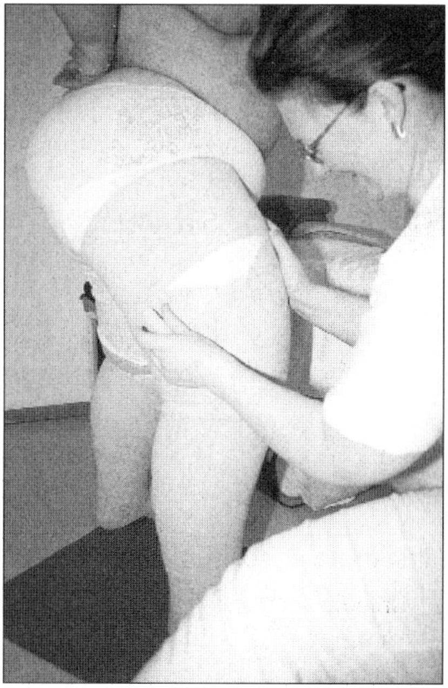

Abb. 7.2.2.6 und Abb. 7.2.2.7: Oberschenkelbandage mit 8er-Touren.

Das Schaumstoffteil muss bis in die Leiste genau angepasst werden; ein einfacher Streifen aus Schaumstoff reicht dafür nicht aus! Fixiert wird dieses Teil mit einer 20 cm breiten Idealbinde.

Die Abb.7.2.2.6 zeigt, dass die Fixierbinde vom Knie kommend zuerst ganz nach proximal geführt wird, um einen absolut dichten Abschluss zu erhalten, der ein »Herausquellen« des weichen Gewebes verhindert. 2–3 Lagen dieser Binde werden ganz

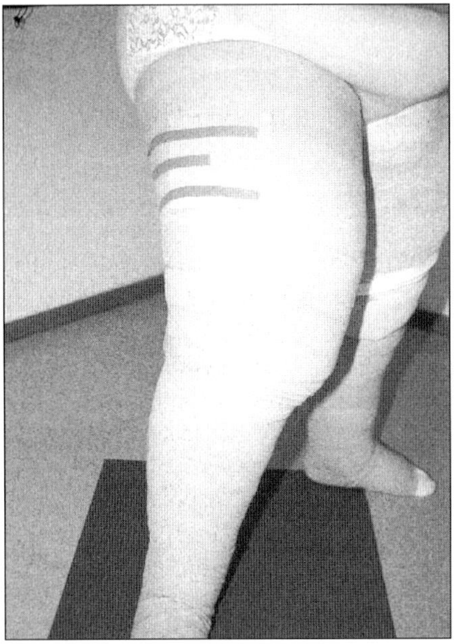

Abb. 7.2.2.8: Komplette Bandage.

nahe der Leiste angelegt und der Rest auf dem Oberschenkel verteilt. »Keine Angst«: mit einer so breiten Binde kann man nicht abschnüren.

Die Kompressionsbinden werden in der Folge noch einmal so angelegt (siehe Abb. 7.2.2.7). Lange 8er-Touren machen auch hier die Bandage in sich stabil.

Eine im Oberschenkelbereich abgeschnittene alte Kompressionsstrumpfhose (sog. Kompressions-Bermuda) sorgt für weiteren Halt und komprimiert außerdem Hüft- und Bauchregion (s. auch weitere Tipps im folgenden Abschnitt).

Zusammenfassung:

1) Gründliche Pflege der Hautfalten (ggf. nach ärztlicher Verordnung antimykotische Therapie), nötigenfalls auspolstern.
2) Passgenaue mindestens 1,2 cm starke Schaumstoffteile mit hoher Stauchfähigkeit für Ober- und Unterschenkel verwenden – unter Zug anlegen!

3) Genaues Fixieren der Schaumstoffteile.
4) Knöchelregion sowie Knie und Oberschenkel mit funktioneller Unterbandage versehen.
5) Möglichst lange 8er-Touren legen und Binden gut aneinander streichen.
6) Eine abgeschnittene alte Kompressionsstrumpfhose für die Kompression von Hüfte und Bauch verwenden (vorher evtl. eine alte Nylonstrumpfhose über die Bandage anziehen – dies gibt nicht nur der Bandage zusätzlichen Halt, sondern erleichtert auch das An- und Ausziehen der Kompressions-Bermuda).

7.2.3 Tipps zur Auswahl von geeignetem Bandagematerial beim Bandagieren von Lipödembetroffenen

H. Blietz, C. Emde, J. Kunst, K. Schichler, R. H. K. Strößenreuther

Die in der **Phase I** im Anschluss an eine ML-Behandlung angelegte Kompressionsbandage soll möglichst 22–23 Stunden – also auch während der Nachtruhe – getragen werden[6]. Langzugbinden sind deshalb bei der Therapie des Lipödems ungeeignet. Bei Bewegung der Muskulatur geben sie nicht ausreichend Widerlager (1). Beim Liegen behindern sie sehr schnell die arterielle Durchblutung und verursachen so meist Schmerzen. Um bei der hohen Dehnbarkeit des Materials einen ausreichenden Arbeitsdruck zu erreichen, müsste man zudem die Binde sehr straff anlegen, würde damit aber für die Patientinnen nicht erträgliche Ruhedrücke[7] erzeugen (2).

Bewährt hat sich aber zur Stabilisierung der Bandage, abschließend eine 20 cm breite Langzugbinde anzulegen, die dann aber während der Nachtruhe wieder abgenommen werden soll.

Kurz- und Mittelzugbinden dagegen können im Druckverhalten genau den Erfordernissen angepasst werden. Der mit Kurzzugbinden erzielte Arbeitsdruck ist etwa dreimal höher als der mit Langzugbinden erreichbare und zeigt bei Bewegung wesentlich größere Variationen (1). Die Verwendung von 7 m langen Binden erleichtert v. a. das Bandagieren der Oberschenkel enorm (werden bislang leider nur von der Firma Lohmann + Rauscher hergestellt).

Das Übereinanderlegen mehrerer nicht so fest angelegter Schichten ermöglicht eine exaktere Dosierung, da die Zugkraft der Bandage dabei ansteigt, die Dehnbarkeit der Binden jedoch abnimmt (6). Unterpolsterung (Watte oder besser Schaumstoff) verbessert den Tragekomfort noch zusätzlich und verhindert v. a. auch eine Abschnürung oberflächlicher Lymphgefäße durch Bandagefalten (s. auch Abb. 7.2.3.1).

Die im vorherigen Abschnitt beschriebene Unterpolsterung mit Schaumstoffplatten stellt die beste Methode dar. Der einzige Nachteil ist die deutliche Umfangzunahme des bandagierten Beines, sodass Alltagskleidung oft nicht mehr getragen werden kann. Unter stationären Bedingungen ist dies ein leicht lösbares Problem – bei einer ambulanten Therapie dagegen oft ein unlösbares Problem. Eine Alternative zu den Schaumstoffplatten ist dann die Unterpolsterung mit sog. Schaumstoffbinden, die wesentlich weniger »dick auftragen« (z. B. Schaumstoffbinde Autosana®).

Um allergische Hautreaktionen auf das Polstermaterial möglichst zu vermeiden, bildet ein Baumwollschlauchverband die Grundlage einer jeden Bandage. Hierbei sollte eine exakt passende Schlauchgröße gewählt werden: Ein zu breiter Schlauchverband

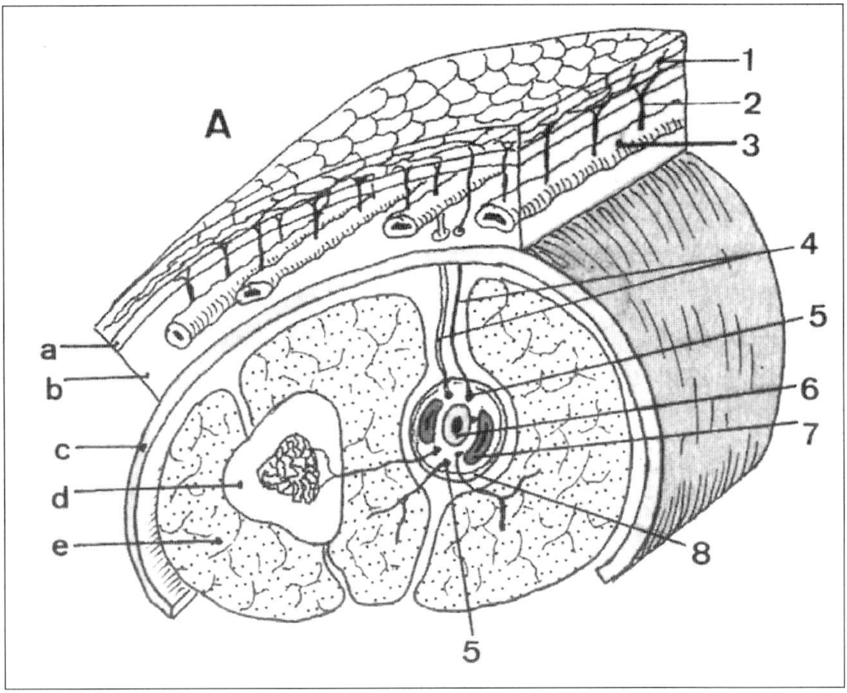

Abb. 7.2.3.1: Gliederung des Lymphgefäßsystems an den Extremitäten (mit freundlicher Genehmigung von S. Kubik)
1) Lymphkapillaren der Haut **2)** Präkollektor **3)** Kollektor **4)** Perforansgefäße **5)** Tiefe Lymphgefäße (Kollektoren) **6)** Arterie **7)** Begleitvene **8)** Gefäßscheide

wirft Falten, ein zu enger (respektive überdehnter) vermag dagegen weder das Gewebe zu schützen noch wirkt er in ausreichendem Maße schweißaufsaugend.

Alternativ zu den üblichen Baumwollschlauchverbänden (Tricofix®, Stülpa®, tg-Schlauch® etc.) können auch etwas dickere mit dauerelastischen Fasern durchsetzte Stoffschläuche zum Einsatz kommen (z. B. der Helios Frottier-Polsterschlauchverband® oder Lohmann tg-grip®). Die dickere Stoffschicht schützt die Haut noch besser vor den Polstermaterialien und bietet zudem den Vorteil, das beim Lipödem oft »recht weiche und schwammige« Gewebe der Oberschenkel »zusammenzuhalten«, was das Anlegen der eigentlich Kompressionsbinden dann wesentlich erleichtert und ein Abrutschen der Bandage bei Bewegung hemmt.

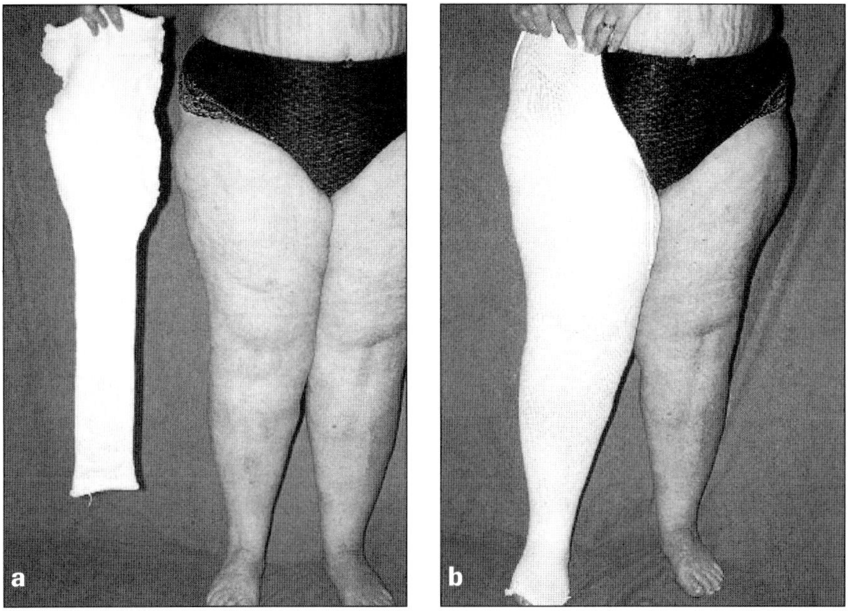

Abb. 7.2.3.2 a-b: Einsatz des Helios® Frottier-Polsterschlauchverbandes: **a)** Das so von der Firma vorgefertigte Beinteil ... **b)** ... im angezogenen Zustand; bei Hautproblemen mit üblichen Polstermaterialien (Schaumstoff, Watte) kann mit etwas Geschick auch direkt über diesen dicken Schlauchverband gewickelt werden.

Anstelle der im ambulanten Bereich sicher zumeist nicht vorhandenen maßgefertigten Kompressionsbermudas (s. Kapitel 7.2.2) kann man sich alternativ (und wesentlich kostengünstiger) aus dem Lohmann tg-grip-Schlauchverband® der Größe K auch eine maßgefertigte Hose für seine Patientinnen »schneidern« und zum Abschluss über die Bandage ziehen (s. Abbildungen 7.2.3.3 a–c).

[6]Gelegentlich ist aber das Gewebe während der ersten Behandlungstage so druckempfindlich, dass noch keine Kompression angelegt werden kann oder nur für einige Stunden. Mit zunehmender Entstauung durch die Lymphdrainage verschwindet die Druckschmerzhaftigkeit aber regelmäßig (3, 4, 5, 7).

[7]Der **Ruhedruck** wird durch das elastische Kompressionsmaterial erzeugt; es ist also der Druck, welcher von außen auf die bandagierte Extremität einwirkt. Arbeitsdruck dagegen entsteht nur bei Muskelkontraktion. Diese Kraft wirkt von innen gegen Körpergewebe und Kompressionsmaterial.

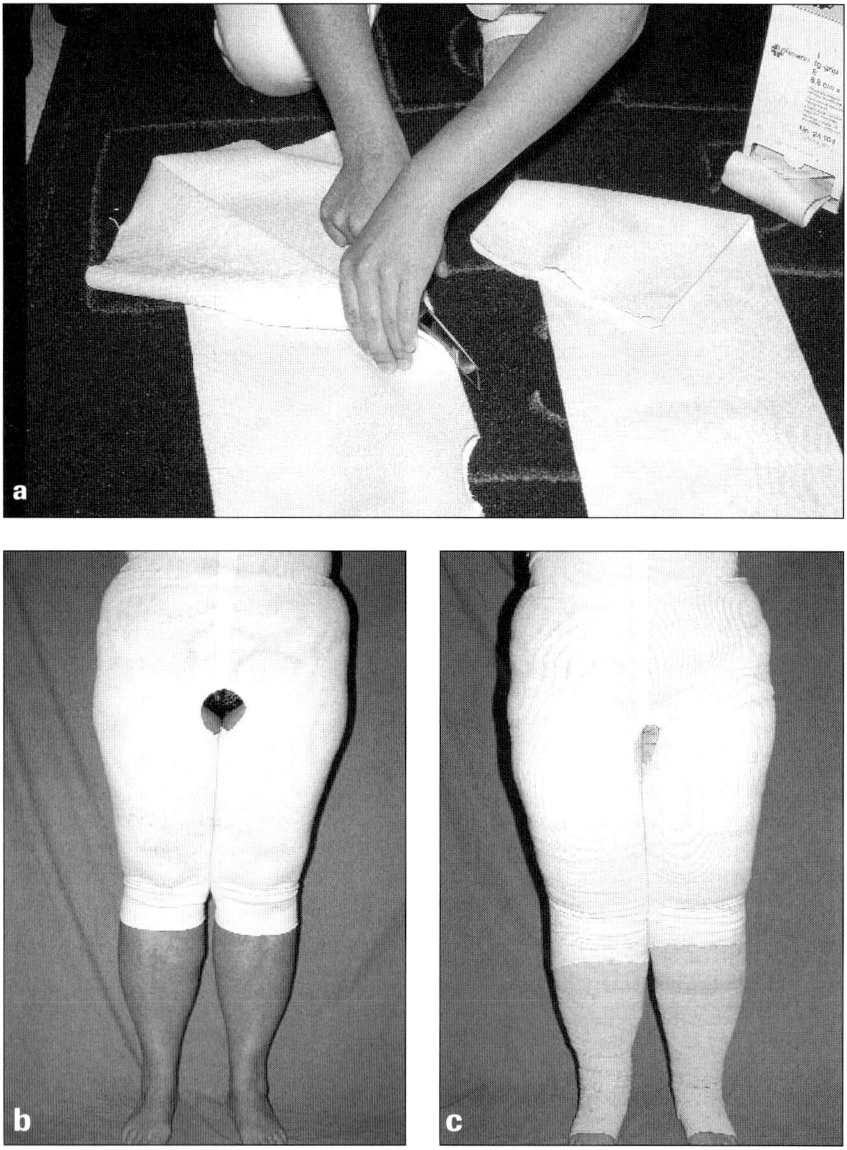

Abb. 7.2.3.3 a–c: Anfertigung einer »tg-grip-Bermuda«: zwei gleich lange Stücke Schlauchverband abschneiden; **a)** das »zukünftige Beinteil« bleibt unverändert, das »zukünftige Leibteil« wird an einer Seite der Länge nach und im Schrittbereich mit einer zusätzlichen Aussparung aufgeschnitten – im Leibbereich wurden die Schnittkanten der zwei Schläuche dann miteinander vernäht **b und c)** eine Patientin mit Lipödemsyndrom trägt die fertige »Bermuda« ohne Bandage und über der fertigen Kompressionsbandage.

Referenzen

(1) Bell S.N., Pflug J.J.: Tissue pressure changes in the epifascial compartment of the bandaged leg. Vasa 10 (1981) 199-203

(2) Emter M., Alexander K.: Duplexsonographie als funktionelle Untersuchung bei Therapie mit Kompressionsmaterialien. 95. Tagung der Deutschen Gesellschaft für Innere Medizin, Suppl 16 (1989) 176-177

(3) Földi M., Kubik S.: »Lehrbuch der Lymphologie«. G. Fischer, Stuttgart-Jena-New York, 4. Aufl., 1999

(4) Herpertz U.: Das Lipödem – Lipedema. Z. Lymphol. 19 (1995) 1-11

(5) Stallworth J.M., Hennigar G.R., Jonsson jr. H.T., Rodriguez O.: The chronically swollen painfull extremity: A detailed study for possible etiological factors. J.A.M.A. 228 (1974) 1656-1659

(6) Wienert V., Hansen R.: Untersuchungen zum Andruckverhalten elastischer Kompressionsbinden. Phlebol. 21 (1992) 283-286

(7) World L.E., Hines Jr. E.A., Allen E.V.: Lipedema of the legs: A syndrome characterized by fat legs and edema. Ann. Intern. Med. 34 (1949) 1243-1250

7.3 Trainingstherapie

7.3.1 Grundlagen

R. H. K. Strößenreuther

An dieser Stelle sei nochmals an die allgemeine Beobachtung erinnert, wonach vermehrte Fettspeicherung vor allem über inaktiver Muskulatur zu finden ist, und umgekehrt, im Sinne eines komplementären Verhaltens, sich über durchtrainierten Abschnitten kaum Fett bildet[8] (1, 6).

Weiterhin sei daran erinnert, dass die typische Form der Lipödembeine in erster Linie durch das tiefe, direkt der Muskelfaszie aufliegende Fettkompartiment bedingt ist (s. Kapitel 1). Es ist somit gut vorstellbar und mit der Anatomie vereinbar, dass eine Hyperämie im Bereich der entsprechenden Muskulatur eine Begleithyperämie der tiefen Subkutanschicht bewirkt. Krotkiewski (3) konnte zeigen, dass sich bei Probanden, die über fünf Wochen ein isokinetisches Training für den M. quadrizeps durchführten, die Fettschichtdicke am Oberschenkel signifikant verminderte. Ein beinbetontes Ausdauertraining (z. B. Ergometrie) in Kombination mit einer Reduktionskost über einen Zeitraum von vier Wochen verringert die Oberschenkelfettschichtdicke doppelt so stark wie eine alleinige Diät (7)!

Folglich sollten den Patientinnen neben einem allgemeinen Trainingsprogramm[9] auch dynamische Übungen für die »relevanten Körperregionen« empfohlen werden.

Johnson (2) beschreibt übrigens auch eine Verbesserung des VAR und nicht nur eine gesteigerte Lipolyse nach Absolvierung eines dynamischen Übungsprogramms; dies erscheint auch vom Standpunkt der Durchblutung aus verständlich, da die mit Muskelaktivität einhergehende Hyperämie und Sympathikusaktivierung einen Fettabbau begünstigt (1, 6, 8).

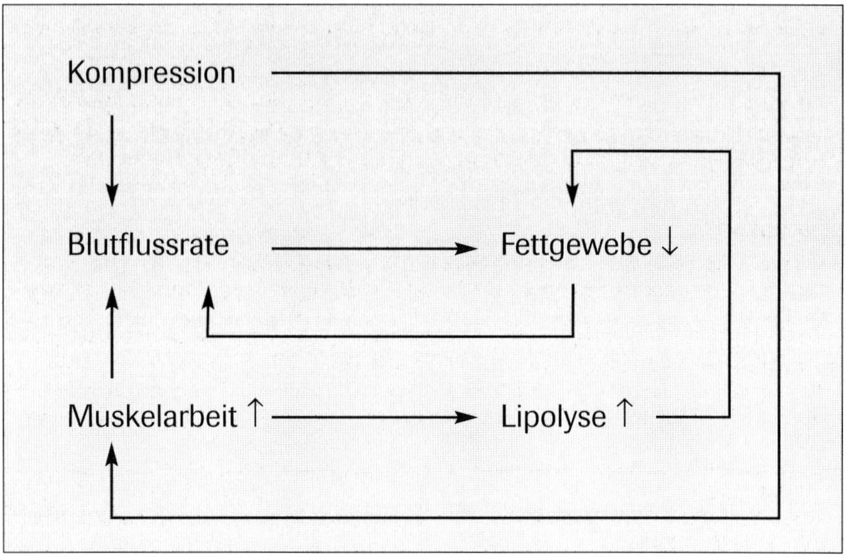

Abb. 7.3.1.1: Ergänzende Wirkungen von Kompressions- und Bewegungstherapie.

Ganz allgemein gilt es zu beachten, dass eine messbare Mehrdurchblutung des Subkutangewebes erst nach einer Übungsdauer von mehr als 45 Minuten und einer Belastung von mindestens 50 % der maximalen Arbeitskapazität (aber höchstens 60 %) beobachtet wurde (4).

Zu Beginn eines Trainings kommt es dagegen sogar zu einem kurzfristigen Abfall der Blutflussrate des Fettgewebes (4)! Empfehlenswert ist also letztlich ein dynamisches Training zwischen 60 und 150 Minuten Dauer.

Diese Vorgaben zeigen aber zugleich die Problematik der Empfehlungen, insbesondere bei älteren oder zusätzlich sehr übergewichtigen Patientinnen – ein solches Konzept kann nur von einem Teil der Betroffenen eingehalten werden.

Entscheidender Faktor eines guten Trainingsprogramms ist die richtige Balance zwischen der Dauer der Trainingseinheit und dem Grad der Belastung! Die Verbesserung des allgemeinen Trainingszustandes bewirkt dann nicht nur eine verbesserte allgemeine Kondition, sondern im Fettgewebe eine erhöhte Sensitivität (»responsiveness«) gegenüber allen lipolysesteigernden Einflüssen und eine Hemmung der Lipogenese (8).

Bewegungsübungen unter Kompression ausgeführt, wirken sich, wie in der Abbildung 7.3.1.1 dargestellt, besonders positiv auf den lokalen Fettabbau aus.

---

[8]*»Vom energetischen Standpunkt aus betrachtet, ließe sich das Temperament als die Summe der verschwendeten und das Phlegma als die Gesamtheit der eingesparten körperlichen Bewegungen definieren.«* (9)

[9]Vergleichende Untersuchungen zwischen Über- und Normalgewichtigen zeigten, dass für die Entwicklung eines Übergewichtes weniger die vermehrte Nahrungsaufnahme als vielmehr der verminderte allgemeine Energieverbrauch ausschlaggebend zu sein scheint (5).

Referenzen

(1) Bahner F.: Fettsucht und Magersucht. In: »Handbuch der Inneren Medizin«, von Bergman G., Frey W., Schwiegk H. (Hrsg.), Springer-Verlag, Berlin-Göttingen-Heidelberg, 1955, 4. Aufl. 7. Band, 1. Teil, 1026-1154

(2) Johnson J.M.: Studies of the cutaneous circulation bei LDF. Proceedings of the 74th Annual meeting of FASeB, Washington DC.: F.A.S.E.B. 938 (1990) A 429

(3) Krotkiewski M., Anaiannson A., Grimby G., Björntorp P., Sjöström L.: The effect of unilateral isocinetic strength training on local adipose and muscle tissue morphology, thickness and enzymes. Eur J Appl Physiol 42 (1979) 271-281

(4) Madsen J., Bülow J.: Adipose tissue blood flow during prolonged, heavy exercise. Pflügers Arch. 363 (1976) 231-234

(5)Roberts S. B.: Energy expenditure and intake in infants born to lean and overweigt mothers. N Engl J Med 318 (1988) 461-466

(6) Vague J., Fenasse R.: Energy storage. In: »Handbook of physiology – Section 5: Adipose Tissue«, Renold A.E., Cahil jr. G.F. (Eds.), American Physiological Society, Washington DC, 1965, 25-36

(7) Wirth A., Kottmann U., Wechsler J.-G.: Adipositas als Gesundheitsrisiko, Änderung von Körperzusammensetzung und kardiovaskulären Risikofaktoren unter Reduktionskost mit und ohne Training. MMW 131 (1989) 404-406

(8) Wirth A.: »Adipositas«, Springer, Berlin-Heidelberg-New York, 2000

(9) Zondek H. Lokalisierte Fettsucht bei Morbus Basedowii. Klin. Wochenschr. 9 (1922) 444

7.3.2 Praktische Hinweise

A. Sonderegger

Vermehrte körperliche Aktivität verbessert die Lipolyse (Fettabbau). Dies gilt auch beim Lipödem, obwohl es hier in doppelter Hinsicht schwierig ist:

- Frauen haben natürlicherweise in der unteren Körperhälfte mehr Fett eingelagert. Auch unter normalen Bedingungen dauert es am längsten, bis diese Fettpolster verschwinden, da der Körper nie nur an bestimmten Stellen Fett abbaut, sondern immer überall gleichzeitig – egal, wie heftig bestimmte Problemzonen beübt werden.
- Beim Lipödem ist der Fettstoffwechsel durch pathologische Veränderungen erschwert, was den Fettabbau nochmals beeinträchtigt.

Dennoch lohnt es sich, in die Lipödembehandlung ein Fett abbauendes Ausdauer- und Kraftausdauertraining mit einzubeziehen. Es reduziert die Schmerzhaftigkeit des Gewebes und unterstützt wesentlich sowohl die Rekonditionierung als auch die Entwicklung einer »guten Beziehung« zum Körper.

Grundlagen[10]

Damit beim Training überhaupt Fett abgebaut wird, d. h. Energie über Lipolyse statt Glykolyse bereitgestellt wird, braucht es zwei Voraussetzungen: eine gute Grundkondition und lange Trainingseinheiten mit niederer bis mittlerer Belastung. Erst gut Trainierte verbrennen auch bei höheren Belastungen noch Fett.

Damit sind schon die größten Schwierigkeiten angesprochen:

- Es gibt keinen schnellen Erfolg! Sich eine ausreichende Grundkondition anzutrainieren dauert mindestens 2–3 Monate. Selbstverständlich spürt man bereits in dieser Zeit die positiven Auswirkungen des Trainings. Das »große Fettverbrennen« findet aber erst später statt.
- Ein wirksames Fettverbrennungstraining erfordert Zeit! Drei Trainingseinheiten pro Woche sollten schon sein, damit sich der Erfolg einstellt.

Lipödembetroffene lassen sich grob in zwei Gruppen einteilen:
Die einen arbeiten sich in Fitnessstudios und Aerobiclektionen ab, gönnen sich kaum einen trainingsfreien Tag und sind irgendwann nur noch frustriert, weil sich ihre Anstrengungen nicht im gewünschten Sinne auswirken. Sie nehmen dennoch immer mal wieder einen Anlauf, um über kurz oder lang erneut auszusteigen.

Die anderen haben entweder diese »Trainingsanfälle« als schlechte Erfahrung endgültig hinter sich gelassen oder gar nie Sport getrieben. Oft können sie sich auf Grund ihrer körperlichen Verfassung (z. B. mit Begleiterkrankungen wie Adipositas und/oder Arthrose) oder ihres Alters gar nicht vorstellen, Sport zu treiben. Sie verbinden damit die Vorstellung von Anstrengungen, die ebenso unerfreulich wie unnütz sind.

Voraussetzungen zu einem erfolgreichen Training

Lipödembetroffene brauchen daher einerseits vertiefte **Informationen** über den Energiehaushalt des Körpers, über die Fakten der Fettverbrennung und über für sie geeignete Sportarten zur Aktivierung der Fettverbrennung sowie über die wirkungsvolle Trainingsgestaltung.

Außerdem brauchen sie gründliche **Instruktionen** in der Handhabung der Herzfrequenzmessung (und damit der Steuerung der Trainingsbelastung), in der korrekten Ausübung der von ihnen gewählten Ausdauersportart(en) und im geeigneten Kraftausdauertraining sowie in verlässlichen Methoden zur Kontrolle des Leistungsstandes.

Ein wirksames, erfolgreiches Fatburner-Training erfordert nicht unbedingt den Besuch eines Fitnessstudios, obwohl das bezüglich der Motivation für viele sehr unterstützend ist. Allerdings muss sichergestellt sein, dass die Trainingsbetreuerin/der Trainingsbetreuer über die spezielle Situation beim Lipödem informiert ist und das Training entsprechend anpassen kann.

Mit einer guten physiotherapeutischen Betreuung – die dann allerdings über längere Zeit gewährleistet sein sollte – lässt es sich aber durchaus auch machen.

In der Zeit der Entstauungstherapie erfolgt die Abklärung und Information über die geeignetste Form des Trainings. Anschließend daran braucht es einige Behandlungstermine zur Instruktion und eine längerfristige (z. B. monatliche) Kontrolle bis ca. 12 Trainingsmonate absolviert sind. Dann hat die Trainierende in der Regel einen Stand erreicht, wo sie eigenständig weitermachen kann.

Die sich regelmäßig wiederholenden Entstauungstherapiephasen reichen dann aus, um auch Trainingsfragen zu klären.

Geeignete Sportarten

- Ergometer (Fahrrad/Hometrainer) und
- Walking
  sind die besten »Einsteigersportarten« für Lipödembetroffene. Fortgeschrittene können vom Walking zum Laufen (Jogging in Kompression) wechseln.
- Schwimmen,
- Inline-Skating,
- Cardio-Cross (im Studio),
- Aqua-fit (Aqua-jogging)
  sind gute Ergänzungssportarten.
- Kraftausdauertraining
  gehört von Anfang an dazu. Es wird im Studio an Geräten oder in entsprechenden Workout-Kursen durchgeführt. Zu Hause oder unterwegs lässt sich das Kraftausdauertraining sehr gut mit dem Thera-Band machen.

Die richtige Trainingsbelastung

Das Allerwichtigste sind die richtige Trainingsbelastung und die richtige Trainingslänge und -häufigkeit. Wer zu intensiv trainiert, verbrennt kein Fett. Wer zu kurz trainiert und/oder zu lange Pausen macht, kommt auf keinen »grünen Zweig«.

Angefangen wird mit einer Intensität von 60 % der maximalen Herzfrequenz (220 minus Alter) für ca. 20 Minuten, zweimal wöchentlich mit jeweils mindestens einem trainingsfreien Tag dazwischen. Gesteigert wird über einen Zeitraum von mehreren Monaten zuerst die Trainingshäufigkeit, dann die Belastungsdauer (je nach Sportart bis zu 2,5 Stunden!) und erst zuletzt die Trainingsintensität.

Ausrüstung

Unabdingbar ist ein Herzfrequenzmessgerät. Es besteht aus einem Brustgurt, der auf Herzhöhe befestigt wird und einem Empfänger, der wie eine Uhr am Handgelenk getragen wird. Die besten Geräte sind von Polar und in guten Sportabteilungen erhältlich. Die einfachste Ausführung reicht völlig aus.

Selbstverständlich ist – entsprechend der gewählten Sportart(en) – auch den Schuhen und der Kleidung genügend Aufmerksamkeit zu schenken und es lohnt sich, die Beratung eines guten Fachgeschäftes in Anspruch zu nehmen.

Lipödembetroffene sollten sich sog. funktionelle Kleidung anschaffen, die Schweiß nach außen transportiert und eine allzeit angenehme Körpertemperatur gewährleistet. Sie verhindert das Wundscheuern, macht das Training um einiges erfreulicher und ist vor allem bei Outdoor-Sportarten sicherlich kein übertriebener Luxus.

[10]Es würde den Rahmen dieser Ausführungen bei weitem sprengen, wenn ich zu jedem Punkt auf Details eingehen würde. Glücklicherweise gibt es ein ausgezeichnetes Buch zum Thema: Christina Gottschall/Sabine Heilig: Trainingsbuch Fatburner, rororo-Sport, ca. DM 17,–. Neben sehr gut verständlich vermitteltem Grundlagenwissen enthält das Buch ausführliche Trainingspläne.

7.4 Intermittierende Kompression

R. H. K. Strößenreuther

Gelegentlich wird auch eine zusätzliche Therapie des Lipödems mittels intermittierender Kompression (bei Drücken unter 60 mmHg) empfohlen (5). Kontrollierte Studien hierzu mit einem klaren klinischen Endpunkt existieren nicht. Belcaro und Nicolaides (1) berichten ebenfalls von einer Verbesserung des VAR nach Applikation einer Pneumomassage bei Patienten mit chronischer, ambulatorischer venöser Hypertension. Die Verbesserung hielt etwa eine Stunde an; dann trat wieder eine Verschlechterung ein.

In jedem Falle aber wird die intermittierende Kompression allenfalls als adjuvante Maßnahme, die eine KPE keinesfalls ersetzen kann, gewertet (5). Anders als beim Beinlymphödem mit Beteiligung des sog. Rumpfquadranten kann man aber auch nicht von einer eindeutigen Kontraindikation sprechen.

Nach den Erfahrungen von Herpertz (3) (und auch den eigenen) ist der Einsatz entsprechender Geräte beim Lipödem jedoch wenig effektiv, da bei Drücken über 50 mmHg Schmerzen auftreten – darunter aber keine Wirkung zu beobachten sei. Herpertz rät stattdessen ebenfalls zur ML-Behandlung und individueller Kompressionstherapie mittels Bandagen.

Vorsicht ist nach unserer Erfahrung bei einem zusätzlich bestehenden arteriellen Hypertonus geboten; insbesondere bei Verordnung eines Gerätes zur Heim-Selbstbehandlung stellen die Patientinnen nach dem Motto »bös vertreibt bös« oft viel zu hohe Drücke ein[11].

Da durch die Druckwellengeräte überwiegend Wasser, nicht jedoch interstitielles Eiweiß abtransportiert wird (2, 4), muss vom Einsatz beim Lipo-Lymphödem abgeraten werden. Die Folgen wären ansonsten eine vermehrte Fibrosklerose im Staugebiet und eine Verschlechterung des Zustandes.

[11]Uns ist der Fall einer älteren Dame bekannt, die ein entsprechendes Druckwellengerät vom Hausarzt zur Behandlung ihres Lipödems verschrieben bekam. Da sich während der ersten Behandlungen mit den vom Arzt empfohlenen Druckwerten keine deutliche Besserung zeigte, erhöhte die Patientin den Druck maximal und wurde kurze Zeit später von den Sanitätern mit einem akut aufgetretenen Lungenödem in die Notfallambulanz gebracht.

Referenzen

(1) Belcaro G.V., Nicolaides A.N.: Acute effects of intermittent sequential compression in venous hypertension. J. Cardiovasc. Surg. (Italy) 34 (1993) 493-497

(2) Földi M., Kubik S.: »Lehrbuch der Lymphologie«. G. Fischer, Stuttgart-Jena-New York, 4. Aufl., 1999

(3) Herpertz U.: Das Lipödem – Lipedema. Z. Lymphol. 19 (1995) 1-11

(4) Partsch H., Stoberl C.H., Urbanek A., Wenzel-Hora B.I.: Clinical use of indirect lymphography in different forms of leg edema. Lymphology 21 (1988)152-160

(5) Werner G.T., Strößenreuther R.H.K.: Grundlagen und therapeutische Ideen zur Behandlung von Lymphödemen. Phys. Rehab. Kur. Med. 8 (1998) 104-109

7.5 Medikamentöse Therapie

R. H. K. Strößenreuther

Es gibt kein Medikament, welches das Lipödem günstig beeinflussen würde.

Diuretikagaben oder die Verordnung von Diäten (ohne gleichzeitig bestehende Adipositas) werteten bereits Allen und Hines (1) als Fehler und empfahlen stattdessen ebenfalls die Verordnung von Kompressionsstrümpfen.

Diskutieren muss man aber, ob manche aus anderem Grunde eingesetzte Medikamente möglicherweise einen negativen Einfluss auf die Erkrankung haben könnten.

So vermeiden wir beispielsweise die Gabe von Antihypertonika, die als typische Nebenwirkung Knöchelödeme erzeugen (z. B. Kalziumantagonisten). Auch die Indikation für einen β-Blocker sollte nicht »nur«[12] ein arterieller Hypertonus sein, gab es doch in mehreren Studien Hinweise auf eine Verminderung des Grundumsatzes sowie eine Hemmung der Lipolyse (3).

Bei einer adipösen Typ-2-Diabetikerin sollte möglichst kein sog. Mischinsulin (meist mit einem Basalanteil von 70 %) mehr zum Einsatz kommen: Mit steigendem Körpergewicht kommt es zu ungenügender Blutzuckereinstellung und damit zum Anstieg des Insulinbedarfes – die Patientin wird also zunehmen. Pathophysiologisch sinnvoll wäre dagegen das Konzept *»Ersetzen was fehlt«*. Tagsüber wird dabei Normalinsulin oder ein schnell wirkendes Analoga gegeben, gegebenenfalls zur Nacht bei nachgewiesenem Bedarf (Basalratentest) zusätzlich ein Basalinsulin (2). Die additive Gabe oraler Antidiabetika wie z. B. Metformin ist sinnvoll.

Auch Antidepressiva können das Körpergewicht ungünstig beeinflussen. Insbesondere das häufig verwendete Amitriptylin besitzt eine hohe adipogene Potenz; es empfiehlt sich also u. U. ein Ausweichen auf andere Wirkstoffe (z. B. Fluoxetin).

Da oft über massive Verschlechterung des Zustandes bei Entwicklung einer zusätzlichen allgemeinen Adipositas berichtet wird, sollte in jedem Fall das Normalgewicht erhalten oder zumindest »anvisiert« werden. Wir setzten dazu wiederholt und mit gutem Erfolg Silbutramin (Reductil®) und/oder Orlistat (Xenical®) als zusätzliche Maßnahme zu Diät[13] und Bewegungstraining ein.

[12]Beim gleichzeitigen Vorliegen einer KHK würde man z. B. sicher nicht mit dem Einsatz eines β-Blockers zögern.

[13]Nach Gewichtsabnahme nehmen Grundumsatz und glucoseinduzierte Theramogenese ab. Alles Faktoren, die den Übergewichtigen ein kontinuierliches Abnehmen erschweren und oft zur Stagnation der Gewichtsreduktion (und entsprechender Frustration) führen. Hier gilt es dann u. a. wieder mit einem entsprechenden Trainingsprogramm hilfreich gegenzusteuern.

Referenzen

(1) Allen E.V., Hines E.A.: Lipedema of the legs. Proc. Staff. Mayo Clin. 15 (1940) 184-187
(2) Matthaei S, Häring H.-U.: Insulintherapie des adipöden Typ 2 Diabetikers. MMW-Fortschr. Med. 21 (2001) 35-37.
(3) Sharma M.: Betablocker – für Dicke nur zweite Wahl? MMW-Fortschr. Med. 17 (2001) 10.

7.6 Operative Therapie

7.6.1 Allgemeine Vorbemerkungen

R. H. K. Strößenreuther

Die operative Entfernung der unerwünschten Fettmassen birgt etliche Gefahren und Probleme. Nicht selten entstehen nach Liposuktion sekundäre Lymphabflussstörungen (1, 4, 5), Lymphzysten, Serome oder große zur Organisation neigende Hämatome (3). Auch die kosmetischen Ergebnisse sind nicht immer befriedigend. Narbenbildung kann zu Einziehungen und starker Vergröberung der Hautoberfläche führen (3).

Zusammenfassend betrachtet, muss man nach den Erfahrungen vieler Fachleute von einem operativen Vorgehen beim Lipödem abraten. Eine Ausnahme ist sicher das gezielte Entfernen großer Haut- oder Fettlappen an den Beinen, welche die Kompressionstherapie erschweren und die Beweglichkeit der Patientinnen hemmen.

Auch bei der operativen Behandlung eines zusätzlichen Krampfaderleidens ist Vorsicht geboten: Földi (2) berichtet über eine postoperative Ödemzunahme nach entsprechenden Eingriffen von 58,2 % bei Lipödempatientinnen und 75,7 % bei Patientinnen mit einem Lipo-Lymphödem.

Um im Falle eines operativen Vorgehens Komplikationen möglichst zu vermeiden, sollten die im folgenden Beitrag von Baumeister dargestellten Erfahrungen stets beachtet werden.

Referenzen

(1) Földi M.: Das Lymphödem – Sinn und Unsinn in der Therapie und Diagnostik. Vasomed Aktuell 3 (1989) 27-29

(2) Földi M., Idiazabal G.: The role of operative management of varicose veins in patients with lymphedema and/or lipedema of the legs. Lymphology 33 (2000) 161-171

(3) Illouz Y.-G.: Body contouring by lipolysis: A 5-year experience of over 3000 cases. Plast. Reconstruct. Surg. 72 (1983) 591-597

(4) Weissleder H., Schuchhardt Ch.: »Erkrankungen des Lymphgefäßsystems: Das Lipödemsyndrom«, Viavital, Köln, 2000

(5) Wienert V., Leeman S.: Das Lipödem. Hautarzt 42 (1991) 484-486

7.6.2 Lymphologische Aspekte der Entfernung von Fettgewebe durch Absaugung

R. G. H. Baumeister

Die Entfernung von funktionell oder ästhetisch störendem Fettgewebe ist seit mehr als 20 Jahren eine Domäne der Liposuktion (5). Alternativen wären die Kürettage von regionalen Fettgewebsansammlungen, wie sie Schrudde angegeben hatte, oder die Resektion von Fettgewebe zumeist zusammen mit einem Hautareal durch eine größere Inzision.

Für die Therapie von Lymphödemen wurde als Ersatz für eine Resektionsoperation mit langer Schnittführung die Liposuktion angegeben (6) und in der letzten Zeit an der oberen Extremität in einer größeren Serie durchgeführt und nachuntersucht (3).

Möglich wäre demnach auch eine Behandlung bei sog. Lipödemen durch Liposuktion.

Der Begriff des Lipödems erscheint mir aus entsprechenden eigenen klinischen Erfahrungen problematisch, da bei der Therapie von störendem Fettgewebsansammlungen keine als Ödem anzusprechende Situation vorzufinden war und auch die Untersuchung an einzelnen Patienten mit Hilfe der Lymphsequenzszintigraphie keinen Anhalt für eine globale Behinderung des Lymphabstromes ergeben hatte.

Mittels der Liposuktion werden mit oder ohne zusätzliche Installation von Flüssigkeit im Subkutanraum vornehmlich Fettzellen durch perforierte Kanülen mit Hilfe eines Unterdruckes abgesaugt. Alternativ besteht zudem die Möglichkeit, durch Kanülen mittels Ultraschall eine Zerstörung von Fettgewebe zu erreichen.

Durch eine zumeist flächige Veränderung des Subkutangewebes besteht nun die Möglichkeit einer mehr oder weniger ausgedehnten Läsion von weiteren Strukturen, wie kleinen Venen, Arterien, Nerven und auch von Lymphgefäßen, wobei hier auch größere Kollektoren betroffen seien können. Berichte über Lymphödeme nach Liposuktionen (7) ließen deshalb eine Untersuchung der Verletzungsmöglichkeiten von Lymphgefäßen bei der Liposuktion geboten erscheinen.

Im Verlauf der Erfahrung in der Mikrochirurgie der Lymphgefäße (1) mit der Transplantation von körpereigenen Lymphbahnen zur Überbrückung eines unterbrochenen Lymphsystems z.B. nach operativen Eingriffen an der Achsel oder im Leisten- und Beckenbereich zeigte sich, dass Lymphbahnen auf Längszug vergleichsweise unempfindlich sind, während sie bei seitlicher Gewalteinwirkung auf die Gefäßwand leicht zerreißen (2).

Ausgehend von dieser Beobachtung war es daher von Interesse zu überprüfen, ob die Richtung, in der die Kanüle mit ihrer Saugwirkung auf die Lymphbahnen einwirkt, einen Einfluss auf die Schädigungsmöglichkeit durch Liposuktion haben.

An der Medialseite von zehn unteren Extremitäten wurden postmortal konventionelle Liposuktionen mit einer 4 mm Saugkanüle mit nicht schneidenden Öffnungen durchgeführt. Hierbei wurden zwei verschiedene Richtungen der Saugkanülenbewegungen gewählt: zum einen eine Bewegungsrichtung parallel zur Extremitätenachse und damit zur Verlaufsrichtung der Lymphbahnen und zum anderen eine quere Saugrichtung in einem Winkel zwischen 80 und 90 Grad zur Extremitätenachse.

Die entsprechende Gewebsareale wurden vorsichtig präpariert und auf makroskopisch fassbare Verletzungen der Lymphbahnen untersucht. Hierzu waren vor der Saugung durch periphere Gabe von Patentblau die Lymphbahnen blau angefärbt worden. Drei unterschiedliche Befundstadien und damit Verletzungsgrade wurden unterschieden.

Als *Grad »0«* wurde die Abwesenheit von makroskopisch sichtbaren Verletzungen der Lymphgefäße bezeichnet. Als *Schädigungsgrad »1«* wurden kleine Austritte von blauem Farbstoff in unmittelbarer Nachbarschaft der Lymphbahnen – weniger als 2 mm entfernt – bezeichnet.

Grobe Farbstoffaustritte, die sich in der weiteren Umgebung der Lymphgefäße ausbreiteten oder das Auftreten von blauem Farbstoff im Auffanggerät des Saugapparates wurden als *Schädigung Grad »2«* beurteilt.

Hierbei ergab sich ein signifikanter Unterschied zwischen den beiden Saugrichtungen.

Bei longitudinaler Saugung zeigte sich bei 14 von 18 Regionen keine Lymphbahnschädigung (Grad »0«), bei 4 Regionen zeigte sich eine mäßige Schädigung (Grad »1«), eine schwere Schädigung zeigte sich bei dieser Verlaufsrichtung nicht.

Demgegenüber war nach querer Saugrichtung nur in einer Region von 14 keine Verletzung (Grad »0«) zu sehen. Sechs Regionen zeigten eine Schädigung Grad »1«, während bei der Hälfte der Regionen, nämlich 7, eine schwere Lymphbahnschädigung (Grad »2«) festzustellen war (4).

In unserer klinischen Tätigkeit ziehen wir aus den Untersuchungen unter lymphologischen Gesichtspunkten bei der Liposuktion an der unteren Extremität folgende Konsequenzen:

Keine lymphologischen Bedenken haben wir bei Liposuktionen von isolierten, regional begrenzten Fettansammlungen im Bereich der Außenseite des Oberschenkels epitrochantär.

Veränderungen an der Innenseite der Beine bzw. an der Gesamtheit der unteren Extremität müssen präoperativ lymphologisch abgeklärt werden.

Insbesondere beim Absaugen an der Innenseite des Knies und unterhalb des Leistenbandes muss bei Patienten auf die besondere Gefährdung der hier verlaufenden Hauptlymphbahnen hingewiesen werden.

Auf jeden Fall sollte eine lymphbahnschonende Saugrichtung in longitudinaler Saugrichtung gewählt werden. Wir führen zudem präoperativ eine Lymphsequenzszintigraphie durch, um nicht eine präoperative Lymphabflussbehinderung zu übersehen.

Referenzen

(1) Baumeister R.G.H., Seifert J., and Hahn D.: Autotransplantation of lymphatic vessels. Lancet 1: 147, 1981.

(2) Baumeister R.G.H., Siuda S.: Treatment of lymphedemas by microsurgical lymphatic grafting: What is proved? Plast. Reconstr. Surg. 31: 137. 1997

(3) Brorson H., Svensson H.: Complete reduction of lymphedema of the arm by liposuction after breast cancer. Scand. J. Plast. Reconstr. Surg. Hand. Surg. 31: 137, 1997

(4) Frick A., Hoffmann J.N., Baumeister R.G.H., Petri R.: Liposuction Technique and Lymphatic Lesions in Lower Legs, Anatomic Study to Reduce Risks. Plast. Reconstr. Surg. 72: 591, 1983.

(5) Illouz Y.-G.: Body contouring by lipolysis: 5 years' experience with over 3.000 cases. Plast. Reconstr. Surg. 72: 591, 193.

(6) Illouz Y.-G.: Lymphedema. In: Dankowski E. (Ed.): Body Sculpturing by Lipoplasty. Edinburgh: Churchill Livingstone, 1996.

7) Pitman G.H., Teimourian B.: Suction lipectomy: Complications and results by survey. Plast. Reconstr. Surg. 76: 65, 195.

7.7 Sonstiges

R. H. K. Strößenreuther

Beim gleichzeitigen Vorliegen einer Venenschwäche sollten **Kneipp-Anwendungen** empfohlen werden. Wichtig ist dabei die korrekte Durchführung: nur kalte Güsse (aber kein kaltes Wasser auf kalte Füße) und mindestens vier Minuten Anwendungsdauer.

Nur so kann die für eine verbesserte Venenfunktion erforderliche Hautabkühlung erreicht werden.

In kommerziellen Studios (»Rollenstudios«) wird zur Behandlung der »Reithosen« die sog. **Rollentherapie** angeboten. Von einem Elektromotor angetriebene zirkulierende Holzrollen massieren dabei die Beine. Untersuchungen zum Nutzen dieser Anwendung existieren nach unserem Wissen nicht. Wir konnten unseren Patientinnen über einen Zeitraum von einigen Wochen ein solches Gerät kostenfrei zur Verfügung stellen und baten die Damen dabei, immer nur ein Bein (und immer dasselbe) zu behandeln. Wir beobachteten keine Verbesserung unter zusätzlicher Anwendung des Gerätes. Die diesbezüglichen Aussagen der Patientinnen waren gemischt, der Großteil konnte aber ebenfalls keinen Seitenunterschied erkennen.

Den Einsatz von **Salben und Cremes** oder speziellen **Handmassagegeräten** haben wir bereits im Abschnitt 5.2.3 besprochen; die Wirksamkeit solcher Anwendungen bei der Behandlung der sog. Zellulite konnte nicht nachgewiesen werden, dies gilt sicher auch für das Lipödem.

7.8 Therapieerfolge beim Lipödem

R. H. K. Strößenreuther

Bei konsequenter Therapie und vor allem »Dauerkompression« beobachtet man nicht nur ein Konservieren des Erfolges der Phase 1, sondern auch einen kontinuierlichen Abbau überschüssiger Fettreserven an den Beinen. Anders als beim Lymphödem muss man aber beim Lipödem bezüglich der Therapiedauer nicht von »Wochen und Monaten« sondern von »Monaten und Jahren« sprechen.

Angaben bezüglich der Therapieerfolge der KPE beim Lipödem sind zumeist eher vage (v. a. existieren leider keine Langzeitbeobachtungen). So berichtet Herpertz beispielsweise von *»eher geringen Ödemabnahmen und damit Umfangabnahmen ...., sodass der Erfolg in Bezug auf Volumenreduktion eher gering ist .... ca. 500–1.000 ml pro Bein....«*[14].

Nach Földi dagegen kann es bei Lipödembetroffenen während einer 2–4-wöchigen KPE *»zu Volumenabnahmen der Beine von mehreren Litern kommen«*[15].

In unserem eigenen Patientinnenkollektiv ergab sich bei 62 Frauen mit einem Lipödemsyndrom der Beine bei einem durchschnittlichen Beinvolumen von 22,4 Litern während einer 3–4-wöchigen stationären Entstauungstherapie eine Volumenminderung von 13,7 % (jeweils auf ein Bein bezogen).

Bei solch widersprüchlichen Aussagen ist es sehr zu begrüßen, dass die Arbeitsgruppe um Brenke ihre eigenen therapeutischen Ergebnisse genauer analysierte und im folgenden Abschnitt darstellt.

Da der »schönste stationäre Erfolg« aber letztlich nichts nützt, wenn die Betroffenen den Erfolg dann ambulant nicht konservieren können, werden im Anschluss anhand von Fallbeispielen einige Hinweise für eine gute Kompressionsstrumpfversorgung gegeben.

[14]Herpertz U.: Die häufigsten Beinödeme. Phlebologie 2 (2001) 48-52

[15]Földi M., Kubik S.: »Lehrbuch der Lymphologie«

7.8.1 Klinische Erfolge der Komplexen Physikalischen Entstauungstherapie beim Lipödem

R. Brenke, W. Siems, H. Obendorfer

Bei der Behandlung des Lymphödems wird heute von lymphologischer Seite die Komplexe Physikalische Entstauungstherapie favorisiert (1, 3, 4). Untersuchungen zur Wirksamkeit dieser Therapie beim Lipödem sind jedoch spärlich (2, 3). Unter Klinikern herrscht oft die Auffassung vor, dass die Behandlungserfolge geringer ausfallen als beim Lymphödem. Ziel der vorliegenden Studie war der Nachweis der Effektivität der KPE beim Lipödem der Beine im Vergleich zum Lymphödem.

Dazu wurde mit Hilfe der akzeptierten 4-Zentimeter-Methode bei 16 Patientinnen mit Lipödem, 18 Patientinnen mit Lipo-Lymphödem und 13 Patientinnen mit primärem oder sekundärem Lymphödem der Beine im Stadium II während einer durchschnittlich 21-tägigen Serie KPE (± 4 Tage) bei Aufnahme und Entlassung das Volumen der Extremitäten bestimmt und die Volumenentwicklung getrennt für Oberschenkel und Unterschenkel ausgewertet und verglichen (Wilcoxon-Test, $p=0{,}05$). Die zusätzliche Bestimmung des BMI diente zum Abschätzen des Ausmaßes einer möglichen Adipositas.

Es zeigte sich, dass sich die Ausgangsvolumina der erkrankten Extremitäten mit durchschnittlich 23,3 l bei Lipödemen und 24,08 Liter bei Lymphödemen nicht signifikant unterscheiden (Abb. 7.8.8.1).

Die Volumenabnahme unter der Behandlung ist bei allen Patientengruppen signifikant (Tab. 7.8.1.1). Sie beträgt bei den Lipödemen im Mittel 3,19 l für die gesamte Extremität (2,85 l am Oberschenkel, 0,34 l am Unterschenkel) und bei den Lymphödemen 3,35 l am gesamten Bein, davon 2,43 l am Oberschenkel und 0,92 l am Unterschenkel.

Die Volumenabnahme ist damit beim Lipödem zwar insgesamt geringer als beim Lymphödem, von der Größenordnung her aber vergleichbar. Zusätzlich bestätigt sich, dass sich beim Lipödem die Veränderungen im Gegensatz zum Lymphödem in vielen Fällen auf den Oberschenkel konzentrieren.

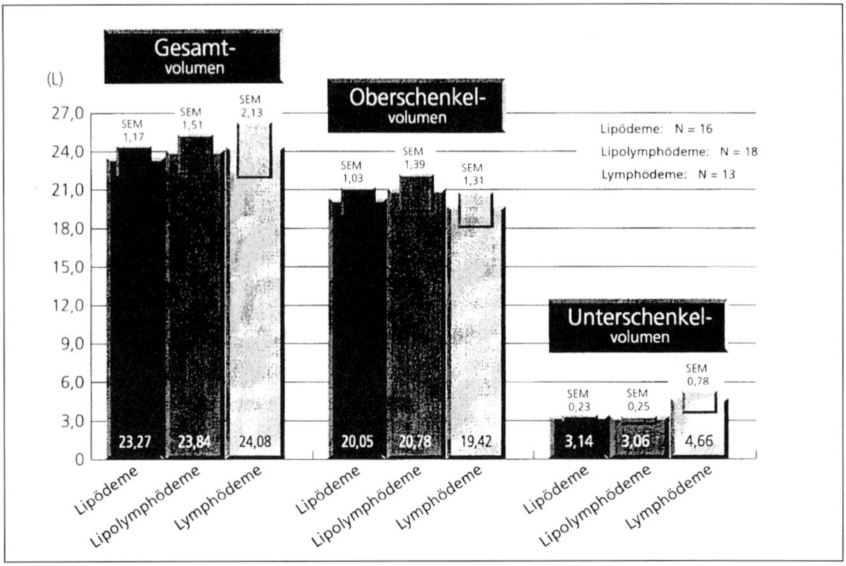

Abb. 7.8.1.1: Ausgangsvolumina der Beine bei Patienten mit Lipödemen, Lipo-Lymphödemen und Lymphödemen. Lymphödematöse Beine weisen das höchste Gesamtvolumen auf, das Volumen der Oberschenkel ist jedoch bei Lipödemen bzw. Lipo-Lymphödemen größer.

Der BMI ist zwar bei allen Patientengruppen erhöht, liegt jedoch bei den reinen Lipödem-Patientinnen am niedrigsten (Abb. 7.8.1.2). Dies widerlegt die Ansicht, nach der es sich beim Lipödem um eine alleinige Variante einer Adipositas handeln würde.

Diese Resultate bekräftigen die Effektivität der KPE auch beim Lipödem.

Tab. 7.8.1.1: Absolute Volumenabnahme am gesamten Bein sowie an Ober- und Unterschenkel während einer Serie von KPE bei Lipödemen und Lymphödemen.

	Gesamtes Bein		**Oberschenkel**		**Unterschenkel**	
	Absolut (l)	Relativ (%)	Absolut (l)	Relativ (%)	Absolut (l)	Relativ (%)
Lipödem (n=16)	3,19 ± 1,93	13,70 ±6,68	2,85 ±1,76	14,21 ±6,84	0,34 ±0,22	10,82 ±6,30
Lymphödem) (n=13)	3,35 ±2,81	13,90 ±8,05	2,43 ±2,22	12,51 ±8,44	0,92 ±0,69	19,74 ±7,84

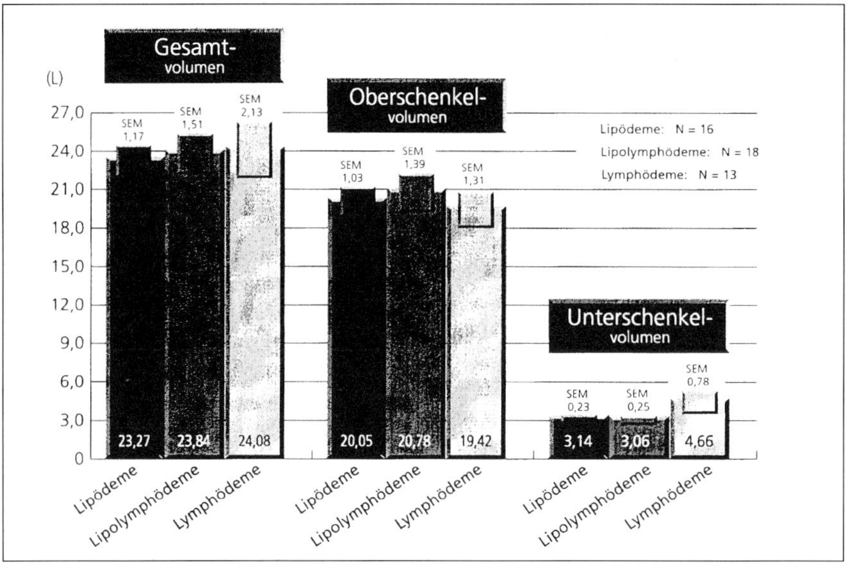

Abb. 7.8.1.2: Der BMI nimmt bei allen Patientengruppen in vergleichbarem Maße ab, zudem liegt er bei reinen Lipödemen am niedrigsten.

Referenzen

(1) Földi E., Földi M.: Das Lipödem. In: Földi M., Kubik S.: Lehrbuch der Lymphologie, 4. Aufl. Gustav Fischer, Stuttgart, Jena, Lübeck, Ulm 1999

(2) Földi E., Földi M.: Die Therapiemöglichkeiten des Lipödems, dessen mit verschiedenen vaskulären Erkrankungen kombinierten Formen sowie der »benignen symmetrischen Lipomatose« (Madelung-Krankheit). Swiss Med. 6 (1984), 19-24

(3) Herpertz U.: Das Lipödem. Z. Lymphologie 19 (1995), 1-7

(4) Wienert V., Leemann S.: Das Lipödem. Hautarzt 42 (1991), 484-486

7.8.2 Fallbeispiele und Tipps zur Kompressionsstrumpfversorgung beim Lipödem

E. Relovsky, R. H. K. Strößenreuther

Die Kompression in der **Phase II** erfolgt mittels maßangefertigter Kompressionsstrümpfe[16]. Zumeist empfiehlt sich dabei eine Versorgung mit sog. Flachstrickware, da es nur bei dieser Stricktechnik möglich ist, die Beine von Lipödembetroffenen mit ihren oft »beeindruckenden« Umfangänderungen innerhalb eines kurzen Beinabschnittes adäquat zu komprimieren.

Patientinnen, die trotzdem mit rundgestrickten Strümpfen versorgt werden, klagen meist über abschnürende Falten am Sprunggelenk dorsal sowie in der Kniekehle – die Tragecompliance ist entsprechend »bescheiden«. Allenfalls in leichteren Fällen kann u. U. auch eine Versorgung mit sog. Rundstrickware erfolgen.

Die folgenden Fallvorstellungen zeigen, wie auch schwierige Fälle mit einer zufrieden stellenden Kompressionsversorgung ausgestattet werden können.

Fall 1: *66jährige Patientin mit einem Lipödemsyndrom beider Beine*

Anamnese: Der Zustand der Beine habe sich *»ganz plötzlich seit dem 40. Lebensjahr entwickelt und dann kontinuierlich verschlechtert«*. Vor dem 40. Lebensjahr war die Patientin mit 81 kg bei einer Körpergröße von 162 cm zwar übergewichtig gewesen, jedoch sieht man auf alten Bildern noch ein normales Verhältnis von Oberkörper zu Beinen. Den Krankheitsbeginn erklärende Umstände lassen sich nicht erfragen. Negative Familienanamnese. Lipödemtypische Beschwerden, ausgeprägte Gehbehinderung als Folge der Zunahme der Fettmassen an den Oberschenkeln. Unauffälliges Routinelabor incl. TSH. Lumbalgie. Bislang keine Entstauungstherapie.

Körperlicher Befund: Größe 162 cm, Gewicht 136,5 kg. Stemmer-Zeichen bds. negativ, Vorfuß nicht gestaut. Leichte prätibiale Ödeme beidseits. Mitte Knie noch ein Beinumfang von 45 cm, acht Zentimeter über dem Patellaoberrand bereits 79 cm. Starke Fettlappenbildung an der Knieinnenseite. Lipödemtypischer Sicht- und Tastbefund – jedoch keinerlei Druckempfindlichkeit der Subkutis. An der Innenseite der Oberschenkel mazeriertes und entzündetes Gewebe durch mechanische Reizung beim Gehen. Ausgeprägte Bauchschürze, Mykose im Inguinalbereich.

Therapieverlauf: Während einer 32-tägigen stationären Therapie konnte am linken Bein eine Volumenminderung von 6 Litern (von 26,6 auf 20,6 Liter) und am rechten Bein von 4,5 Litern (von 25,8 auf 21,3 Liter) erzielt werden. Acht Zentimeter über dem Patellaoberrand wurde links eine Umfangminderung 19 cm und rechts von 12 cm erzielt.

Zum Erhalt des Therapieerfolges erhielt diese Patientin ein Paar Kompressionskniestrümpfe nach Maß und eine sog. Kompressionsleggin nach Maß, jeweils in Kompressionsklasse 2. Beide Versorgungen werden gleichzeitig übereinander getragen. Die Gehfähigkeit der Patientin verbesserte sich signifikant (insbesondere wenn die Kompressionsstrumpfversorgung getragen wurde).

Eine durchgehende Kompressionsstrumpfhose hätte die Patientin wegen der chronischen »Kreuzschmerzen« nicht alleine anziehen können. Um solchen Patientinnen das Anziehen noch weiter zu erleichtern, verordnen wir stets auch eine gute Anziehhilfe (z. B. *Easy-slide, Quick-fit* oder das System *Slippies* der Firma Juzo).

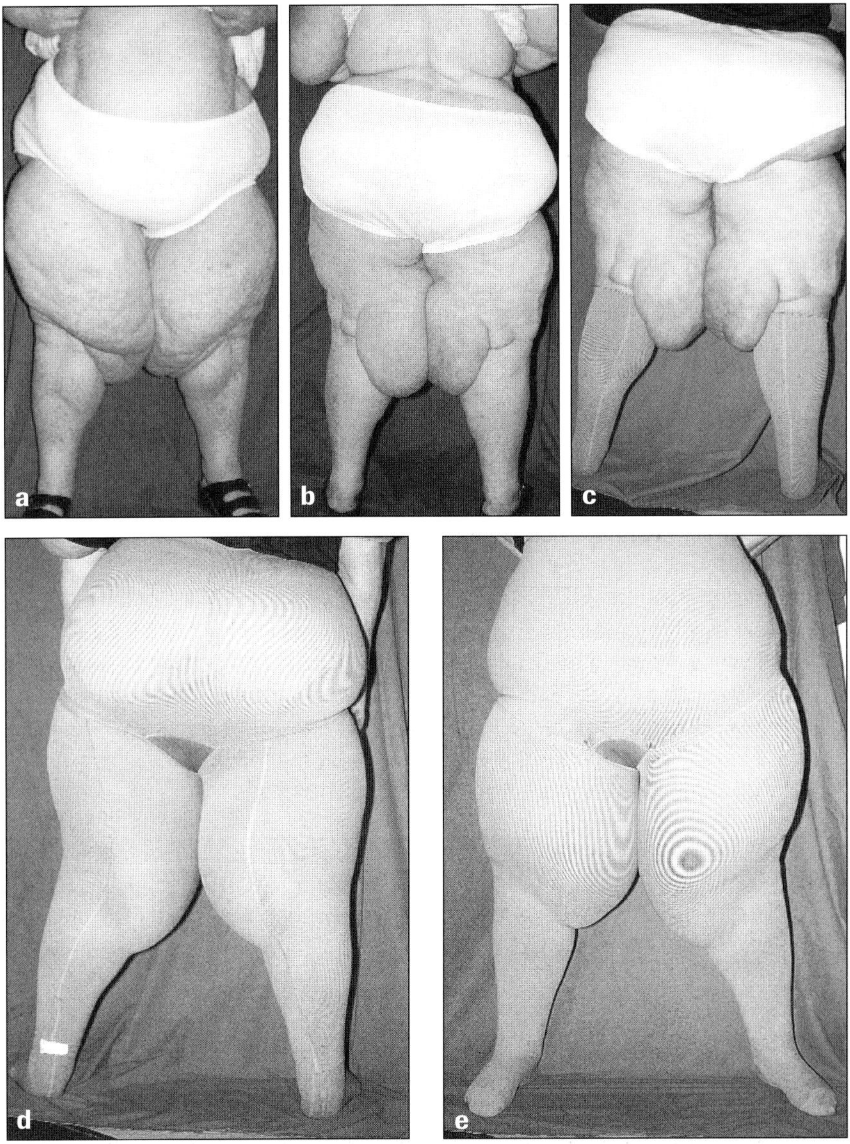

Abb. 7.8.2.1: a-b) Fall 1: Die oben beschriebene Patientin in der Sicht von ventral und dorsal, **c)** mit angezogenen Kniestrümpfen und **d-e)** mit darübergezogener Kompressionsleggins (die in der Sicht von dorsal in Sprunggelenkshöhe erkennbare helle Markierung bezeichnet das Ende der sog. Leggins).

Auch der im Folgenden vorgestellte Fall erforderte eine besondere Kompressionsversorgung, da die Patientin wegen einer Hyperästhesie im Gesäßbereich (sog. Reithosensyndrom bei Z. n. lumbaler Bandscheibenoperation) dort keinen Kompressionsdruck ertrug. Da nach der erfolgreichen Entstauung die Haut aber in großen Lappen am Oberschenkel herunterhing und sich diese Lappen bereits nach kurzer Orthostase sehr schnell wieder füllten, war eine (nicht rutschende) Strumpfversorgung von größter Bedeutung.

Fall 2: *50-jährige Patientin mit einem Lipödemsyndrom (Lipo-Lymphödem?) beider Beine*

Anamnese: Die Patientin berichtet, als Kind noch *»normal schlank«* gewesen zu sein. Erst nach einer *»Mandeloperation im Alter von etwa 10 Jahren«* seien die Beine langsam dicker geworden. Bis 1973 war die Patientin noch als Krankenschwester beruflich tätig; dann Geburt von Zwillingen. Ab diesem Zeitpunkt massive Verschlechterung der Beine (eine Thrombose ist nicht bekannt). Seit etwa sechs Jahren nun zunehmende Lappenbildung an der Innenseite der Beine mit daraus resultierender Gehbehinderung und rezidivierenden Wundroseepisoden (teilweise stationäre Behandlung erforderlich).

Befund: Größe 167 cm, Gewicht bei Aufnahme in unserer Abteilung 200 kg (Höchstgewicht 222 kg). Elefantiastische Beinschwellung bds., an beiden Oberschenkeln ausgeprägte Lappenbildung, in den Falten Mazeration und Entzündungszeichen. Unter-

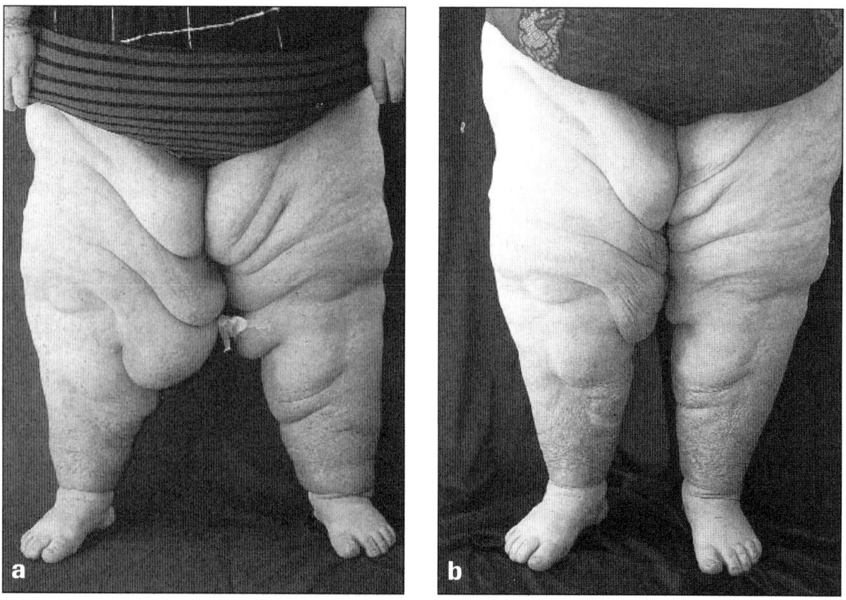

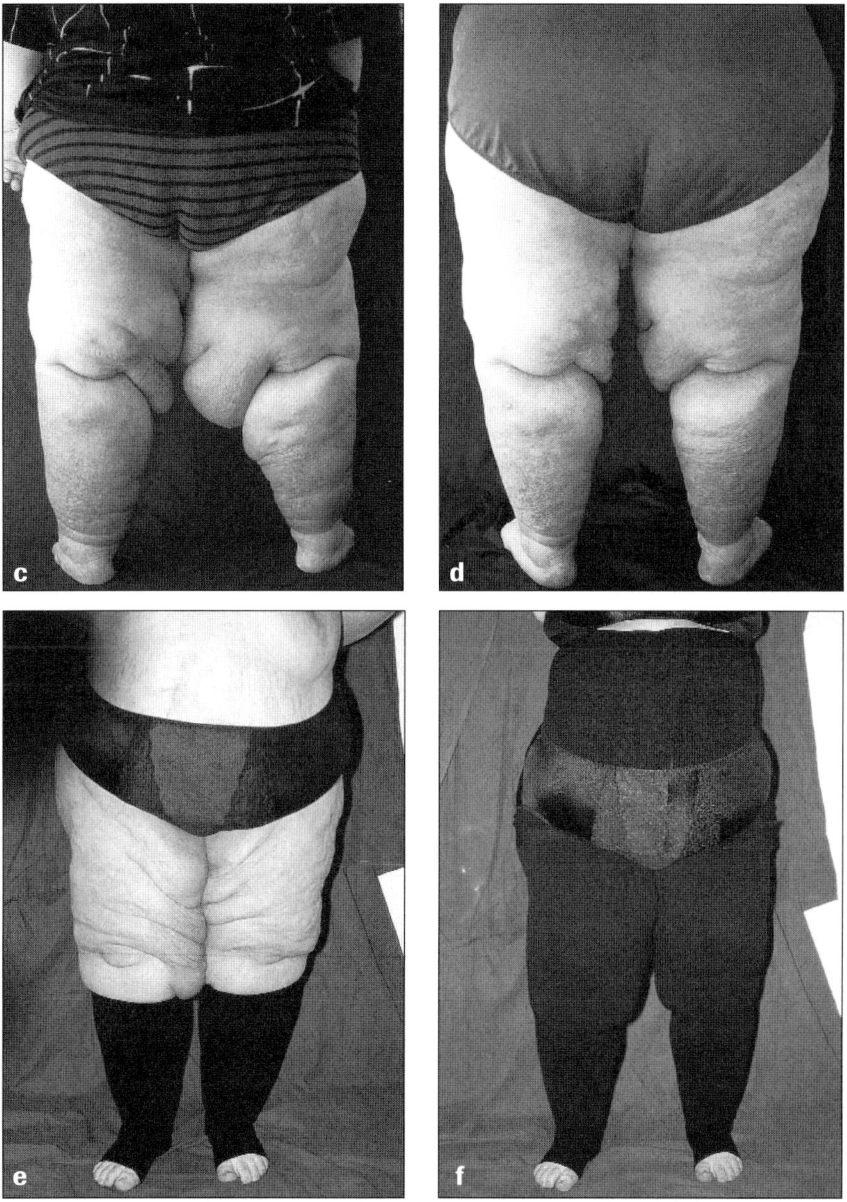

Abb. 7.8.2.2: a-b) Fall 2: Die oben beschriebene Patientin in der Sicht von ventral vor und nach Therapie, **c-d)** in der Sicht von dorsal vor und nach Therapie, **e-f)** nach Therapieende mit der Kompressionsversorgung (Kompressionsklasse 2, Flachstrickware der Qualität Helastic®, Farbe schwarz).

schenkel prall gestaut, eindellbares Ödem. Stemmer-Zeichen bds. stark positiv, Vorfuß gestaut. Subkutangewebe nicht druckempfindlich. Lymphsequenzszintigraphie unauffällig. Duplexsonographisch keine Thrombosehinweise, nur geringer Rückfluss in der V. femoralis bds. bei Valsalva-Manöver. Im Herzecho Zeichen einer hypertensiven Herzerkrankung, normale EF, keine Rechtsherzbelastungszeichen. Bezüglich der Histologie sei auf den Beitrag von Professor Kaiserling verwiesen (Kapitel 3.7).

Therapieverlauf: Während einer zweimonatigen stationären Therapie konnte am linken Bein eine Volumenminderung von 6,2 Litern (von 27,1 auf 20,9 Liter) und am rechten Bein von 8,2 Litern (von 30,7 auf 22,5 Liter) erzielt werden. Während eines weiteren Aufenthaltes konnte das Volumen des linken Beines nochmals um 4,1 Liter und das des rechten Beines um 1,3 Liter vermindert werden. Körpergewicht zuletzt 158,9 kg.

Zum Erhalt des Therapieerfolges erhielt die Patientin ein Paar Kompressionskniestrümpfe mit Haftrand sowie ein Paar Kompressionsstrümpfe (von den Malleolen bis zur Leiste reichend) jeweils mit einem angenähten Leibteil (alles in Kompressionsklasse 2, Qualität Helastic®). Die beiden Leibteile konnten ventral und dorsal mit Klettverschlüssen verbunden werden. Um ein Einrollen der Strümpfe proximal an der Innenseite der Oberschenkel zu vermeiden, wurde hier ein zirkulärer Haftrand zur Stabilisierung eingenäht.

Auf diese Art konnte einerseits ein guter Sitz der Versorgung und andererseits die gewünschte Druckentlastung im Bereich der schmerzhaften Hyperästhesie im Gesäßbereich erzielt werden.

---

[16]Gegebenenfalls auch mit zusätzlichen Bandagen – entweder als Selbstbandage während der Nachtruhe oder von der Therapeutin stundenweise zur Druckverstärkung über den Kompressionsstrumpf angelegt.

Verzeichnis verwendeter Abkürzungen

Abb.	Abbildung
ATP	Adenosintriphosphorsäure
BMI	Body-Mass-Index
cm	Zentimeter
CT	Computertomographie
d. h.	das heißt
Zustand (g/k)	Zustand (gesund/krank)
Hz	Hertz
kg	Kilogramm
KPE	Komplexe Physikalische Entstauungstherapie
LDF	Laser-DOPPLER-Fluss
m	Meter
M.	Morbus
ML	manuelle Lymphdrainage
mm	Millimeter
MRT	Magnetresonanztomographie (»Kernspin«)
mV	Millivolt
mW	Milliwatt
nm	Nanometer
P	Punkt
PU	Perfusion Unit (s)
S.	Seite
s. a.	siehe auch
SHGB	Sex-hormone binding Globulin
sog.	sogenannte (r)
Std.abw.	Standardabweichung
Std.fehler	Standardfehler
Tab.	Tabelle
u. a.	unter anderem
v. a.	vor allem
VAR	Veno-arterieller Reflex
z. B.	zum Beispiel
zit.	zitiert
Z. n.	Zustand nach

Danksagung

Mein Dank gilt all denen, die zum Gelingen dieses Büchleins beigetragen haben ......

- Vor allem natürlich den Patientinnen von denen wir lernen durften und die sich mutig bereit erklärten, ihre Abbildungen zur Verfügung zu stellen!
- Meinem viel zu früh verstorbenen »Doktorvater«, *Herrn Professor Dr. med. G. T. Werner,* der mich stets freundlich unterstützte.
- *Frau Dr. med. E. Földi* für die vielen kritischen Anregungen.
- *Herrn Professor S. Kubik* für seine wunderschönen Abbildungen.
- *Meinem Bruder*, der sich unermüdlich auf die Suche nach meinen Tpippfelern machte und mir bei der Übersetzung der italienischen und spanischen Arbeiten half.
- *Herrn von Miltitz* für seine kritischen Anmerkungen.
- Natürlich *allen Mitautoren!!!*
- *Herrn Rabe* vom Viavital-Verlag und *seinem Team* – die die hohe Kunst der Geduld mit mir erlernen konnten.
- Der Firma Julius Zorn für die vielfältige Unterstützung, ohne die eine Veröffentlichung nicht möglich gewesen wäre.
- *Lao-tse* für seine leider viel zu spät entdeckten weisen Worte ....[1]
- ... und »last not least« *meiner Familie* und *meinem Krankenhausteam,* die mich während der ganzen Zeit der Erstellung ertragen mussten - auch dann, wenn es mal nicht so gut voranging – und mich trotz allem immer noch mögen ....?

[1] »Viele Worte – manch Verlust. Am besten, man bewahrt sie in der Brust!« *(LAO-TSE, Tao-Tê-King).*

Autorenverzeichnis

Prof. Dr. med. R. Baumeister
Plastische Chirurgie
Klinikum Großhadern
Marchioninistraße
D-81377 München

H. Blietz
Klinikum Freising-Moosburg
Fachbereich Lymphangiologie
Krankenhausweg 10
D-85368 Moosburg

Dr. med. W. J. Brauer
Krankenhaus Emmendingen
Gartenstraße 44
D-79312 Emmendingen

Dr. med. F. X. Breu
Spengerweg 8
D-83684 Tegernsee

Privatdozent Dr. med. R. Brenke
R.Brenke@Hufeland-Klinik.com
Hufelandklinik
Postfach 15 65
D-56123 Bad Ems

C. Emde
Klinikum Freising-Moosburg
Fachbereich Lymphangiologie
Krankenhausweg 10
D-85368 Moosburg

O. Gültig
lymphologic@t-online.de
Lymphologic
Medizinische Weiterbildungs GmbH
Brönnerstraße 20
D-60313 Frankfurt am Main

Prof. Dr. med. E. Kaiserling
Institut für Pathologie der Universität Tübingen
Liebermeisterstraße 8
D-72076 Tübingen

Prof. Dr. med. S. Kubik
Zeppelinstraße 94
CH-8057 Zürich

J. Kunst
Klinikum Freising-Moosburg
Fachbereich Lymphangiologie
Krankenhausweg 10
D-85368 Moosburg

Prof. Dr. med. M. Marshall
Spengerweg 8
D-83684 Tegernsee

Dr. med. H. Obendorfer
Hufelandklinik
D-56123 Bad Ems

Dr. med. A. Reißhauer
Charité - Klinik für
Physikalische Medizin
Schuhmannstraße 20/21
D-10117 Berlin

E. Relovsky
Firma JUZO
Juliusplatz
D-86551 Aichach

K. Schichler
SanaVita Schule
Bahnhofstraße 6
D-85368 Moosburg

Privatdozent Dr. med. W. Siems
Herzog-Julius-Klinik
Kurhausstraße 13-17
D-38667 Bad Harzburg

A. Sonderegger
ason@swissonline.ch
Praxis für Physikalische Therapie
Lettenstraße 27
CH-8037 Zürich

Dr. med. R. H. K. Strößenreuther
Stroessenreuther@t-online.de
Klinikum Freising-Moosburg
Fachbereich Lymphangiologie
Krankenhausweg 10
D-85368 Moosburg

H. Thoma
H.R.Thoma@t-online.de
Physikalische Therapie der Földi-Klinik
Rößlehofweg 2-6
D-79856 Hinterzarten

Prof. PD Dr. med. K. U. Tiedjen
St. Elisabeth-Hospital
Radiologie und Nuklearmedizin
Bleichstaße 15
D-44787 Bochum

Dr. med. B. R. Vesti
Universitätsspital Zürich
Angiologie
Rämistrasse 100
CH-8091 Zürich

Prof. Dr. med. habil. G. T. Werner †
ehemals Krankenhaus
Bogenhausen München
Abt. f. Physikalische Therapie
und med. Rehabilitation